郑州广播电视台妇女儿童频道《健康新郑州》栏目

康明轩怀药非遗食养健康系列讲座节目实录

怀药与食养健康

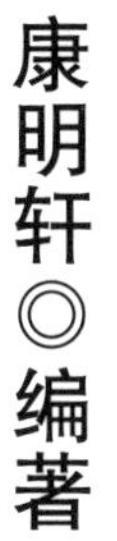
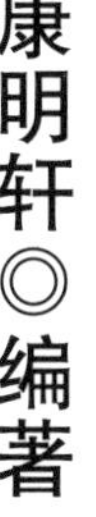

康明轩◎编著

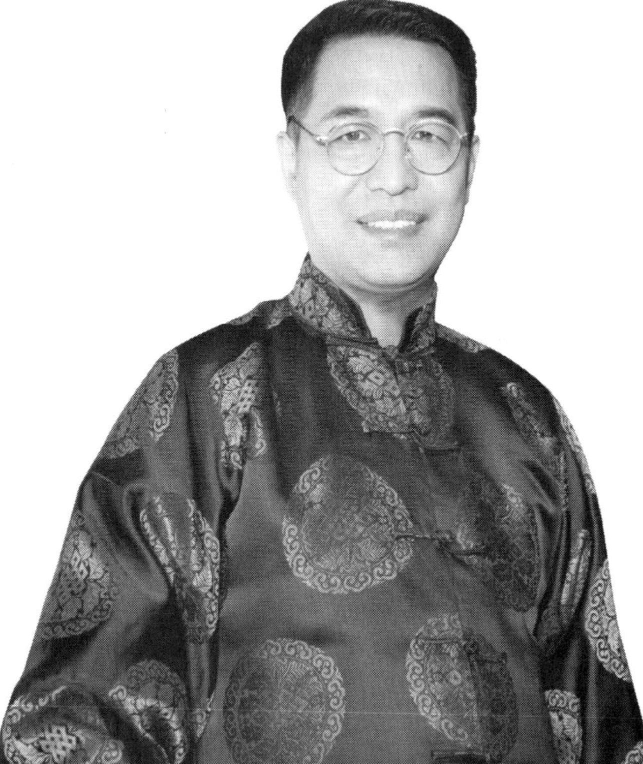

康明轩

出生于河洛康百万怀药世家

河南省省级非物质文化遗产项目（四大怀药种植与炮制）代表性传承人

2004 年提出“集养五蕴全生命周期食养健康管理理念”

建设全家人食养健康应用体系

郑州大学出版社

图书在版编目(CIP)数据

怀药与食养健康／康明轩编著. — 郑州 ：郑州大学出版社，2023. 5
ISBN 978-7-5645-9274-5

Ⅰ. ①怀… Ⅱ. ①康… Ⅲ. ①山药 - 食物养生
Ⅳ. ①R247.1

中国版本图书馆 CIP 数据核字(2022)第 224052 号

怀药与食养健康
HUAIYAO YU SHIYANG JIANKANG

策划编辑	李龙传	封面设计	苏永生
责任编辑	李龙传	版式设计	苏永生
责任校对	张彦勤	责任监制	李瑞卿

出版发行	郑州大学出版社	地　　址	郑州市大学路 40 号(450052)
出 版 人	孙保营	网　　址	http://www.zzup.cn
经　　销	全国新华书店	发行电话	0371-66966070
印　　刷	河南承创印务有限公司		
开　　本	710 mm×1 010 mm　1／16		
印　　张	16.25	字　　数	276 千字
版　　次	2023 年 5 月第 1 版	印　　次	2023 年 5 月第 1 次印刷

书　　号	ISBN 978-7-5645-9274-5	定　　价	69.00 元

本书如有印装质量问题，请与本社联系调换。

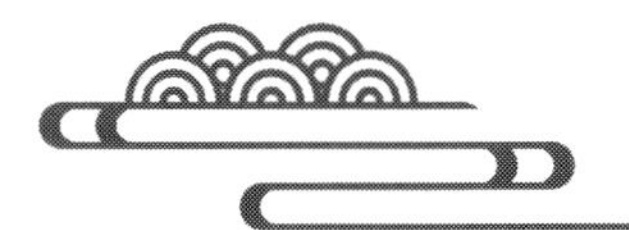

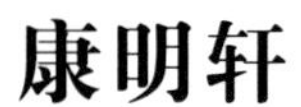

康明轩

一个可以和植物对话的人

一个可以和五脏六腑对话的人

一个为了人类健康,不分昼夜干活的人

康百万家族第十八代传人,河洛康氏族长

怀山堂品牌第八代传承人

河南省省级非物质文化遗产项目(四大怀药种植与炮制)代表性传承人

铁棍牌山药创始人

序一

我与康明轩董事长认识、结缘已有20余年。怀山堂与河南师范大学生命科学学院一直开展交流和技术合作，我时常听康明轩讲他的家族传承、对怀药的认识，以及应用怀药服务天下人健康的梦想，感觉他是一个对怀药充满情怀和梦想的人。2015年，怀山堂在长期技术储备的基础上研发出了铁棍山药粉并面市。近年来，康明轩又推出了“山药+”全生命周期健康食养系列产品和健康食养的解决方案，并且制定了清晰的行动路线图，将山药服务人的健康梦想变成了健康行动，但这次不是简单的推出新产品，而是一种综合解决方案，是“产品+体验+内容+服务”的立体化、系统化工程。怀山堂推出的山药健康行动对怀药行业，乃至整个食养健康行业都具有重要的意义。

从康明轩身上，我看到了一个老字号传人的倔强和坚守。他经常和我说的一句话就是“要守住发展的底线”。怀山堂249年的传承，就是守住了发展的底线：有所为，有所不为，不盲目跟风，不随波逐流。从康明轩身上，我也看到了一个老字号传人的求变、创新，在一步步的引领下，向更高的山峰攀登。作为毕生躬耕于怀药研究的科研工作者，我为他感到骄傲，为山药行业感到振奋。看到山药产业有这么一位匠人、一位实干家在努力奋斗，在精心打造一二三产融合发展的典型，在不遗余力地传播健康、输出价值，努力推动山药产业高质量发展，这是产业振兴的希望，是全民健康的福音。

没有全民健康，就没有全民小康，人民身体健康是全面建成小康社会和实现乡村振兴的重要内涵，健康中国已经成为国家战略。我国正在从以“治已病”为中心向以“治未病”为中心转变，倡导大健康，全面提升人民群众的健康水平和健康获得感。

怀山药是“四大怀药”之首，具有近3000年的栽培历史，不仅含有丰富的淀粉、蛋白质、氨基酸等营养成分，而且富含独特的抗性淀粉、多糖、薯蓣皂苷、尿囊素等功效成分，具有抗氧化、抗炎、抗肿瘤、降血糖、胃肠保护、免疫调节等作用，食药兼优，作为营养保健食品具有健脾益胃、滋肾益精、益肺止咳等功效，是目前中药方剂中常用补药之一。山药可通过蒸、煮、煲汤等鲜食，也可加工成粉、片、饮料等食品，经常食用具有强身健体、提高人体免疫力的作用。

康明轩立足怀山药食养价值，广纳众多药食同源食材，运用君臣佐使理论，为不同年龄、不同区域、不同体质、不同生活场景的人定制专业食养方案，利用书籍、专刊、系列节目，全面科普健康食养知识。

欣闻《怀药与食养健康》一书即将出版，该书结合新时代全民健康大背景，以科普的方式讲述了怀药在食养健康中的作用和食用方法。该书将康明轩董事长最近几年对食养健康的系统思考与研究应用案例相结合，深入浅出，通俗易懂，为大家奉献了一份健康食养大餐。该书的出版将助推健康中国行动，服务全民健康，让怀药食养健康理念走入现代生活，对促进传统食养文化的复兴和怀药产业的高质量发展具有重要意义。

河南师范大学生命科学学院教授

国家山药产业科技创新联盟理事长

农业农村部薯类专家指导组专家

李明军

2022年11月26日

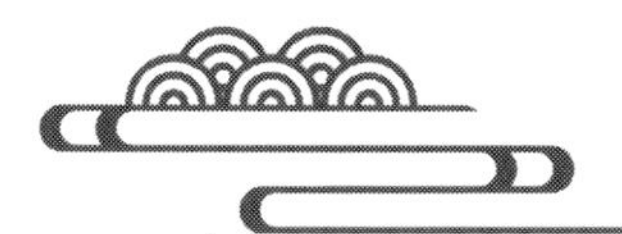

序二

这是一本关于食养健康、关于怀药的书。随着生活节奏的变快和老龄化社会的到来，人们越来越关注健康养生。“药补不如食补，食补首选怀膳”。这本书从理论到方法阐述了人的一生从出生到老去的整个过程中如何用怀药食养，很有意思，很有意义。这本书的作者是百年怀药老字号怀山堂第八代传人康明轩。

和康明轩的第一次相遇，是在今年的八月份，我负着农业农村部国家中药材产业技术体系焦作山药站站长职责到焦作调研山药产业。我们一见如故，相谈甚欢，缘于康总深厚广博的中医药理论知识、专业而又略带幽默的介绍、对怀药继承和发展的深厚情感。“留余”文化、深情执着、医药圆融，是康总留给我最深刻的印象。实际上应该还有在这片土地上的怀药人的奋斗拼搏精神及深厚的怀药产业、历史和文化。

作为中药人，作为河南人，我感觉十分惭愧。怀药对于我而言，仅仅留在字面上、留在口头上、留在教科书上。这次到怀山堂参观，与康总的交流让我深刻感受到怀药在我国中医药产业中的地位。怀药的“怀”是古代怀庆府的简称，怀庆府位于我国黄河流域中部，是太行山脉和黄河形成的狭长而富饶的夹角地带，所以被称为“怀川”“覃怀”。这里人杰地灵、文化厚重，已经孕育出了“河图洛书”“太极八卦”等传统文化。现在临床常用的中药近千种，哪些中药种植历史最为悠久？也一定会有怀药。早在北魏时期的《齐民要术》已详细记载了地黄的种植方法，唐代《山居要术》详细记载了山药的种植方法，我国是驯化栽培地黄、山药最早的国家。哪些中药最富涵文化？一定会有怀药。山药因避讳而被多次改名；地黄又叫地髓，“因河南居天下之中，地厚水深，故地黄得中央湿土之气而生”，等等。哪些中药功效最为卓著？一定会有怀药。明代名医张景岳被人称“张熟地”，因其对怀地黄推崇备至，把熟地黄、大黄、人参、附子等四味药称为中药中之“四维”。“十三帮一大片，不如怀帮一个殿”，明清时期怀庆府的怀药大会是全国五大药材大会（武汉、安国、樟树、禹州、怀庆）之一，这都体现出了当年怀帮的兴盛和怀药在我国中医药产业中的地位。怀药的历史、文化和贡献，给予了康明轩不一样的气质和底气。

近代，由于战乱等多种原因，怀药产业逐渐萎缩没落，怀药文化逐渐成为文化。近年来，中医药事业越来越受到党和国家的重视和支持，怀药产业迅速繁荣发展起来，更有像康明轩这样执着、情深的怀药人倾尽一生的努力，竖起了发展怀药的大旗，让我等看到了怀药发展壮大的希望。

康明轩是怀山堂生物科技股份有限公司董事长、怀山堂品牌第八代传人、省级非物质文化遗产项目“四大怀药”种植与炮制代表性传承人，有魄力、有情怀、有实践、懂专业。他以怀药人的独特视角、医药圆融的学识来观察、思考、探索怀药与食养健康，内容有角度、有深度、有趣味，专业人士看了受启发，普通大众看了能获得养生保健的知识，是一本很有意思的书，能给大众带来知识和健康，是以为序，希望有更多的人因此书而受益。

农药农村部中药材产业技术体系焦作综合试验站站长

河南省张仲景方药与免疫调节重点实验室副主任

河南省宛药资源保护与利用工程技术研究中心主任

黄显章

2022 年 11 月于南阳

序三

养生是人们永久的话题，也是人们街谈巷议、餐桌聊天的热门话题。这说明我们在解决了温饱、走入小康社会、过上温馨生活之后对健康的渴望，对提高身体素质、健康长寿的追求。

什么是养生？怎么才是养生？大多数人并不清楚，只是片面理解，人云我云，或从讲座、电视、报纸、杂志，或网上搜索等形式获得，并没有系统地学习或了解，盲从者众多。他们不仅没有锻炼好身体，反而将身体炼出不少毛病，常见的则是关节的损伤、慢性疾病的诱发等。人们的养生大多还停留在生理养生、有氧运动层面，还没有上升到更高的心理养生、哲理养生层面。就生理养生，目前也还是停留在运动养生之中，还不清楚有静养、食养和居养的方法和形式，更谈不上更高层次的心理养生与哲理养生层面。

康明轩先生出身中医、怀商世家，对中医食养有着深厚的理论基础和独到见解。他以切身体会和大量研究、实践，给人们以深入浅出形式、以著名的道地药材——四大怀药之首的山药为代表，讲解食疗养生的理念与方法，让人们在日常饮食生活之中，体会健康保健与健康养生效果与理念，感受中医的魅力与博大，解决人们对吃药、打针、做手术等的恐惧心理与不适感。怀药，因焦作古属覃怀之地而得名，四大怀药是产于焦作的山药、地黄、菊花、牛膝四种药材，因药材道地而驰名。千百年来，四大怀药以其独特的地理环境和神奇的疗效风靡海内外，被列入国家级非物质文化遗产代表性项目名录,有“华药”之美誉,“怀参”之功效。古今医药学家称其为上品,历代封建王朝征其为贡品,国外医药界称其为“华药”,营养学家称其为“食药两用”精品。四大怀药中的菊花和山药是最早列入食药两用品种,而地黄与牛膝也是当地人们制作饮食的佳品。

山药是人们最喜爱的养胃食品,历代医家在食疗方药中用途最广,评价最高。我国最早的药学专著《神农本草经》云:“薯蓣(山药)味甘温,主伤中、补虚羸,除寒热邪气,补中益气,长肌肉,久服耳目聪明,轻身不饥,延年。”这是对山药的最好诠释。山药的服用方法一般是蒸食、熬粥食用,而康明轩先生则将山药制作成服用方便、吸收效果好、营养价值高、儿童容易服用的粉剂,更受到人们的欢迎与接受。媒体的养生讲座宣讲也收到了良好效果,而今将出版成书,受众面更广,传播力更大,相信会给人们更多的养生知识和健康理念,让人们在轻松之中、在品尝之中达到祛病延年、健康长寿的目的。愿广大读者在品读中受益、在生活中养生、在感悟中体验中医的神奇。

焦作市中医管理局原局长

河南省中医药文化与科普分会副会长

焦作市中医药学会常务副会长

焦作市太极拳健康养生研究中心主任

何银堂

2022 年 11 月于焦作

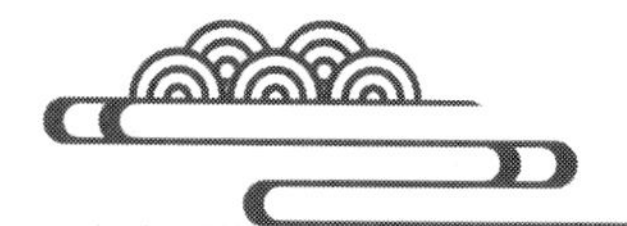
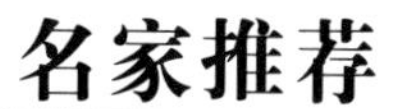

名家推荐

食养是健康的止道。传承好、发掘好千年食养文化,服务全民健康,让普通百姓更简单地实现健康,是我们的责任和使命。在这方面,康明轩走在了前面,为我们树立了一个榜样。

——阮鸿献

阮鸿献,云南鸿翔一心堂药业(集团)股份有限公司董事长兼总经理。

健康是一种责任,健康不是靠吃药。首先要吃对一日三餐,其次要养成的良好生活习惯。《怀药与食养健康》是一本语言通俗易懂、内容贴近生活日常的中医食养书籍。对照该书,每个人针对自己的身心问题,都能找到对应的解决方案!本书对当代人培养科学的健康观念和良好的饮食习惯有着积极的指导价值,是一本每个人都需要的全生命阶段的食养健康指导宝典。

——袁现明

袁现明,河南省华润河南医药有限公司原董事长、河南省政协委员、中欧商学院供应链管理专家、中国人民大学客座教授。

由国家非遗代表性项目四大怀药种植与炮制传承人康明轩原创和整理的《怀药与食养健康》一书在大家的期待中出版了。该书通俗易懂,是一本男女老少都适用的日常健康科普读物。过去是一方水土养一方人,现在是出自中原地区的怀药为天底下人的健康发挥着越来越重要的作用。

康明轩作为我国中医世家怀山堂的第八代传人,对大健康和我国传统医养产业有着深厚和独到的认识与理解,他从中原本地药材出发,基于人的全生命周期,用中医药方的独特视角,从事食养研究和实践,并把研究与实践心得通过全媒体广泛传播,让更多人受益。

《怀药与食养健康》这本书就是他在身体力行传播过程中的一个总结和整理,相信会有更多关注大健康和食养的专业人士和普通百姓会喜欢的。

作为中医世家的传承人,他不仅是一个中医大师,也是一个研究者,又是一个企业家,更是一个大健康和中医食养及全生命周康养的布道者。

作为一个长期关注和服务大健康产业的本土智力服务机构的负责人,应该向康总这样知行合一的中医大师和企业家致敬!

——蔡萌

蔡萌,中国中小企业协会副会长、北京和君恒成企业顾问集团股份有限公司董事长,国际注册管理咨询师。

该书理论联系实际,深入浅出,系统介绍了怀药及传统食养文化的传承与发展,体现了中医辨证论治的思想精髓,突出了不同人群健康养身的特点,针对性地提出了相应之策,可谓男女有别,老少皆宜。颇具趣味性、可读性、实用性、实操性,是以康先生为代表的中华老字号怀山堂送给百姓大众迈向新时代的“伴手礼”!

——吴克勤

吴克勤,浙江省浙商研究会常务理事、法学硕士,教授,曾任海口经济学院马克思主义学院院长、中国行为法学会“廉讲堂”(海南)特邀教授专家团成员。

康明轩先生是一位优秀的学者,也是一位实干的企业家。他三十年致力于中医,让国人更健康。在药食同源,医厨同道,食疗养生,寓治于食,特别是四大怀药的种植与炮制方面颇有造诣。

他所著《怀药与食养健康》是一本食疗的好书,开卷有益,让您健康,助您长寿!

——姜明

姜明,天明集团创始人兼董事长、中国政法大学法学博士、瑞士日内瓦大学金融学博士、第十届至第十三届全国人大代表、全国工商联常委、民建中央委员兼财金委副主任、最高法特约监督员,最高检特约监督员,公安部特邀监督员。

康先生从事怀药和健康行业三十年,在食养健康领域有着很高的造诣。《怀药与食养健康》将传统的怀药与食养疗法结合,在推广千年怀药文化的同时,助力国人提高自身免疫力,实乃做了一件功德之事。

该书贴近生活,帮助读者轻松掌握怀药食疗和养生的方法,是非常值得阅读的一本科普读物。

——滕和昱

滕和昱,润发投资集团董事局主席,清华大学EMBA、北京大学EMBA、美国北弗吉尼亚大学工商管理硕士。现任国家发展和改革委员会中小企业协会副会长、中小企业协会中外企业家分会(原中外企业家联盟)会长、中华慈善总会永久理事。

药食同源、食物养生,是传统文化的重要组成部分,已有3000多年的历史。提起药食同源我们首先就想到怀山药。康明轩作为怀药非遗传人和怀山堂品牌传人,深入研究、挖掘怀山药食养文化,并结合现代人生活特点和健康需求,运用中医理论,定制系列食养健康解决方案,让人们通过食物调理实现健康,功德无量,前途无量。

《怀药与食养健康》这本书,讲得透彻,通俗易懂,是现代人健康知识科普的必备读物。通过该书,我们可以从日常饮食做起,把身体调理好,把自己的状态调整好,更好地迎接每一天。希望更多的人走进该书,通过食养轻松实现健康!

——江南春

江南春,分众传媒创始人、董事长。

我和康总结识已有多年,深深地为他的怀药情怀和对健康事业的执着所打动,我非常热爱生活,喜欢做美食,认识我的人称我是“美食达人”。自己也是康明轩食养健康的受益者。康明轩研究食养健康非常投入,在家族传承基础上,大量地进行研究、实践,在这方面他是专业的、精准的,一步步积累了特别好的口碑,帮助了大量的人解决了健康方面的难题。

看到他近期出版书籍、专刊,并录制系列的健康节目,从中受益匪浅,特别是要出版的这本书内容丰富,深入浅出,非常实用。作为受益者,真心希望更多的人读到、学到和用好,最终让自己和全家的身体好、状态好、工作好、生活好!

——高萍

高萍,30多年媒体从业经验,为多家企业的品牌规划、产品定位及营销传播提供专业服务,现兼任中国中小企业家协会中外企业家分会副会长及宣传部长。

2016年“小雪”那天,第一次走进康百万庄园,顺着对“留余”智慧的景仰,有幸结识康明轩康总。一晃数年,今日拜读到康总的新作《怀药与食养健康》,倍感中医传统养生文化的博大精深。康总以一堂堂饱满的讲座,一个个鲜活的实例,践行和推广中医养生更是难得!推荐大家,翻开《怀药与食养健康》,一起学一点中医养生,呵护家人和自己的健康。

——张驰

张驰,江南大学工学硕士,中欧商学院EMBA,毓道投资创始人,近20年世界500强高管经验。

前言

怀山堂是从河洛康百万家走出来的怀药百年老字号，由河洛康家第十世康玉生于1773年创立，经历249年的历史风云，现在传到我这里，已经是第八代。当接过历史的接力棒，我感受到了一份沉甸甸的责任托付，历史托付给你的是几代人对品牌永续传承与发展的期盼，还有一个家族以怀药服务天下人健康的情怀和梦想。作为怀山堂品牌的传人和怀药非物质文化遗产技艺的传承人，我从不敢忘记历史的重托，时刻浇灌着康家的健康梦，只要遇到合适的环境，都想让它开枝散叶、开花结果。

现在，百年怀山堂正处于百年不遇的历史机遇期，健康中国战略、乡村振兴战略和传统文化复兴，为怀药传承、发展创造了良好环境，这个时候不去大力传承、发展品牌文化与技艺，传播怀药健康食养文化，更待何时？

如果梦想是发展的动力，传承与创新就是发展的路径。具体来说，就是传承不泥古，要在创新中传承，而不是简单地照搬、复制。创新不离宗，要在传承中创新，而不是丢了传统、失了根本，不是全盘西化，更不是为了创新而去创新，不是玩概念、耍花样，是要服务全民健康，是要最终行动落地、落到实处。

正是以这个原则为基础，我在继承康家十大诊疗技法（已成为温县非物质文化遗产技艺）及怀药非物质文化遗产技艺基础上，又拜国医大师李佃贵为师，不断学习、研究传统中医健康文化，并结合现代人生活方式和健康状况，进行思考、探索，逐渐形成了自己的食养健康理论体系和方法论，那就是全生命周期健康食养理念和方法，并不断地在大量实际应用中进行检验。经过十余年的储备、积累和验证及优化，现在才有足够的自信拿出来进行传播、推广，才有足够的自信能够帮助更多人改善健康。

现在把之前参加郑州广播电视台妇女儿童频道《健康新郑州》栏目录制并播出的35期系列讲座节目《怀药食养让健康更简单》，根据实录内容进行整理出版，算是了却了我在怀药文化推广及全民健康事业方面的一桩心愿。频道节目负责人曹德瑞及制片人李帅在节目制作和推广中给予了指导和肯定，让健康食养通过屏幕传播给了更多家庭。真心希望本书的内容能帮助更多的人养成健康的生活方式。如果读者朋友能根据书中所讲去身体力行，最终改善健康状况，那对我而言也算是一大幸事！

河洛康百万家的“留余”祖训中有一句“留有余，不尽之财以还百姓”。我想，普及传统健康养生智慧，就是给百姓财富。因为，健康就是财富，是最大的财富。把康家的“留余”文化和诊疗技艺传承好，以更好地服务全民健康，是我毕生的追求，也是我的使命。

受本人专业水平及文字表达所限，本书尚存有待商榷的地方，欢迎各位专家交流指正，欢迎读者朋友就疑惑的问题进行交流探讨。

以食为养，健康中国，我们在行动！邀请更多人加入，为健康加油，为美好生活助力！

河南省省级非物质文化遗产项目（四大怀药种植与炮制）代表性传承人

怀山堂第八代传人

康明轩

2022年12月

目录

第一单元

怀药食养与健康

第一讲　“四大怀药”及其发展渊源是什么？

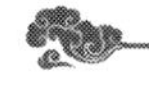
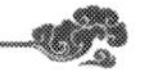

内容提要：

“四大怀药”具体指什么？

“四大怀药”的文化渊源是什么？

历史上，真正称“四大怀药”是从什么时候开始的？

《健康新郑州》栏目主持人张方：

我们经常说“四大怀药”，“四大怀药”具体指什么？

怀山堂第八代传人康明轩：

常言说：一方水土养一方人，一方水土生一方草药。“四大怀药”主要指古怀庆府（相当于今焦作辖区博爱、温县、沁阳、武陟、孟州）所产的山药、牛膝、地黄、菊花等四大中药。我国最早的药物学经典《神农本草经》，把“覃怀地”（怀川）所产的山药（薯蓣）、地黄、牛膝、菊花都列为上品。“四大怀药”以药材道地、疗效神奇成为博大精深的中医药文化的瑰宝，独领风骚数千年。

“四大怀药”用于食疗，多为滋补，非常安全。山药和菊花被列入国家公布的药食同源目录，生地黄、熟地黄、牛膝则被列入保健品可使用的药材目录中。这就决定了“四大怀药”在食疗与养生保健方面能发挥更加积极而广泛的作用。

怀山药：味甘性平，不寒不热，不润不燥，可健脾补虚、固肾益精、宁咳定喘、益心安神、美容养颜，对身体虚弱、消化不良及糖尿病患者有显著的保健功能。用怀山药配以各种食材做成药膳，最具滋补和养生作用。著名的药膳有山药汤。

怀菊花：气味芬芳，绵软爽口，是入肴佳品。著名的药膳有“九月肉片”。

“菊花酒”是重阳佳肴,“菊花延龄膏”曾是宫廷御用之品。菊花饮、菊花茶更为百姓常用,有清肝明目之功效。

怀地黄:鲜块根可切成片状、丝状凉拌食用。生地黄与熟地黄均是用于药膳的好药材。生地黄具有清热凉血、养阴生津的功效。《神农本草经》记载了姜太公食地髓(地黄)以养生。李时珍高度评价生地黄:“服之百日面如桃花,三年轻身不老。”怀熟地黄,经过九蒸九晒,味甘,性微温,是滋阴补肾、生精补血的上品,可以直接食用或泡酒服用。著名的宫廷御膳“熟地炖羊肉”是冬季进补的最佳菜肴。熟地黄芪羊肉汤,气血双补,固本养颜,是孕前期和孕中期最好的一道滋补食谱。

怀牛膝:具有很好的补肝肾、强筋骨作用。牛膝的根切成段可用来炖肉、煲汤、泡酒、泡茶等。“中华跌打酒”的主要成分就有牛膝。牛膝小米粥、牛膝炖排骨,不仅有强筋健骨活血通经之功效,还可以补充丰富的钙质和蛋白质,对于舒筋活血有好处。还有“二味助阳茶”,可以滋阴助阳,强身健体。

《健康新郑州》栏目主持人张方:

“四大怀药”是如何形成的?它的文化渊源是什么?

怀山堂第八代传人康明轩:

在起源上怀药文化与中医药文化一样久远。在神农氏“辨五谷,尝百草”中,就有对于“四大怀药”的发现及命名。相传,上古时期,五谷和杂草长在一起,药物和百花开在一起,难以分清。炎帝神农氏身患重病,为了治病,他带领文武百官、妻室家眷,跋山涉水,广走民间。

一日,神农氏一行来至怀川,看到绿叶如盖、花团锦簇的美好景色和秀丽奇绝的灵山(今神农山)风光时,他大发感慨:“真乃神仙福地,药山矣!”遂在此辨五谷、尝百草,登坛祭天,终得四样草根花蕊和水服之,不日痊愈。神农氏令山、地、牛、菊四官守护四样草根花蕊,因而得名怀山药、怀地黄、怀牛膝、怀菊花。这就是“四大怀药”的最早起源。

虽然这一传说无法得到证实,但神农氏品尝成千上万种草药,其积累下的药物知识都被后人记载下来,并不断得到验证,逐步以书籍的形式固定下来,这就是中国最早的中草药学经典《神农本草经》。这本药物学经典把怀川“覃怀地”所产的山药(薯蓣)、地黄、牛膝、菊花列为国药中的上品。

如今,神农山所在的沁阳市,共有100多个与神农氏相关的地名与传说。

神农山海拔 1028 米的紫金顶,相传就是神农氏登坛祭天的地方。在神农山的老君洼一带,至今还保留有山药沟、地黄坡、牛膝川、菊花坡等古地名。

《健康新郑州》栏目主持人张方:

“四大怀药”的“怀”字,有什么深刻的涵义?

怀山堂第八代传人康明轩:

“四大怀药”的“怀”字,有两方面的涵义。

1. 取山水怀抱之“怀”。四大怀药生长的地方,北依巍巍太行山,南临滔滔黄河水,西有王屋山屏蔽,形似牛犄角,世称“牛角川”,而以“怀”贯地名之始终,意喻太行、王屋与黄河的怀抱之意。

2. 取怀庆府之“怀”。河南省焦作市辖区古代被称为“覃怀”,《尚书·禹贡》记载“覃怀厎绩,至于衡漳”,时属冀州。隋、唐、宋时为河内县,为怀州治所,故称“怀州”。元时称“怀庆路”。明朝取代元朝,又把怀庆路改为怀庆府,辖河内、济源、修武、武陟、孟县、温县共六县。清时辖河内(今沁阳市与博爱县)、济源、修武、武陟、孟县(今河南省焦作市孟州县)、温县、原武(今河南原阳原武镇)、阳武(今河南原阳县)。

《健康新郑州》栏目主持人张方:

历史上,真正称“四大怀药”是从什么时候开始的?

怀山堂第八代传人康明轩:

历史上,首次称“怀菊花”,将“怀”字与“菊花”联系起来的最早文献,是唐朝颁行的《唐本草》,书中说:“河内皆称地薇蒿,武陟菊花称怀菊花。”北宋苏颂撰辑的《图经本草》也称:“菊花处处有之,以南阳覃地者为佳。”这里所说的“覃地”,即覃怀地。

将山药称“怀山药”的最早文献,是明朝医学家龚廷贤所著的《寿世保元》,此书第一次提出“怀山药”之名。

在牛膝前冠以“怀”字的最早文献记载,是宋朝苏颂的《图经本草》。苏颂在书中指出:“牛膝今江淮、闽粤、关中亦有之,然不及怀州者真。”怀牛膝之名由宋朝唐慎微在《经史证类备急本草》(简称《证类本草》)中首先提出,特称“怀州牛膝”。到了清朝,张秉成的《本草便读》便简称“怀牛膝”。

第一次把地黄和“怀”字联系起来的是明朝名医刘文泰,他说:“生地黄,今怀庆者为胜。”李时珍在《本草纲目》中明确指出“今人唯以怀庆地黄为上”,称“怀地黄”可以填骨髓、生精血、补五脏、通血脉、利耳目、黑须发。

第一次将 4 种药材概括为“四大怀药”的是 1978 年出版的《辞海》。该书在对武陟县的释文中说:“盛产山药、地黄、牛膝、菊花,号称‘四大怀药’”。《辞海》不仅用了“四大怀药”一词,而且将其简称为“怀药”。“七五计划”期间出版的《“四大怀药”栽培》一书中说:“国内著名中药材专家、教授根据生物学特性判定《本草纲目》中所描绘的山药、牛膝、地黄、菊花图样均为怀府所产。”

第二讲　一根怀山药,食养华夏三千年!

内容提要:

山药在传统食养文化中处于什么地位?

为什么说“一根怀山药,食养华夏三千年”?

怀山药的营养价值有哪些?

《健康新郑州》栏目主持人张方:

我们一提起药食同源、食养,都会不由自主地想到山药。山药,到底在传统食养文化中处于什么地位?

怀山堂第八代传人康明轩:

我们常说,“一根怀山药能够食养三千年”。首先,从中国第一部药典《神农本草经》里边记载 365 种药材的时候,山药就在里面,再到《本草拾遗》记载 692 种,接着到《本草纲目》记载 892 种,到现在药典里面 1 万多种,山药都在其中。

其次,看看这么多种植物,能称为药的有几种?第一味就是山药,还有芍药、没药、乌药,只有这四味是称药的。人参、虫草都是植物名字,它背后是没带药字的。而“山药”一词中,山是稳健,说稳如泰山,所以这个山就代表打的基础,刚好这个物种从象形文化来讲,它横着种,从地表一直扎根,能长到 1.2 ~1.8 米。咱们中国有一句话说吃啥补啥,所以这个物种就这样长的。这个物种通过咱们的传承文化,根据性味归经,它是入脾胃,中医上脾胃是连着的,所以它入脾经、入肺经,接着入肾经,是从上到下一直打通下去,就和山药的形态是一样的,所以这是一物通了三焦。它一直传承了几千年。我们老祖宗讲的,我们一切的养分的供给都是靠我们的后天之本,靠脾胃。所以养脾胃的东西是最好的,再加上一个小米,这两个如果做个配伍是绝配,它会对我们的脾胃非常好。山药养了我们人的脾胃几千年,所以我们归纳出——一根怀山药食养三千年。

《健康新郑州》栏目主持人张方:

"一根怀山药食养三千年。"这个总结非常到位。这个是咱们的总结还是确实有历史依据?为什么可以这样说?

怀山堂第八代传人康明轩:

这句话是我们提炼总结出来的,但这样说也不是空穴来风,确实是有依据的。历史上,上自帝王将相,下至庶民百姓,养生保健都离不开"四大怀药"。

公元前 734 年,卫桓公将怀山药视为珍贵的物品进贡给周王室;公元前 718 年,魏宣公向周天子进贡的主要礼品中也有怀山药。从此开始,历代都将"四大怀药"列为皇封贡品,岁岁征收。

汉代名医张仲景的《伤寒杂病论》中,列有薯蓣丸(山药丸)等著名的补养抗衰老方剂。尤其是以怀山药为原料制成的金匮肾气丸,时至今日仍在国内外沿用。

唐高宗永徽年间(650 年),怀川一带发生大规模的瘟疫。药王孙思邈闻讯,迅速赶到那里察看疫情,并用当地的四大怀药配制屠苏酒,很快遏止了瘟病的流行。于是孙思邈号召怀川百姓大面积种植怀药以防病抗病,并写就了惊世名著《千金方》。

唐宋时期,古怀府地区所产怀地黄、怀山药、怀牛膝、怀菊花在国内已负盛名。历代商人先后通过"丝绸之路",将其传入西亚和西欧诸国。明代郑和又将怀药带入东南亚、中东、东非、南非的多个国家。

明末,怀庆府的怀药生产销售已形成规模,府属八县的药商纷至府城

(即沁阳县城)开设药材行栈。清朝中期,城中药材行栈已发展到100多家,怀山堂、霖兴玖、杜盛兴、协盛全、恒昌德等在全国开有分店的巨商有数十家,一年两次的沁阳药王庙药材大会吸引了四海客商前来交易,系当时国内五大药材大会之一,"怀庆药都"成为我国四大药都之一。清康熙年间,怀庆药商形成庞大的"怀帮"队伍,纵横全国,富可敌国,有"十三帮一大片,比不上怀帮一个殿"之誉,成为国内"十三药帮"的领袖,相继在武汉、天津、安国等地修建怀庆会馆和药王庙,并开设药行。怀药产品销往东南亚及欧美各国。

1914年,在美国旧金山和南洋马尼拉举办的万国商品博览会上,"四大怀药"作为国药展出,受到各国医药学家和药商的赞誉与称道。在香港以"铁球牌"商标行销,并被定为免检商品。外国医药学家和药商,出于对"四大怀药"药效的钦佩,称之为"华药"。

民国时期医学家张锡纯,对怀山药情有独钟。认为它健脾补肺,固肾益精,且含蛋白质较多,在滋补药中为无上之品。张锡纯积数十年经验,妙用山药救急拯危,或制薯蓣粥,或搭配其他药材,以治疗一切羸弱虚损之症。张锡纯在《医学衷中参西录》一书中,用生山药320多次,将山药与其他中药配伍组成方剂51种。中国医学中,流传最广、影响最大、号称中药第一方的药方为六味地黄丸。六味地黄丸最重要的成分,就是怀山药和怀地黄。

我们梳理了历代医药典籍对山药健康价值的记载(图1-1)。

古籍药典说山药

汉
- 《神农本草经》：主伤中，补虚羸、除寒热邪气、补中益气力、长肌肉、滋阴、久服耳聪目明益智、延年签寿。
- 《名医别录》：主头面游风风头眼眩。下气止腰痛，治虚劳羸瘦，充五脏。除烦热强阴。

南朝
- 《时后百一方》：山药半生半炒，半饮下，治噤口痢。肺为肾母，故又签肾强阴，治虚损劳伤。

唐
- 《药性论》：山药能补五劳七伤，去凉气止腰疼，镇心神，补心气不足，患者体虚潺瘦加而用之。
- 《食疗本草》：山药利丈夫，助阴力。

宋
- 《日华子本草》：山药助五脏。强筋骨，长志安神，主泄精健忘。
- 《开宝本草》：味甘，温、平，无清。主头面游风、风头眼眩下气。止腰痛，补虚劳羸瘦，充五脏除烦热强阴。

元
- 《汤液本草》：气温味甘平，无。

明
- 《本草》：主补中签气除热强阴。
- 《本草纲目》：盆肾气，健脾胃，止泄晌，化痰涎，润皮毛。
- 《伤寒蕴要》：山药，补不足，清虚热。
- 《药品化义》：山药，温补而不骤，微香而不燥循循有调肺之功，治肺虚久咳。
- 《普济方》：治心腹虚膨手足厥冷，晨朝未食先呕，或闻食即吐，不思饮食，此乃脾胃虚弱；山药一味，剉如小豆大，半炒热一半生用，为末，米饮调下。
- 《本草经疏》：薯掖主伤中，补虚藏。补中盆气力，长肌肉，充五脏除烦热强阴也。

清
- 《本草紫签》：治诸虚百损，疗五劳七伤。益气力润泽皮肤长肌肉坚强筋骨。
- 《本草乘雅》：薯蓣入土便生，阴森肥遁，宁不强阴，且其赋形效窍，则有窍处，宁不周到。虽假故物为胞，亦属气化所钟，是与六芝交相为使。
- 《药性解》：味甘，性温无毒，入脾、肺、肾三经。
- 《药鉴》：除寒热那气，却头面游风风眩。
- 《景岳全书》：第其气轻性线，非堪专任，故补脾肺必主参术，补肾水必君茱地涩带浊须破故同研，固遗泄仗菟丝相济。
- 《本草经读》：山药，能补肾填精，精足则阳强、目明、耳脱，凡上品之药，法宜久服，多则终身，少则数年，与五谷之养人相佐以臻寿考。
- 《本草备要》：补其不足，清其虚热阴不足则丙热补阴故能清热。固肠胃，润皮毛。化痰涎止泻痢。渗湿故化爽止泻。
- 《本经逢原》：山药入手、足太阴，色白归肺味甘归脾，大补黄庭。治气不足而清虚热。
- 《本草崇原》：山药气味甘平。始出中岳，得中土之专精，乃补太阴脾土之药，故主治之功咨在中土。
- 《本草经解》：薯精气温平，康天春升秋降之和气。入足厥阴肝经、手太阴肺经；味甘无毒，秉地中正之土味入足太阴脾经。
- 《本草新编》：入手足太阴二脏亦能入脾、胃。治诸症百抓签气力，开心窍，益智慧尤善止梦遗，健脾开胃，止泻生精。
- 《本草分经》：味甘性涩。补脾肺，清虚热，化痰涎，固肠胃，涩精气，兼能盆肾强阴，而助心气。
- 《医学衷中参西录》：色白入肺，味甘归脾、液浓签肾。能滋润血脉，固摄气化。宁嗽定嘣。弦志育神，性平可以常服赛服。
- 《本草正义》：山药，能健脾补虚，滋糟固肾，治堵虚百损疗五劳七伤。

图 1–1　历代医药典籍对山药健康价值的记载

《健康新郑州》栏目主持人张方：

看来，山药在历代都是人们日常养生保健的上品，也是医家常用的一味药,更是普通老百姓餐桌上的一道美食。从现代研究来看,山药到底有哪些营养价值呢?

怀山堂第八代传人康明轩:

现代研究发现,山药具有多种营养及健康价值,主要有以下几种。

1. 黏蛋白。山药的最大特点是含有大量的黏蛋白。黏蛋白是一种多糖蛋白质的混合物,对人体具有特殊的保健作用,能防止脂肪沉积在心血管上,保持血管弹性,阻止动脉粥样硬化过早发生,可减少皮下脂肪堆积;能防止结缔组织的萎缩,预防类风湿关节炎、硬皮病等胶原病的发生。

2. 氨基酸。食物中的氨基酸含量,特别是8种人体必需氨基酸的含量是决定蛋白质营养价值的主要因素之一。山药所含氨基酸的种类较多,富含18种氨基酸,而且人体必需的8种氨基酸齐全。其中,谷氨酸的含量最高,达3.02毫克/克(鲜重),非必需氨基酸——精氨酸也有较高含量。其次为丝氨酸和天冬氨酸,说明山药是含氨基酸较丰富的食品,有很高的营养价值。

3. 尿囊素。山药中的尿囊素具有抗刺激物、麻醉镇痛和消炎抑菌等作用,常用于治疗手足皲裂、鱼鳞病、多种角化皮肤病。目前,尿囊素正作为外用制剂广泛用于皮肤科临床,为手足皲裂、鱼鳞病、银屑病、多种角化性皮肤病及消化性溃疡的治疗提供新的制剂。另据日本专利报道,尿囊素还被用作糖尿病、肝硬化治疗剂的重要成分,还可用于治疗骨髓炎等。

4. 淀粉酶。廖朝晖等对山药的淀粉酶进行了测定。结果显示,山药中的淀粉酶达358.97 U。淀粉酶能刺激胃肠道运动,促进胃肠内容物排空,因此有助消化作用。

5. 微量元素。山药含有丰富的微量元素锌、铁、锰、铜、硒和常量元素钙。其中微量元素锌、铁对体内多种酶有活性作用,对蛋白质和核酸的合成、免疫过程和细胞的繁殖都有直接或间接的作用,能调节细胞免疫功能。元素钙与人体心血管疾病的发生和预防密切相关。

6. 山药多糖。山药多糖是目前公认的山药主要活性成分,也是近年来山药研究的热点。山药多糖的组成和结构比较复杂,不同的研究者提取、分离出了不同的山药多糖,其中有均多糖、杂多糖、糖蛋白,分子量从数千到数百万不等。

7. 其他。最近的研究发现,山药中含有与人体分泌的脱氢表雄酮

(dehydroepiandrosterone,DHEA)结构相同的物质,是环戊烷多氢菲的一种衍生物。人自30岁左右开始,体内的脱氢表雄酮含量就随着年龄的增长而逐渐减少,到老年降到最低水平。国内外的临床研究证实,脱氢表雄酮对人体有增强免疫功能、活化神经细胞、提高记忆和思考能力、调节神经、镇静安眠、防止骨骼和肌肉老化、降低血脂、改善动脉粥样硬化、调整体内激素分泌而减肥等多种有益作用。在体内还能抑制细胞有丝分裂,从而发挥预防和治疗癌症的作用。经常食用山药,能使血液中脱氢表雄酮含量持续保持在与年轻人相仿的水平。

《健康新郑州》栏目主持人张方:

想不到山药还具有这么大的营养价值。这次康老师从传统中医角度和现代营养角度,给大家全面系统地普及了山药的健康价值,让我们重新认识了山药。原来我们经常吃的山药,竟然是传统养生里的食养上品,还含有这么多的营养成分。感谢康老师的精彩分享,我们受益匪浅。

第三讲　如何辨别正宗的怀山药?

内容提要:

为什么说怀药具有明显的道地性?

怀山药的独特生长环境有哪些?

如何辨别真正的怀山药?

《健康新郑州》栏目主持人张方:

康老师,您好!上一期讲到山药有那么大的营养价值,那我是不是就随便去菜市场买来吃就行了?

怀山堂第八代传人康明轩:

不是的。历史上,真正可以入药的,是古怀庆府(温县及周边地区)所产的山药,也叫怀山药。一般中药铺里的炒山药、山药片,大部分也是由怀山药炮制加工而成的。

中药讲究道地性。传统中医药文化认为,药材受种植、环境、生长年限等诸多因素的影响,疗效常常不稳定,因此古人对药材的道地性早有清楚的认识。古代本草中对药材的产地有详细的记载,很多带产地的中药名如川芎、云木香、广藿香、浙贝母、秦皮等说明了道地药材的重要性。“怀药”这一称呼也具有明显的地理属性,是指在古怀川地区这一独特地理气候条件下生长的药材。

中医药里的道地药材,具有严格的评定标准。应具备以下条件。

1. 优良的品种。即在一定区域范围内表现出品质好、长势好、抗逆性强、适应性广、有效成分含量高等优良特性的品种。

2. 适宜的生长环境与采收时间。我国地跨 5 个气温带,地形错综复杂,气候条件多种多样。不同地区的地形、海拔、土壤、气候、日照、降雨量等条件,形成了不同的道地药材。

3. 良好的种植(养殖)和加工技术。道地药材产区都有悠久的栽培(养殖)历史,当地药农掌握了丰富的种植(养殖)技术,重视品种的改良、优化,常常形成一套规范的操作程序,如选种、育苗、移栽、嫁接、剪枝等,在防涝、施肥、防虫等方面也具有丰富的经验,这些技术和经验已成为道地药材高质高产的重要保证。

4. 中医理论指导下良好的疗效。中药和中医是密不可分的,没有中医,就没有中药,中药治病是在中医理论的指导下进行的。因此道地药材就是要有良好疗效的药材。

从上面道地药材的评定标准看,“四大怀药”尤其是怀山药,无论是在品种品质、生长环境,还是加工工艺和中医应用,都无疑具有显著的道地属性。对此,中国最早中草药学经典《神农本草经》有明确记载,说山药“以河南怀庆者良”,并把怀川“覃怀地”所产的山药(薯蓣)、地黄、牛膝、菊花列为国药中的上品。

在明清之际逐渐形成的中药十大产区分布,有关药、中药、浙药、广药、黎药、蒙药、秦药、藏药、川药和苗药等。这里所说的“中药”就是指中原地区的药,具体包括怀山药、怀牛膝、怀地黄、怀菊花、密(县)银花、茯苓、红花、全蝎等。因此,我们常说的“中药”,最早的涵义或狭义上讲,就是指的产自中原、包括怀山药为首的四大怀药。

《健康新郑州》栏目主持人张方：

看来山药虽然很普通，但真正有药用价值、被中医广泛应用的就是怀山药。作为药食同源、亦食亦药的物种，怀山药的道地产区就在咱们中原腹地，在咱们焦作温县。原来，我们常说的中药，最早的涵义就是指中原的药，就包括怀山药。

就像您刚才说的，中药的道地性有严格标准，其中包括适宜的生长环境与种植采收。那么，温县有哪些独特的、适合怀山药生长的环境？

怀山堂第八代传人康明轩：

我们常说，一方水土养一方物产，一方水土呵护一方人平安。温县之所以能孕育出独一无二、享誉华夏的食养上品怀山药，与其独特的土壤、气候有关（图 1-2）。

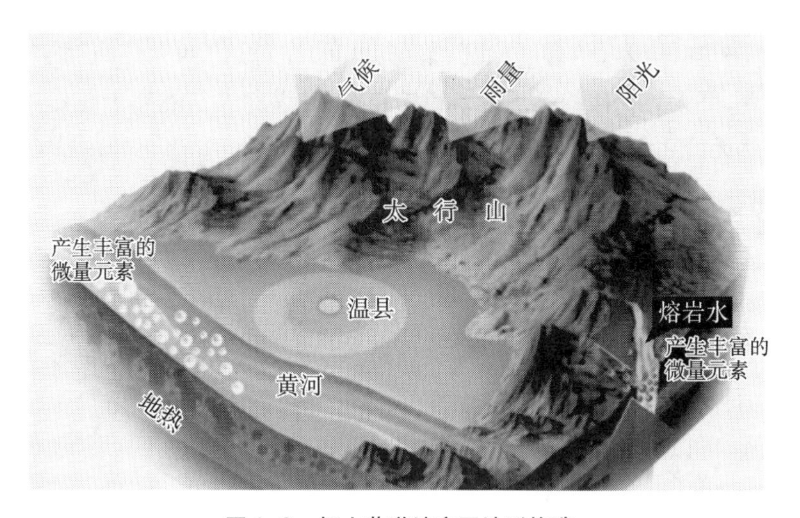

图 1-2　怀山药道地产区地形构造

1. 土壤方面，保水保肥的黏性土质。古怀庆府主要位于黄河与沁河冲积平原所形成的牛角川地带。怀庆府址在沁河南岸，紧靠沁河，西北的孟州是黄土高原的末梢，到邙山这边结束，地势西高东低，形成了牛角川似的怀药种植区域，这块土地就是怀药的道地产地。

沁河从太行山常年冲积的沙粒和黄河冲积的土质接合，形成了特有的矿物质。成土母质多为洪积物，土壤为褐土，或类油黄土，或黄土，或棕壤类棕黄土。挨着黄河滩的是沙土地,还有两合土地,中间有黏土,土质不一样。我们就选择在黏土地和两合土地种山药。因为沙土地漏水、漏肥,黏土地保水保肥,安全性好,抗涝,亩产稳定。

2. 气候方面,温和而四季分明。除了土壤因素,这里的地理位置及由此形成的气候环境也是独一无二的。古人以太行为"天脊",以黄河为"地脉"。山为阳,河为阴,成就了古老的太极文化。太极拳是这种文化的载体,而滋阴补阳非覃怀之地而不生的名贵地方特产——"四大怀药",则是这种文化的另一个载体,它们共同秉承了中华古老文化的精髓——"养心、养性、养生"。

这里有太行的屏障,集山之阳与水之阳于一体,土地疏松肥沃,排水快捷,雨量充沛,水质奇好,光照充足,气候温和,四季分明,形成了"春不过旱、夏不过热、秋不过涝、冬不过冷"的独特自然条件和气候环境。

这里年平均气温约 14 摄氏度,土地温度年平均为 15 摄氏度,平均年降水量 600 ~ 700 毫米,孕育了山药、菊花、地黄、牛膝这"四大怀药"独有的外观和质地,其无与伦比的药理效果和滋补作用,堪称大自然赐予焦作这方热土的天然无价之宝。

《健康新郑州》栏目主持人张方:

看来,我们温县道地原产的怀山药,之所以具有这么好的品质,这么大的健康价值,和独特的土壤、气候密不可分。

那么,中药道地性的另一个标准种植和加工,是不是怀山药也形成了自己独特的种植、加工技艺?您作为国家非遗项目四大怀药种植与炮制的省级传承人,可以给大家简单介绍一下相关内容吗?

怀山堂第八代传人康明轩:

您说得很对。怀山药也形成了自己独特的种植、加工技艺,这种技艺在明清之际的怀商中间已经形成,已经传承了一两百年。

怀山药在种植过程中是有严格的标准和流程的。主要包括以下几个环节。

1. 播前准备。包括选种、繁育、选地、整地、施底肥。其中,繁育环节要做到脱毒繁育,通俗地讲也就是把山药种子中不好的、有害的基因去掉,让山药种苗拥有一个好的体质。选地,要做到至少五年轮作,一块地种了山药至少五年内不能再种，再种就会影响它的品质和产量。山药耐旱怕渍，且根系入土较深，故需选择地势高燥、水系配套、肥沃疏松的沙壤土或沙质土地种植。

2. 适时种植。山药播种时间在清明前后，即4月上中旬为宜。以块茎或芦头（20厘米）种植的株行距为30厘米×33厘米，每亩植6000～7000株。以山药蛋种植的株行距为10厘米×25厘米，每穴2粒，每亩植2.5万～3.0万穴。

3. 田间管理。包括追肥浇水、去除杂草、高架引蔓、适度化调节和病虫害防治等。

4. 采收。山药从霜降后茎叶发黄到次年发芽前均可收获。收获时从一端开始，于第一行山药附近先开挖一条70厘米左右的深沟，顺行将山药上层的土剔除，找到芦头以后从行间顺块茎向下深挖，将土翻到旁边沟中，待整个块茎全部裸露时再将其提出。

《健康新郑州》栏目主持人张方：

想不到山药的种植有这么多的讲究。山药的背后经历了这么多的环节，而且每个环节都有严格要求，容不得半点马虎。那传承下来的古法加工技艺，又有哪些？这会对加工的山药产品品质有哪些影响？您给我们简单介绍一下吧。

怀山堂第八代传人康明轩：

怀山药的加工、炮制同样非常讲究。

传统的加工，是先由药农将鲜山药加工成毛山药（干品），然后再由专门的加工厂加工成光山药。一般来说，山药入药多用毛山药及其饮片，光山药大多用于出口。毛山药又称毛条、白条，是未经整形的干山药，这种山药多切成饮片内销。因多由药农自己加工，故又叫产地加工。光山药是1900年温县郑门村郑光进、郑国迎研制成功的，有挑拣、浸泡、初晾、熏蒸、摈堆、初搓、晾晒、再摈、搓拥等工序，每一道工序都有严格要求。

怀山药的炮制，有土炒山药、麸炒山药、米炒山药、盐水炒山药等。土炒山药以补脾止泻为主，可用于治疗脾虚久泻或大便泄泻，如治脾虚久泻、身体羸瘦的扶中汤（《医学衷中参西录》）。麸炒山药以补脾健胃为主，可用于治疗脾虚食少，泄泻便溏，白带过多，如治脾虚厌食或脾虚泄泻的参苓白术散(《太平惠民和剂局方》),以及治脾虚带下的完带汤(《傅青主女科》)。炮制方法不同,产品的功效也略有不同。麸炒山药、米炒山药健脾益气之力增加,土炒山药可增强补脾止泄之功,盐水炒山药可提高补肾功能。

《健康新郑州》栏目主持人张方:

听了您的介绍,我们就感觉怀山药的加工和炮制非常考究和严格,有很多的工序,炮制方法对产品品质及健康价值的影响很大。

本期节目,康老师给大家全面讲解了怀山药的道地生长环境,以及长期实践形成的种植、加工、炮制的标准和流程,让我们对怀山药的认识也更加全面、深入了。至少我们懂得了,吃山药就吃怀山药,吃温县道地原产的怀山药。

那我们在市场上选购山药时,如何直观地辨别、挑选怀山药呢?

怀山堂第八代传人康明轩:

在选购山药时,有个简单的小窍门,可以帮助辨别区分是不是道地的怀山药(图1–3)。

一看:怀山药粗细均匀,一般直径1 ~2 厘米,也就是手指头一般粗细,且上面有铁红色锈斑。

二掂:单支重量一般不超过200 克。

三折:怀山药肉质较硬,粉性足,其断面细腻,黏液多。

四尝:怀山药液汁较浓,入口觉得“面而甜”,并伴随淡淡的麻味。

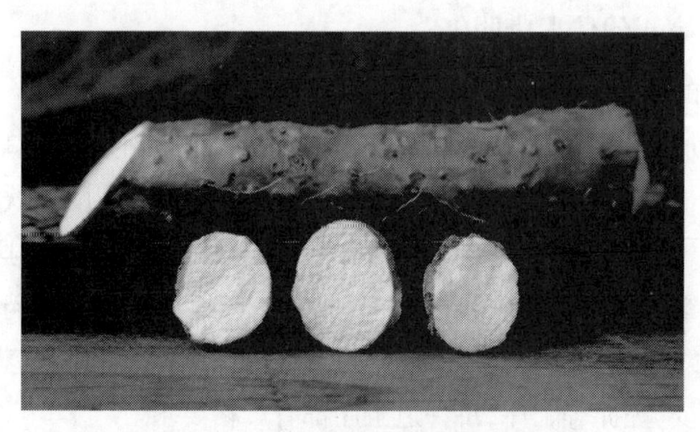

图1–3 温县道地原产的怀山药

这些只是从感官上区分。要买到真正道地原产、品质好的怀山药,还得选择大品牌,坚持标准化种植的。因为我们上面也讲了,山药的种植过程中有严格的标准，即使同样的地方，是否严格按标准化种植种出来的怀山药，品质也是不一样的。

《健康新郑州》栏目主持人张方：

嗯，认准产地，还要认准大品牌，比如我们百年怀药老字号怀山堂。下一期，康老师就为大家讲述怀山堂百年传承与创新的故事。

第四讲　怀药老字号怀山堂是如何传承250年的？

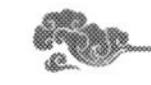

内容提要：

怀山堂靠什么能够传承250年？

怀山堂康家如何在新时代演绎“留余”精神？

《健康新郑州》栏目主持人张方：

提起怀山药，我们就会想到怀山堂。作为怀山堂的第八代传人，康老师给我们讲讲怀山堂的故事吧。比如怀山堂是如何创立、传承的。

怀山堂第八代传人康明轩：

怀山堂创于1773年，至今已经有250年的历史了，传到我这里，已经是第八代了。怀山堂源于河洛康家，也就是我们常说的康百万家族。

河洛康家，以财取天下之抱负，利逐四海之气概，创业于明朝，渐兴于清初，（清）乾隆时进入全盛，（清）咸丰以后逐渐没落，民国中期走向衰败。一个家族，跨明、清、民国3个历史时期，一直富裕了12代400多年，这在中国历史上都是少见的。

随着河洛康家的生意越做越大，人口也越来越多。康家第十一代传人康大勇决定分出几支。在划分黄河北岸的土地时，康大勇想到了本家叔父康玉生。康玉生自小熟读医书，无论谁有个头疼脑热，他都能药到病除。最主要的是，他每年都要到怀庆府三四次，采购那里的“怀药”，对那里的情况非常熟悉。于是，康大勇把黄河以北这一块土地分给叔父康玉生经营。就这样，康玉生举家迁往怀庆府西南冷村（今焦作温县西南冷村），在那里开始进行怀药的种植和加工。（清）乾隆三十八年（1773 年），康家怀药生意越做越大，成立了栈房，取名“怀山堂”。

康玉生的儿子康进禄，聪明伶俐，善于钻研，不论是种植管理，还是加工工艺，都更胜父亲一筹。短短几年时间便名声大噪，吸引了众多南来北往的客商。他们加工出的怀药被选为贡品。

此后，康家一代又一代传承人始终秉承着诚实守信的经营宗旨，公平经营，童叟无欺，凡事留余，处处为真。同时，坚守中医传统炮制技艺，用匠人精神淬炼出山药珍品。怀山堂名号越传越广，成为怀药世家、豫商典范，生意逐渐做到了北京、河北、山东、湖北、湖南、广东等地，并在各地建立分号，“恒昌德”“霖兴玖”等怀山堂旗下的分号在怀药界也非常有名。

目前，怀山堂已发展成为集四大怀药研发、种植、加工、销售、品牌推广、文化旅游为一体的全产业链企业，是中国自主品牌、省农业产业化龙头企业，业务横跨一、二、三产业，实现资本市场挂牌上市，成功登陆央视，成为怀药行业的引领者。

《健康新郑州》栏目主持人张方：

一代代传承到今天，历经 250 年，确实不容易。您觉得怀山堂靠什么能够传承两百多年呢？

怀山堂第八代传人康明轩：

我认为，一个百年老字号得以代代相传、永续经营的核心是文化。怀山堂传承到今天也有自己的文化基因。主要体现在两个方面。

1. 家族文化的传承。康百万庄园的镇馆之宝就是“留余”匾，“留余”也是河洛康家代代相传的祖训（图 1–4）。

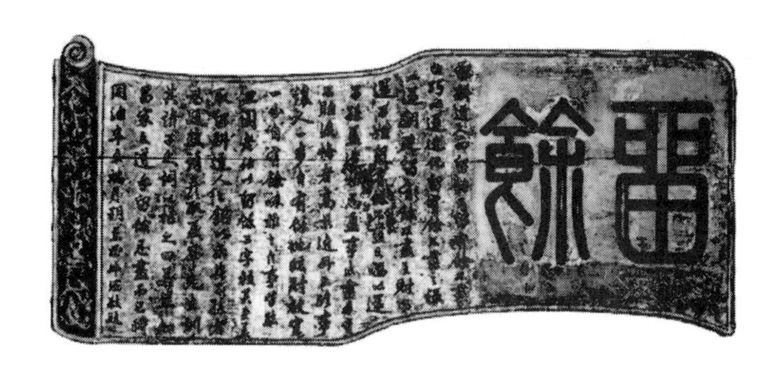

图1-4　康百万庄园镇馆之宝“留余”匾

“留余”的主要思想内涵体现在以下4个方面:①“留有余,不尽之巧以还造化”,就是主张人不要与大自然博弈,人工之巧要服从自然造化,尊重自然,顺应自然,要与自然和谐共生。②“留有余,不尽之禄以还朝廷”,就是要兼顾个人利益、家族利益和国家利益,个人、家族的发展离不开国家和时代发展的大环境,要时刻怀有对时代、对国家的感恩,懂得回馈。③“留有余,不尽之财以还百姓”,告诉我们财富取之于民,最终还要用之于民。④“留有余,不尽之福以还子孙”,告诫我们,要做到可持续发展,不可只顾当下,不可图一时之利而绝子孙发展之路,要为子孙后代创造良好的发展环境。

“留余”是中国天人合一、中庸和谐思想的体现。古人主张不“竭泽而渔”,军事上“穷寇莫追”,在为人处世上“得饶人处且饶人”,都是这一思想的体现。

2. 经商之道的传承。河洛康家世代经商,长期经商过程中形成了自己的经营之道,这是家族商业文化的体现。具体有以下几点。

(1)商业以人为本,“商道”即人道。在康百万庄园栈房区一院栈房分部厅外,有一楹联“商道无形商道即人道,商品有形商品即人品”。“商道”即人道,一切商业行为都要围绕“人”来展开,要做到以人为本。商业的信誉,说到底是人的信誉。做生意,要像爱护自己的名声一样爱护商业信誉。

(2)经商要懂得吃亏、退让。康家经商家训:“经商结交务存吃亏心,酬酢务存退让心,日用务存节俭心,操持务存感恩心。愿使人鄙我疾,勿使人防我诈也。前人之愚,断非后人之智所可及,忠厚留有余。"这短短的61字浓缩的是豫商精髓,即"吃亏是福,退让是礼,节俭为本,心存感恩;财富是一时的,商德才是商人之根"。

(3)经商重在诚信。在康百万庄园栈房区一院敦崇信义厅外,有一副楹联"人法地地法天天法道道法自然,诚则信信则交交则活活则生财"。在康百万庄园栈房区迎客厅门外,有一副楹联"化智为利化利入义贾之根,审时度势诚信至上商之本"。这些都在教育后代子孙,经商重在诚信,诚信是经商之本,是商人的生命。

这些文化基因,是怀山堂康家独特的传承密码,让历代康家子孙牢记、遵守。商业的发展,财富的传承,最终离不开文化。

《健康新郑州》栏目主持人张方:

原来,怀山堂的两百多年传承,背后是靠着家族传承的文化。文明的传承离不开文化,商业文明的传承、发展同样离不开文化。那么,在新的时代,怀山堂如何更好地传承和发展呢?

怀山堂第八代传人康明轩:

在民族崛起、文化复兴的新时代,我们致力于打造一个年轻的老字号,让老字号焕发出时代活力,迸发出创新动力、发展动力。因此我们提出"传承不泥古""创新不离宗",结合当下时代环境和全民健康需求,来传承、发展我们的事业。

我们对康家"留余"祖训进行了新的解读,提出:"遵上工岐黄之道,敬道地物种之美;察百年传承之妙,循四季食养之法。"为此,我们深挖、整理怀药非遗技艺,加大科技创新力度,积累了一批专利技术,依靠非遗技艺和专利技术,推出专业食养健康解决方案。

在新时代,我们把怀山堂定位为"专业山药食养健康解决方案服务商",把"弘扬上工食养,服务全民健康"作为自己的历史使命,针对不同年龄、性别、场景等打造针对性、个性化的健康食养产品,推出全生命周期健康食养,服务全家人健康,实现从卖产品到卖品牌、卖文化、卖教育、卖服务的转变,持续引领产业转型升级。

《健康新郑州》栏目主持人张方:

从您的介绍中,我们看到了一个充满朝气和有活力的老字号,看到了一个从两百多年历史中走来，走向更加辉煌的新时代的老字号。希望我们的怀药食养文化不断发扬光大，造福更多人，带动更多人共同富裕。

第五讲　什么才是健康？如何做到饮食健康？

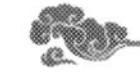
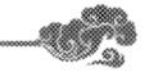

内容提要：

中医眼里的健康是什么？

健康的饮食是什么样的？

怀山堂全生命周期健康食养是什么？

《健康新郑州》栏目主持人张方：

康老师，您在上一期节目中说，要让怀药文化不断发扬光大，要让怀药文化造福更多人，那么，在健康中国战略下，怀药文化到底该如何服务好当下的全民健康？

怀山堂第八代传人康明轩：

我们首先谈谈什么是健康。

从中医的角度，健康是人与大自然的一种和谐关系，也是一种融合关系。首先，我们人不是外太空的，我们来自造物主。地球上的生物，包括人、各种动物、植物都是和谐共生的，所以在自然界就要经历风、寒、暑、湿、燥。其次，我们光照、温度、土壤及所有的食物饮食都来自大自然，所以就一定要遵循我们老祖宗留下的：顺时而食，一定要与大自然形成一种更好的和谐。只有和谐了，我们才能实现健康地奔向两个甲子，120 岁。

每个人，来自天地，又是父母给的，所以我们辩证地理解为受之于天地，受之于父母，我们人就跟植物一样。拿一颗种子来说，它种下去以后，从稚嫩到成长，它是一直从阴中来，到阳中转一圈，回到阴中去，它是个抛物线。它这个抛物线就是一直从 0 岁到 1 岁、3 岁、5 岁、7 岁、30 岁、50 岁、

70岁,这个是有规律的,这个规律咱们老祖宗在《黄帝内经》这本书里面已经把它总结得很清楚。女人的一辈子从七岁与七的倍数,整个历史节点是一样的;男人的生命周期历史节点是八与八的倍数,整个也是个周期性的。这些就相当于月圆月缺、潮汐潮落,都是有规律的,所以我们就一定要用这个规律去掌握好平衡,与大自然中春、夏、长夏、秋、冬这五季细化到二十四节气,要是把这块做好平衡,问题才能找到。找到以后,我们提出来从生优、育好、活长、病少、走安,怎样让人生实现健康的一辈子,这是我们要追求的。

从0岁到1岁到3岁……57岁,让他一辈子不生病,晚生病,生小病,通过食物的调理,实现康健一生,这是我们最追求的。所以老祖宗讲的,中医所辨证讲的,什么是病?实际上就是你自己与环境的关系偏离了。正气存内,邪不可干,你只有在大自然一直保持正,你才能不偏离。如果你偏离,年轻时候的饮食等一系列问题导致偏离了,出问题以后一定要通过食物把它给纠正回来,这才是我们要追求的(图1-5)。

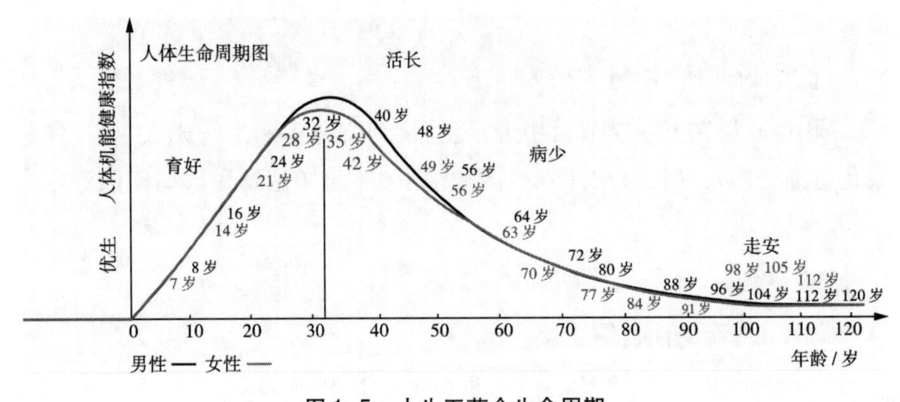

图1-5　人生五蕴全生命周期

稍微偏一点你就能发现,发现后就去纠偏,这个偏就回来了,回来以后就又和谐起来。

《健康新郑州》栏目主持人张方:

健康,就是人与大自然处于一种和谐关系,如果不和谐了,发生偏离了,就是不健康,就会生病。不恰当的饮食,会破坏这种和谐关系,所以我们常说“病是吃出来的”。您又说,通过饮食调理,还能把吃出来的病给吃回去,这里面有什么学问?该怎样吃回去?

怀山堂第八代传人康明轩：

咱们的食养传承下来几千年了。《黄帝内经》就是黄帝他老师岐伯之对话，就是要做食养。老祖宗把它总结为大毒去其六，常毒去其七，小毒去其八，食去其满，通过食物来真正纠偏的时候，它才没有副作用。但是你一定要根据五谷把它分清楚，根据季节，要顺时而食。

一年有五季，春、夏、长夏、秋、冬。春天的时候要甘养，各种五谷里边回甘的，细化来说就是甜，要吃一点；夏天我们出汗多，代谢出来的汗是咸的，是水分和盐的流失，所以就要多补充点盐，形成一种平衡。到长夏的时候入三伏，一降雨水就是上蒸下煮，上面太阳很大，高温高湿，形成潮湿，这就是我们说的三伏天。在这种状态下，我们要吃点苦的，如苦瓜等苦类的植物，才能形成平衡。过完三伏天入秋以后，秋要降，即秋天要收敛，要裹着。所以在秋降的时候，整个身体代谢没有完全闭合之前它要收缩，收缩要吃点酸的，顺时的是苹果、葡萄等各种果实，所有顺时都来了，然后顺着季节把这些吃了。之后进入冬天，冬天要冬藏，比如穿棉衣，要裹着要越冬，树木叶子也掉了，它就不那么生发，就开始冬藏。各种动物也都开始冬眠，我们人进入冬天以后也要冬藏。我们穿的衣服要裹得严实一点，尽可能地减少皮肤裸露在外，减少皮肤与外界的空气交换，从而导致身体里的阳气泄露。所以冬天要固阳，身体里边需要生发，要吃一点生发之类的食物，具生发之力的就是辛。这是我们老祖宗几千年传承的，是高纬度的。如果回到我们一天的十二时辰里面，那早餐就要吃一点回甘之物，到中午的时候我们吃一点咸食，到下午的时候我们可以吃一点点苦，到晚上吃一点点酸，少吃一点辛。因为昼出夜伏，白天工作，晚上静下来的时候如果再长期吃辛就生发了。老祖宗有一句老话：晚上吃姜赛砒霜。生姜就是辛性，辛性的就是生发的，吃一次没关系，吃两次也没关系，老祖宗告诫你如果长期这样做，那身体与自然和谐就开始博弈，到晚上静下来的时候如果吃生发，长期这样做导致身体博弈后一定会伤害到自己。所以就要一动一静，一定要把这个食养做好。常说的是药三分毒，所说的毒不是毒药的毒，它所指的就是偏性，甘和咸是不一样的，咸的和酸的也是不一样的，不能简单地去理解做一个酸碱平衡。人的五脏六腑是一种运化，有自己的运化系统，还会增加你机能的减退，五脏的不和谐，积攒你自己的情绪导致不和谐，所以一定要把这个做好。老祖宗早就告诫我们五谷为养，五畜为益，五果为助，五蔬为充。你看现在很多都吃反了,不吃五谷。

对调着吃就是吃反了。一个是季节的反应,冬天吃夏天的东西,夏天吃冬天的东西,秋天吃春天的东西,春天吃秋天的东西,这是一个反。另一个是南北差异的反,你是北方人,但非要吃南方的水果、植物;我是西边的,但非得去吃上海菜;你在高原、蒙古这边的北方,它就是应该多吃一点咸,如果你非得跑到南方上海我多吃点,放点糖,长期这样做都是错误的。都会影响我们的胃,接着往小肠吸收,它对我们的五脏六腑就会有影响。

五脏与六腑的功能都是有分工的,它的分工还非常细,如果不对它的胃口,或者不对它的性,它就要造反。所以为什么会出现所谓的水土不服,就是这意思,五脏六腑养成这种饮食习惯后,有了差异化,到其他地方你吃的东西跟你原有的习惯不一样,它就会出问题。

只有吃对食物才可以健康地奔向 120 岁,让自己一辈子少生病、晚生病、生小病,才会达到我们最幸福的状态。

《健康新郑州》栏目主持人张方:

原来,要想把吃出来的病给吃回去,就要做到顺时而“食”,根据自己的体质,按照食物的性味归经来吃。这样吃对食物,是可以让我们实现“健康地奔向 120 岁”。我想,健康百年,健健康康地过好一辈子,是每个人追求的目标。我们该如何一步步实现这个目标呢?

怀山堂第八代传人康明轩:

健康之路是一步步走出来的,没有走好前面的每一步,到中年、老年就突然想健康地活 100 岁,这不是做梦吗?这个就是我们提出的全生命周期健康食养,就是根据不同年龄、不同体质的五脏六腑稚嫩程度和和谐度,定制不同的健康解决方案。

我们按照《黄帝内经》,把人的一生分成 12 个周期,我们把它称为12 谷。女孩 1 ~7 岁、男孩 1 ~8 岁算作一个周期,女孩 7 ~14 岁、男孩从 8 ~16 岁又是一个周期,我们把人生分成这样的节点,分完对应着五脏六腑的稚嫩情况,我们通过配比做成适合各个节点的商品。前期就是帮助孕育,因为要传承、要修复、要孕前调理,接着我们要避免小孩子积食,积食就会发热,就需要看医生。在小孩子的成长过程中,因为年轻气盛,自己的阳刚之气往外爆,就会叛逆,会影响家庭和谐,从而影响自己学习,导致不能集中注意力,学习成绩会下降等。接着在青春靓丽的时候,每个人都努力想把自己的青春靓丽留住,实现驻颜,减少衰老,但是我们知道那是不可能的。比如自然界的花开不过百日,你见过牡丹花能开100天吗?你能见到芍药花能开100天吗?所有的花期都是有限的,我们人类也是一样的。我们老祖宗就把它归纳为女人三十五岁发始坠齿槁,告诫你头发开始脱落了,但是大家爱美,都不想让自己脱发,所以我们就来开发怎么能让它不脱发,告知你需要调和五脏。再往下走,40岁心有余力不足,我们就考虑怎么让你的五脏调和,让你不知疲倦,永远保持阳刚之气。接着再往下走,女同志、男同志开始进入更年期,更年期会出现便秘、睡眠不好、晚上做梦等情况。睡眠不好不行,所以人要遵循阴阳两面,要昼出夜伏。你白天工作,劳作就是要释放,晚上就要充电,就要深度睡眠,你的五脏六腑才会和谐,最后肝脏才能帮助代谢。所以人不能违背规律,要找到平衡。接着是人体出现的各种问题,现在出现了像甲状腺以及肺上的各种问题,结节包括肥胖等一系列问题,我们围绕这一系列问题精准地去响应国家提出的号召。

国家提出要传承、挖掘、整理老祖宗留给我们的智慧,让我们通过食养实现前置化,治未病,以后不让你生病。老祖宗传承的并不是现在所说的所谓病灶,真正的中医传统指的是人与大自然偏离了,我们就要纠偏。现在大家往往关注病灶,希望把病灶切了或者拿下来等,没有关注它的原因,我们怎样真正地让他不发病,不长病灶,长的时候我们怎么把它去掉,所以要前置化。国家现在鼓励通过食养实现前置化,所以我们怀山堂要响应国家的号召。我们顺应而生拿我们的技艺,然后把所有的药食同源的植物叠加在一起,按什么叠加呢?按照它的规律,君臣佐使,性味归经,根据不同的年龄阶段不同的区位,根据人五脏六腑所需从而开发的一系列的商品。我们把这些食养构建起来,形成完整的体系,最后通过这样的方式让人一辈子少生病、晚生病、生小病,所谓的生小病就是不那么难受,保持与大自然的和谐,最后完整地度过一生,就像佛家所说的,走的时候油尽灯枯,这才是我们最健康的一生。

怀山堂的食养方案,围绕全生命周期,也即是整个人生在世,进行食养健康管理,重在一个预防和一个初步的建设。病灶产生之后,人体除了生病,它给人带来更大的感受是痛苦、难受、不舒服,我们就是做到提前预防、干预,减轻痛苦。可能疼痛十级,那这个时候我们预防做好了就会减轻的。

哪怕生命到这个时候要退化掉,我们也不会特别痛苦。这个痛苦不光是自己肢体上的痛苦,物理层面上的痛苦,实际上还是思想上,还有我们整个身心,还有我们整个家庭的痛苦,对家庭的影响很大。

《健康新郑州》栏目主持人张方:

嗯,做好全生命周期健康管理非常重要。让一生中的病痛少一些,让自己的生活更美好,这不仅是自己的生命感受,也关系到一个家庭乃至整个社会。相信咱们的全生命周期健康食养理念和解决方案,一定会帮助更多的人,造福更多的家庭,为全民健康、人民的美好生活贡献更大的力量。

第二单元

儿童青少年健康与食养

第一讲　为什么说孩子一定不要输在健康起跑线上？

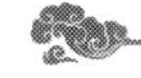
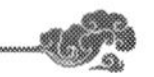

内容提要：

现在的孩子为什么会体质偏弱？

孩子健康的关键是什么？

孩子的饮食应该注意什么？

《健康新郑州》栏目主持人张方：

孩子的身体发育是每个家庭最为关心的一个话题了。孩子都是家里的宝贝，都特别地受关注，而且我发现现在的孩子体质都偏弱一些，孩子身体健康的特性在哪里？您能讲一讲吗？

怀山堂第八代传人康明轩：

这要从几个角度讲。

第一，这个孩子，它来自父母。现代人的生育年龄往往在25～45岁，这个区间的人刚好赶上了工业进程的40年。这40年，就是人为的对空调、对寒风都接触得多了，跟60、50、40年代这些人的体质是有差异的。母亲身体如果有寒、有湿，那生下来的小孩先天就会有一点不足，所以夫妻俩一定要做好孕前的检查和调理，都先看看自身的情况。

第二，现在的小孩不像以前那么顽皮。以前都是散养，放在农村地头，大家都在土堆上玩，但是现在小孩子没有这些，太精养了，这不能吃那不能吃，这不能碰那不能碰。

第三，现在孩子数量少了，数量一少大家就会更加的当成宝贝了。

国家现在推动中医药走向伟大复兴，中医药要走进农村，下一步还要走向课堂。这样，家长对中医也会更加了解，知道与大自然应该是一种和谐的关系，在不同的年龄阶段，都要与大自然和谐共处。

《健康新郑州》栏目主持人张方：

是，您这样一讲还真是这个道理。原来的小孩好像很少生病，现在的小孩天天感冒发热就没断过。有人觉得自己的孩子体质确实是差，但不知道差在哪里。经过您这么一讲解还真的发现都是有根源的。不得不承认，虽然我们都吃得好，都是吃最贵的，但那不一定真的好。

怀山堂第八代传人康明轩：

对。还有一个层面，大家五谷不分，弄不清楚，不知道应该吃什么，造成现在都吃各种微量元素，感觉好像是在补，这是一种探索，是另一种方向的科学。咱们老祖宗教育我们中医就是传承，我们要做好平衡，小的时候胃一定是弱的，小孩离开母体以后营养靠谁？营养都是通过口腔进到胃里，在胃里进行酶解然后被小肠吸收，所以一定要锻炼自己的后天之本脾胃，让它强壮，能吃、能喝、能代谢，就是健康了。

但是，小孩子现在为什么那么多体质弱的呢？很多人不了解，吃奶粉时间太久了。老祖宗说，小孩子是五谷虫。啥叫五谷虫？一般半岁的时候，我们就要开始吃辅食，让自己的后天之本脾胃变强大，强大以后身体根据自己的消耗能自我解决、供给养分能量，因为运动量大，小孩子每天不停地运动，不停地在消耗，所以就把吃进去的东西都被消耗掉了，这是一个吸收消耗的过程，这样才能找到一个平衡。

《健康新郑州》栏目主持人张方：

对，所以说现在为什么孩子的健康要从养他的脾胃、调理脾胃开始，这很重要。小孩那么小，靠什么，就是靠吃东西。

怀山堂第八代传人康明轩：

脾胃太重要了。我们老祖宗总结下来说，脾胃是我们的后天之本，是需要我们去呵护的。社会上，有人说肝是造血的。真正给我们的能量，只有能量才能转化成血，我们中医说的血就是气加水，加五谷精微，五谷精微就是你吃的食物精华，所以脾胃才是真正造血的，是生化之源。内伤脾胃百病由生，所谓的百病由生就是身体弱，弱了以后就抵御不了外边的风、寒、暑、湿、燥，所以在遇到这些外邪以后，那就会出现各种各样的问题。

在现在的生活中，我们真正还是要吃全食，努力吃全食，不要吃偏食。比如小麦、水稻、苹果、橘子，如果非得去吃微观的，只吃橘子里边的维生素

B_{12}，只吃一样单一的微量元素，抽出一点点，这是不好的。实际上吃全食是最好的，它才是回归大自然，与大自然形成和谐的关系。

再加上，现在小孩子吃辛辣、冰凉、寒凉的东西，尤其在成长发育的过程中，吃这些冰凉的东西以后就会寒。我们自己思考一下，如果一个小孩子体重不管是30斤重还是50斤重，体质有点弱，吃个冰块进去了，冰块就按零摄氏度，他吃进去一块冰，它进去以后通过口腔进到食管，又进到胃里吸收，在胃里酶化后送到小肠吸收，回到心脏感觉透心凉，虽然能得到一时之爽，但它会经过五脏六腑，五脏六腑需要多少体温，需要消耗多少能量，才把这一块冰块加温到三十六摄氏度多，这是不是耗掉了脏器之阳气？孩子的热量就会被消耗，只有热量不消耗的情况下，有热量才能发育成长。你看大自然，到了夏天为什么有长夏，长夏就在三伏天，是高温、高湿，湿度大，植物长得特别旺盛，我们看到所有树叶的叶片都会加厚、加宽，从而形成更好的光合作用，所以才会长果实。

小孩子也是一样的，积食会导致小孩子发热，导致不能充分地把五谷精微吸收掉，就会造成体质弱，所以这样的影响尤其是周而复始长期这样的话，没有修复的时候，它的养分来自哪里？如果吃偏了，有些小孩不吃肉，有些小孩不吃蔬菜，偏食，就造成了营养不均衡，那就或多或少影响了他的生长发育。比如我们种小麦，都知道可能遇到倒春寒，什么叫倒春寒？它正在生发，正在习惯性生长，但是天气突然凉了，下了冰雹，这样一冷以后接下来几天它就不生长了，会影响它的发育和产量。小孩子吃冰块以后就会影响这个阶段的发育，一被刺激到就会积食，那营养就吸收不了，那这段时期的生长就慢了。所以在长身体的时候，它需要匀速惯性慢慢生长，他吃寒凉，就不生长了。

《健康新郑州》栏目主持人张方：

那就像是冷冻了，我们就说凉了就给孩子肠胃冻住了。

怀山堂第八代传人康明轩：

对。说得太好了。冻住以后，它原有的代谢都会停滞，这就是流动慢了，流速没那么快了，就不顺畅了，这样营养吸收就不好。比如春节的时候炼油，炼完以后油加热流动了，温度一冷又凝结了，流动性不强了，要是体内这些五谷精微不能充分地流动，就会出现很多问题。

《健康新郑州》栏目主持人张方：

寒凉之物我们经常说不要吃太多，还有一点我发现胡吃海喝也不行。碰到有什么好吃的家长就惯着孩子吃，只要孩子喜欢，大晚上炖肉都行，家长的这种理念就是为了口腹，他们没有想到那是一个孩子，他不可能像成年人一样，成年人自己晚上吃一锅红烧肉都不行。所以对于孩子，定时定量饮食，重视脾胃调理，他们好像不太懂这个概念。

怀山堂第八代传人康明轩：

这就是为什么国家现在鼓励大家都要让家长、孩子多普及一点中医传承的知识，让大家更好地去回归、去认识人与自然的关系，充分了解一点，对自己家庭健康都有好处。

《健康新郑州》栏目主持人张方：

对，当你不了解的时候，无知者我们说他无罪，但是你受到的伤害你自己要承受，还有一个就是经常去医院里谁都不舒服，全家人都不舒服。

怀山堂第八代传人康明轩：

这些都属于认知范畴。你缺乏认知，就一定会受伤害。

《健康新郑州》栏目主持人张方：

对，而且还有一点，我觉得咱们作为中国人，你接触到了中国文化，你能够把中国文化发扬光大，就像咱们之前说到的，对自己的家族，甚至是我们怀山堂这种品牌理念的传承，都是一个很好的延续。我们不能把老祖宗的这种理念给丢弃掉，所以你懂一点，你心里知道了，可能对你还是有很大帮助的。我还想知道就是，孩子他还小，好多他不会表达，不像大人会说我不舒服，哪里不舒服，什么样的症状，都能够用言语和神情表现出来，但孩子除了苦恼，他好像不太懂得脾胃不舒服，会表现出什么。

怀山堂第八代传人康明轩：

对，你说这个问题很好。对于这个问题首先是小孩子表达不了，实际上现在很多大人他也表达不了。小孩子的语言没有完全丰富，认知还没有那么多，大人能知道什么是疼什么是痛吗？你哪里不舒服，你自己不认真思考一下，自己都分不清。那小孩子更分不清，他就只能表达哭闹或者不舒服，这是有因的，他一不舒服就会有表现。像现在的很多小孩子走上了几个方向，特别胖的、特别瘦的、顽皮的、多动的、不休息的，或者个子长不高的。

《健康新郑州》栏目主持人张方：

还有那种特别闷的孩子，或者是说情绪化的、很呆滞的那种孩子都会有。

怀山堂第八代传人康明轩：

对，就会诊断为自闭或者抑郁思虑多。经常容易感冒、容易发热，但是感冒发热实际上非常简单，一定要判断出什么问题了。是积食还是什么？春天的感冒、夏天的感冒、长夏的感冒、秋天的感冒还是冬天的感冒，都是不一样。你要判断它。是受了风寒的感冒？还是风热的感冒？还是湿滞的感冒？那是不通透了。感冒是五脏六腑一个功能的自我表现，它就是传达一种信号，告诉你哪里不舒服了，所以你做个判断以后，就会非常简单了，去推拿之类的，不一定非去抱着孩子去吃西药，或者马上抱着孩子去看医生。虽然都可以理解，因为父母都怕自己的孩子受伤害，但是我们还是要表现得镇静一些，多了解一点的时候，你自己就有可能在家里调理了。不知道的情况下，去给孩子造成二次伤害，让他更寒凉。所以有些时候在家里可以按照传统方法泡个脚、做个热敷、做个推拿等，小孩子就能恢复，因为他身体里没有那么多的淤浊，没有吃那么多年的五谷精微，他体内没有那么多残存的垃圾，相对大人来说肯定比较少，所以要去调通，一通百通，任何事情都要找到规律，找到源头。所以一定得知道，小孩子积食以后怎么处理。小孩子的生长发育，从体格到五脏，五脏为实，通过五脏从实到虚，因为我们想到虚的东西都来自五脏，五脏有什么因，就会结什么果。比如我今天想吃肉，表现的不是因为你想吃而吃肉，而是你的五脏有需求，它向你发出的信号，你需要去吃肉。

《健康新郑州》栏目主持人张方：

这就是说它先是影响你的思维，才会影响你的身体，所以我觉得包括有些家长对孩子的偏食，真的很严重，要么就是大量的吃肉，要么就是光吃菜不吃太多肉，这样都不好。就像您刚刚说的我就特别理解，一定要雨露均沾地去调理，你的身体什么都需要，我们生长的环境中什么我们都需要，不能说是单一的一项，因为你不可能单一地生活在这一个圈圈里面。

怀山堂第八代传人康明轩：

对，所以在这一块我就给家长一些建议，一是建议就是我们一定要自己多了解这方面，二是可以多观察小孩子的变化。接着是注意小孩子一些行为，比如有些小孩子看手机太多，或者小孩子排便不畅，出现便秘，这些问题实际上在小孩、青春期或者幼稚的少年时期都是不应该产生的，但是现在都特别多，这就需要家长多注意。最后一定要通过调理与小孩子形成一种和谐，不要吓唬他，不要跟他吵，不要跟他闹，你要引导他应该怎么吃，所以家长多了解一点，多关注一点小孩以后，小孩子就会好很多。

《健康新郑州》栏目主持人张方：

对，刚刚康老师给大家讲的一点就特别得好，小孩子他不知道怎么表达的时候，作为家长，作为他的父母，你就要正确地引导他去跟你沟通，去反映他身体上的问题。还有一点就是家长多观察，作为家长既然当了父母是不是就应该多操心，不能拿着大人的思维想着我都能吃他也能吃，因为生长的阶段是不一样的，包括我们孩子的身体基础，像您最早说的每个人从母体里面接触到的营养可能都不一样，体质也就不一样，你不可能说爸爸能干什么，儿子也能干什么，那是不一样的。而且像是我们刚刚说到大部分还是因为孩子的脾胃调和不好，所以对于他整个周期的生长、吸收的营养元素分布，他也不一样。

怀山堂第八代传人康明轩：

对，所以我前面就讲过，“内伤脾胃百病由生”，尤其是小孩子的脾胃是稚嫩之脾胃，就更需要我们的呵护。早餐一定要吃好，早晨一定要吃我们升阳的五谷，能升阳的，这是他一天的养分供给，一天那么多运动量、释放那么多能量，需要早餐要补好的，这阳刚好是脾胃当令的时候，所以你得呵护。你看现在有些白领，有做母亲的，有些第一次做母亲，有些第二次做母亲，自己工作又特别忙，又不能迟到，因此每天早上小孩子上学，让小孩子快速随便整一点东西吃，随便吃两口，或者拿一杯奶随便一吃，这些都是不对的。奶是寒性的，所以早上脾胃升阳时一定要吃生阳的食物。

《健康新郑州》栏目主持人张方：

对，你看外国人喝这个奶，他也不是单喝奶，配的有面包也有鸡蛋，有谷类有蛋白质，他们是很均匀地去补充的，不是单一的。你懒省事就喝个奶，这个理念是错误的，一些不健康的理念，确实会影响孩子的健康发展。

第二讲　如何做好青少年的饮食？

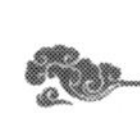

内容提要：

传统的青少年是怎么界定的？

现代的青少年身体发育特点是什么？

如何做好青少年的饮食及生活管理？

《健康新郑州》栏目主持人张方：

今天我们要聊的话题是关于我们青少年健康的话题，那从您理解的角度来说，青少年发育的特点是什么呢？

怀山堂第八代传人康明轩：

首先是要把青少年分为几个阶段。女孩子 7～14 岁，这是女孩子的青少年时期；男孩子是 8～16 岁，这算青少年时期。这些老祖宗早就把它分清楚了。女七男八，所以在这个过程中像女孩子二七 14 岁的过程中，7 岁开始快速成长，就像我们种玉米一样，到长夏开始快速拔节的时候，她长得很快，她就需要供给养分要多。男孩子二八 16 岁，8～16 岁，他是要快速成长。

快速成长以后就会出现一个什么状态呢？女孩子二七 14 岁，天葵至。你的整个吸收的养分、五谷的运转，就要与大自然形成一种合拍。历史上曾经女孩子 14 岁代表成人了，所谓的成人就是身体五脏与大自然和合了，天葵至，整个能形成循环。

《健康新郑州》栏目主持人张方：

就是古人用及笄来表示。

怀山堂第八代传人康明轩：

对，男孩子是二八 16 岁喉结特征就明显了，男性特征最明显的一个就是他是血气方刚、至阳之体，整个充满阳气，就说会有生理表现，遗精就会有了，历史上16岁的男孩就可以结婚了，意味着他就可以去繁衍，去结果实了，就像植物一样，已经成熟了。在这个阶段，他会有哪些表现？第一个，现在小孩子的学习压力大。

《健康新郑州》栏目主持人张方：

这个阶段的青少年应该就是初中、高中阶段，他思想上也会有一些叛逆，有个人想法。

怀山堂第八代传人康明轩：

他这个怎么说呢？他在成长，但是成人的过程中他还是稚嫩的，他没有接触社会这个大熔炉，所掌握的知识是相对有缺失的，在这个阶段就应该集中精力去学习。学习就是知识灌输，一点一点给他灌知识，给他灌知识灌多了以后，他没地方放，没地方放的时候，它就形成了叛逆。形成叛逆以后，你看这学生他都很智慧，同学之间他不会去叛逆，他是好友，他都是很有智慧的，生下来几个月的小孩子都是有智慧的。他在这个阶段对同学不会那样干，对老师不那么干，但他回家就会那样干。咱们土话说的，吃柿子拣软的捏，是不是？他在找的一个薄弱环节，所以他回到家里面，他往往就给妈妈耍个性子，她认为妈妈柔，如果家庭里面母亲很厉害，爸爸柔一点，他就给爸爸耍性子了。所以他是遇柔则柔，遇刚他则刚，因为他是阳性，你跟他斗着干，给他呛着干，那是不行的，一定给你爆了，叛逆，你没法收拾，最后一肚子火。

《健康新郑州》栏目主持人张方：

对，把大人给气了。其实大家老是说，青少年时期，对孩子的教育，老是觉得从思想上约束他、去管住他，他们理解这是为孩子的身体好。

怀山堂第八代传人康明轩：

你讲得太好了。所以现在大家认为，好像这是思想的病，好像是思想上的问题，不是的，一定要知道阴阳关系。我们所有的思想，都是来自于五脏，五脏发出信号你才有这种思想。所以必须得保证五脏的和谐，是不是？他都没地方泄阳，你要给他吃点食物的配比，食物里边分有这些甘、甜、苦、酸、辛，分哪些是温的，哪些是平的，哪些是下行的，哪些是滋润的，所以你一定要吃好食物。在这个过程中，孩子这个阶段，就像八九点钟的太阳，他正在升，你能摁住吗？你摁不住，摁不住怎么办呢？不要从思想上来斗，你用思想改变思想，都是虚对虚、对不住，反过来应该从调理五脏入手。通过食物来调节他，从源头脾胃怎么饮食吃进什么东西。我之前就讲过，大自然造物主，赋予每一种植物的使命都是非常清晰的，植物都是很好的，你吃进去以后，我举个不恰当的例子，就是说这植物你把它安排好了以后，它就根据自己的性味归经，根据自己的使命进到你五脏里边。之后它就类似进去的小特工，它是根据它自己的属性功能，各归本位，该干啥干啥去了。最后它给一调解一和谐它就好了，所以你就吃对食物，最重要还是让小孩子脾胃强大，又回到了脾胃上。

《健康新郑州》栏目主持人张方：

对，其实再说青少年阶段他也是个孩子，他的身体任何的发育阶段和他的吸收都是少不了的，他因为是成长过程，他不像我们说到像我这个年龄，你说我现在再去发育也不太可能，所以他的健康阶段走到这一步了，他只是比我们说的孩子儿童稍微高出一点，他身体上会有一些功能的变化，但是他脾胃的发育和吸收量会更大。

怀山堂第八代传人康明轩：

对，在这里面要抓住两个核心，第一个核心，不管他年龄大小，老祖宗说了，我们一定要抓好、吃好食物，顺时而食吃好食物。这第二个层面，你的脾胃，让脾胃强大。你想想不管他学习不管他运动，不管他所有，他是不是都在消耗能量？是不是能量都从口腔进到胃里，你是不是要做好配伍？

所以青少年他的脾胃健康的调理应该是更注重一些的。他每个阶段都有每个阶段的重要性。青少年他在学习阶段，是至阳之体，他的运动量大，他消耗的多。消耗多就意味着这是他脾胃调节强大的时候，能进去，速度快，吃得多排得多，吸收多，让他代谢好了以后，他一通百通，他也不会说自己饥瘦，影响发育，也不会说形成大胖子等。在这个过程中，一定是脾胃调理是更重要的。因为他在这个阶段，他已经比 7 岁以前的小孩子更有思想，他的思想更完善，这时经验思路更丰富。在这个阶段，你应该知道怎么调理好，给他引导，因为他还是相对单纯的，这就是要把脾胃确实调理好。我刚才介绍了，尤其是在这个过程中，正长身体，与大自然正常相连接，像并轨一样，要并轨到与大自然和谐的状态。女孩子，身体要发育女性特征——

乳房。天葵至，天葵和谐以后它有一种代谢排污的作用，五脏是一种功能。如果这个生理周期不和谐，会造成很多小孩子痛经，造成小孩子手脚冰凉。

《健康新郑州》栏目主持人张方：

作为老一辈的人都知道，你来月经的时候家里给煮点红糖水什么的，就生冷、辛辣都要禁忌，可是现在的孩子不禁这个。所以说很多人，包括90后、00后都开始出现痛经，这生孩子怎么办，就有好多不孕不育，或者是说自己为什么年纪轻轻的就看上去衰老、气色不好。我觉得这跟小的时候，青少年时期这些姑娘们没有保养好，没有做好调理，自己吃一些辛冷的东西伤了自己的脾胃，然后整个身体就是寒凉的。

怀山堂第八代传人康明轩：

对，他在这个过程中，你把他比作一个果树吧，比如苹果树。苹果树在开始发芽，最开始孕育过程中它会开花是吧？开花的这种授粉了以后，它才成长，他才能结得好，但是果实刚出来的时候果实是不是很嫩？如果来个小鸟它给啄断了，或者天气一寒，或者下个冰雹冰冷地“啪”一砸砸掉，他后边都长不成很好的果实，所以小孩子也是一样的。你的五脏六腑，如果你让它饥渴又贪凉多，又空调，又冰箱，又压力大，还有七情六欲、思虑，他思虑多了以后，那不就影响他胃口吗？思虑伤脾，所以你不能让小孩子思虑那么多、生气，不要跟他们对着干，还是要化解，化解成疏导，不能用舜帝治水方法，一定要用禹帝治水的方法，疏通。你要理它，你不能跟他对着干。因为他这个小孩子很可能会出现，现在的食品，油炸呀，生冷呀，火锅呀，他吃反了，他不分季节，没有遵循这些顺时而食的规律，你给他讲他又不明白。

大家现在都在追求“精”，唯营养成分论，唯微量元素论，大家都拿个食品一看，整个是标注得很清楚，这是一个方法。但是用中医理论来做的传承食养，它就还是要吃全食，要吃这些食物，分君臣佐使，要吃综合的，不要吃偏食。油炸生冷，要少吃，偶尔吃一次吃两次没关系。但是你吃的辛辣的东西，辛是辛，辣是辣，是不一样的，再吃酸，酸也不一样。如果你长期这样乱吃乱喝，长期性周而复始这样子，就对自己的脏器的和谐有影响了。

最后还有外卖，本身不是外卖的问题，它应该还是食物，这食物的本质是要根据它的性味归经来讲。

《健康新郑州》栏目主持人张方：

说到外卖，我觉得好多还是因为这个外卖和我们日常家里面做的餐饮的烹调手法是不一样的。他不是一些五谷杂粮，或者是我们吃的饮食上面的烹调方式不对，也会对孩子成长阶段中的身体生长造成脾胃的伤害。

怀山堂第八代传人康明轩：

这里面烹调是一种方法，实际掌握的温度等，做熟化的过程，最终还是要回归原材料。第一，取材一定不能说它是什么有机绿色食物之类的，这是一个维度；第二，取材一定要分配伍、君臣佐使。顺时，一定要顺时而食，一定要吃时令蔬菜。

《健康新郑州》栏目主持人张方：

然后炒菜过多的油也不好，过高的温度也不好，把食材的本身营养都去掉了。

怀山堂第八代传人康明轩：

晚上需要静，你晚上非要吃辛辣，非得要升发。吃了辛辣以后你亢奋，晚上你吃辛辣亢奋以后，晚上不睡觉一直看手机，亢奋到两三点，你长期这样那是不行的。你不要吃辛辣，吃一点平和的，他要降，不让你的五脏去刺激你的胃去升发，你稍微调整一下，不那么着急，能安静，便于入睡，这样才能解决肝脏的问题，或者说胆囊才能分泌胆汁。最后通过肝脏，像化工厂、污水处理厂给你处理好，最后你身体在里面没有那么多剩下的应该代谢掉的垃圾，它们不会残存在体内，以后你就不会成为大胖子。人一胖，就形成了很多湿滞在里边了。这样气血就不能快速通达，这样的胖子他就运动量少、慵懒，慵懒了以后代谢不通了，你所有的气不能快速更新的时候，往往脑子是膨胀的，大脑里面的养分，如果没有氧更新，大脑的思路不清，有时候就打盹，精力不能集中，就会影响学习。

《健康新郑州》栏目主持人张方：

有的时候有的家长老是吵孩子，你哪那么多瞌睡，老是吵孩子怎么就精神不集中，原来是和这个是通着的。

怀山堂第八代传人康明轩：

全部是和五脏是通着的。孩子他本身有尊严，他不是说想让老师说他“你为什么睡眠多”。那不是说他想睡、不想睡的问题，那是他五脏调解的，他打不起精神，他是供氧不足。

《健康新郑州》栏目主持人张方：

就是大脑缺氧，有时候我们成年人大脑缺氧的时候也会犯困、头晕，很想躺下来休息。所以说作为家长，你得理解你的孩子，知道孩子的原因，不能一味地老是吵他，也许是你给孩子吃的东西不合适。

怀山堂第八代传人康明轩：

对，因为小孩子他不懂呀，他学的教材里面没有。

《健康新郑州》栏目主持人张方：

你给我吃什么，你家里做什么我吃什么。

怀山堂第八代传人康明轩：

对，所以以后小孩子要读一点中医，懂一点这些东西，他从小认识这些以后，他就对自己好很多。但更重要的是在当下，还是大人要多去学一点传承的中医知识，真正是按照咱们老祖宗教给咱的传承两三千年的植物的性味归经，吃食物就按配比，要分君臣佐使来吃，与大自然形成和谐。经历了风寒暑湿，围绕着春、夏、长夏、秋、冬，围绕季节去顺时而引导，顺时而食。这样子以后，就从根上出发，抓住源头，那你就能解决这些问题了。最后还是一定要牢牢记住，一定是万病、来自脾胃。所以，不管是虚的还是实的，都是来自脾胃。所以思虑多会伤脾胃，小孩子正处于稚阳成长时期，你不要给他一巴掌，不要打，有很多的案例，因为小孩子的阳刚之气，他认识不到自己的错误，你强给他打一巴掌，有可能把小孩打抑郁了，有的把小孩打闷了，有可能小孩子一辈子都不能恢复。有心结，有时候打不开了，刚对刚，他就给你对着干了，你孩子说，爸爸你怎么这样对我，他会记你一辈子的。

《健康新郑州》栏目主持人张方：

这就是不要用体罚的方式去教育孩子。

怀山堂第八代传人康明轩：

所以家长还是要多了解一点，以后才能形成和谐，小孩子五脏六腑和谐，最后形成他自己的系统思想等一系列的和谐。从孩子那里的小单元回到学校的大单元里边，与老师和谐，跟同学和谐，与知识和谐，回到家庭，与家长和谐，这样一切都和谐了，来到社会上也和谐了，是不是都和睦了？所以他就更开放了，他就不会思虑多了，也不会说思考钻牛角尖了，他就能展现出来自己的阳刚之气。腹有诗书气自华，五脏六腑调和谐了以后，他才能绽放出来阳刚的那一面。

第三讲　儿童为什么会经常感冒发烧？

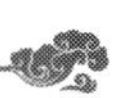

内容提要：

人为什么会感冒？

儿童为什么更容易感冒？

感冒的机制是什么？

《健康新郑州》栏目主持人张方：

今天要说的话题，其实很多家庭都很关注，就是每个家庭里面的孩子。为什么现在小孩的体质那么弱，动不动就感冒发热，还有炎症的，您说从健康的理论角度来说这是为什么呢？

怀山堂第八代传人康明轩：

就是你的身体在每个月，有潮起有潮落，有涨有落，黄河九曲十八弯，所以自然界有风、寒、暑、湿、燥，人体在外邪大自然中间也有风、寒、暑、湿，所以你身体会有低谷。什么是女孩子的身体低谷？每次生理期天葵至的时候是生理低谷，男孩虽然不那么明显，但是男人也会有低谷，情绪低落，情绪低落是五脏六腑与大自然的和谐运转的和谐度、没有那么匹配了，所以就形成了低谷。遇到低谷以后，我们身体弱一点，就是正气不足，正气不足以后邪气就容易进去。那有什么邪呢？风有风邪，凉风也是邪，寒风也是邪，燥风也是邪，就是偏离得太过了，你不能太燥是吧？不能阳气太足。

但是对于儿童，它又是稚阳之体，升阳的过程中，再加上两种人，一种是特别胖的，湿滞在里面的，还有一种是特别瘦的，弱不禁风，每天吃饭很少、积食，造成不开化，所以养分供给不了，身体的正气都不足，正气不足的话就更容易让外部的邪气进去。邪气进去以后,就形成风寒、感冒了。感冒以后,它表现的流鼻涕,实际上都是五脏六腑的功能表现。像我们流鼻涕,鼻涕的涕液,是肺部自我功能产生的。寒一入肺,那肺与大肠相表里,只要你寒一入肺,肯定是拉肚子。肺一弱以后,按照中医说的脾为肺的妈妈,肺为肾的妈妈,你这个从外邪进去先进的肺里,他一入了肺以后他转不动了,他不是要去求他妈妈吗?或者反过来去求儿子吗?那就造成消耗了,后边的脾,你补充这些食物,你又没去补充好,你没有按照他自己的需求,没有达成与大自然和谐这种平衡的需求。寒了我还吃莲藕,我寒了,我还想吃雪糕,我还想去吃点深海鱼,那就麻烦了,寒上加寒。如果你吃对了,寒了,我们胃里边赶快吃点暖的东西,比如生姜、红糖呀。我寒了我吃点炒面,我们炒制这些类似山药,类似炒的小米,或者炒的大米,那种糙米炒制,它就温润暖胃,脾胃只要强了,妈妈强了儿子一定强,他强了他就能抵御外寒,能暖起来,这样才不受消耗。肾脏消耗元阴元阳,所以这些问题都是跟他体质有点弱有关。体质本身,你经过外邪的这些,他有侵蚀你,你要永远是阳刚之气,气血十足,你里面特别强,就能抵御外寒,这就是我们说的免疫力。你免疫力强壮以后,就是老祖宗说的,“正气存内,邪不可干”,你这是邪气附着上不去的,刀枪不入,才能达到这种状态。

《健康新郑州》栏目主持人张方:

是机体的问题。您说儿童感冒的特点和原因都有什么?

怀山堂第八代传人康明轩:

儿童最重要特点是体质弱。第二个特点,跟季节也有关系。根据春、夏、长夏、秋、冬,这五季,再加上一天的12时辰,低谷,在家的饮食有些东西吃的不对。所谓的不对,是辨证的,身体这么低谷的时候他又吃低谷的东西,他就寒上叠加了。我正在发脾气,正是阳刚之气正盛之时,你非得吃着上火的东西,那吃了以后就爆,身上有湿了,青春痘就爆出来了,所以这就还是吃的食物的问题。一定要根据这植物的性,根据人体与大自然形成三者的统一,加上你自己的环境加上食物的能量,三者有机统一,才能和谐。

《健康新郑州》栏目主持人张方:

就像我们说的,孩子长痘痘了,孩子上吐下泻,脾胃不好,是这个调和不好,其实道理都是懂的,都是知道的。

怀山堂第八代传人康明轩：

对，我给家长建议，遇到这些问题，都不要过于担心。小孩子拉个肚子，这是大自然的产物，生活在大自然中，不要过于紧张。我跟你说个小秘招。灶心土是以前历史上咱们老祖宗烧的炉灶里面的泥巴，长期被火烧了以后，烧红的土叫灶心土。这个土你取一小块，就像半个核桃那么大，或者小的像大枣那么大，把它研磨碎，弄点水一冲，冲服以后小孩子就不拉了。

《健康新郑州》栏目主持人张方：

现在是没有这种灶心土，少见了。

怀山堂第八代传人康明轩：

现在很少见，再加上现在大家认为这不科学，或者认为这些有污染，你怎么让我吃点土。不过没关系，现在吃点炒面也一样。

《健康新郑州》栏目主持人张方：

炒面是把熟面炒一炒，不是说是做好的炒面，一盘一盘的。

怀山堂第八代传人康明轩：

炒面其实说的炒面就是熟面。

《健康新郑州》栏目主持人张方：

其实说的炒点面就是熟面。这好像小的时候我家姥姥曾经这样做过，就家里的锅是干的，不要放油，什么都不要放。就家里的大白面，然后放上去拿火烧热。

怀山堂第八代传人康明轩：

对，就这样。这就是火候，另外，还可以炒点山药粉。炒制山药的，一般就是麸炒的。不同季节用麸炒、盐炒、土炒、沙炒，炒制出来是不一样的。给小孩子，就要用温阳的，就用麸炒，就用麦皮，这是中药传统的炮制方法，通过炒制以后，小孩子拿两袋山药粉喝进去就不拉了。

这就是我们老祖宗告诉你的技艺，你身边有啥，就地取材，最后通过火候炮制就能解决问题，现在西方的人让我们吃一点化学药，氟哌酸等，不用，这些东西用不着。

《健康新郑州》栏目主持人张方：

而且我觉得氟哌酸这个东西，可能就是成年人的肠胃还好一点，他相对就成熟一点。孩子太小了,他还是化学成分制剂的话,你在他的成长过程中,让他吃了,他的吸收肯定是会受影响的。

怀山堂第八代传人康明轩:

这个化学成分一定不如自然的,回归自然,要与自然和谐,还是要用自然。

《健康新郑州》栏目主持人张方:

对,提到这个话题,我就觉得特别关心的就是如何健康的食养,让孩子的成长过程更健康。

怀山堂第八代传人康明轩:

所有的家长,所有人都是想让小孩子发育好。孩子发育成长好了,他在打基础的时候,地基打得牢,才能支撑好未来的高楼大厦,支撑他的学习,天下所有的父母都望子成龙,望女成凤。你要根据小孩子的这种特性,一定要根据五季的变化关注小孩子的行为,关注小孩子怎么去顺时而食,怎么做到育儿。

我可以给大家介绍点小妙招。这些小妙招,实际上都是回归生态,整个机制还是不外乎就是强脾胃。之前讲过,脾胃是我们的后天之本,是我们每天升阳、消耗能量的源头。我们把升阳、呵护脾胃放到第一位,去补益脾胃,找到补益脾胃的好食材,最后形成和中脾胃,和中就是让他保持中性不要太强烈,你不要让他水湿太大,也不要让他脾气太大,也不能太燥。尤其是小孩子,他就不懂得喝水,只是特别渴的时候才补充一点,这是不行的。

《健康新郑州》栏目主持人张方:

他是觉得自己渴得实在不行了,坚持不住了,才去喝水。

怀山堂第八代传人康明轩:

那就是我们常说的"临渴掘井""临战铸锥"。你准备打仗了,才去打造兵器,那不是晚了吗?但是偏了也不要过于担心,因为孩子是自然界的一个产物,他是稚阳之体,他自己的纠偏能力很强,他自己能调解的,只要你加以引导。引导性很强的食物有哪些?我们的阴谷的食物,首要的是山药,我们阳谷的,首要的小米。如果他胖了、湿气大,我们还有莲子,还有薏苡仁。薏苡仁也属于阳谷,接着我们在水谷里面有芡实。小孩子的身体属于稚阳之体。对应一年四季,它代表春天,代表春天的时候,春要甘养。所以,还可以吃点蜂蜜。我说的是要吃那种真蜂蜜,真蜂蜜最后调。蜂蜜就是性为甘。

把这中和的食材,通过炮制麸炒,磨成粉让小孩子吃,每天早上吃一点,每天早上吃一点,就是让小孩子舒服,通透,让他脾胃强大。

《健康新郑州》栏目主持人张方:

对,把自己的脾胃养好了就会很好。青少年的发育,包括像我刚刚跟您提到的女孩子为什么会痛经。因为她生理周期的时候是弱的,她如果周期的时候她是强悍的,她能抵御疼痛和排毒的过程,她是不是就不会有痛经,她就不会有这么多肠胃炎的反应。

怀山堂第八代传人康明轩:

一个人,头为阳,脚为阴,如果割头去尾以后,分为上焦、中焦、下焦。如果下焦中的热量送不过去,小腹的温度低,里面出现寒凉,就出问题了,再加上肺气一不足,肺与大肠相表里,偶感风寒,进去就拉,所以形成宫寒。所以这就是最重要的还是宫寒还是因为体质瘦,获得能量少。第二个是年轻时候贪凉。第三个是形成所谓的体质弱,免疫力低,形成的,现在更多的是某种意义上看电视剧多了,不追求自然美,都是追求瘦美。

《健康新郑州》栏目主持人张方:

瘦也会有这个原因。

怀山堂第八代传人康明轩:

那肯定是,以瘦为美,你瘦美你自然的,如果你吃五谷,你海吃海喝,就不长肉,你要刻意的不去吃早餐,不吃所谓的碳水化合物等,才会走偏性,要么长胖,要么就是特别瘦。

《健康新郑州》栏目主持人张方:

特别瘦,然后就像说是甲亢啊,吸收不好,现在年纪轻轻都会有这种问题。

怀山堂第八代传人康明轩:

对,您讲得非常好,那都属于啥呢?大道至简,那都属于偏了。所以一定不能偏,一定要吃吃喝喝,最后就还是有核心调动五脏六腑,整个形成和谐。

《健康新郑州》栏目主持人张方：

对。我们说，孩子成长的过程中也会受一些外界因素的影响。作为家长，如果我们从最基础的饮食调理，不注重、不发现问题的话，孩子的成长过程就会受阻。等于说他本来是发展的往前自己走的，你非要给他拦个门，他自己还得绕个弯走，这样你自己的孩子能有多健康？

怀山堂第八代传人康明轩：

现在很多人都没有静下来去思考，因为信息化、碎片化、快节奏化，真正静下来思考的时候，抓住一个核心，让脾胃强壮。让脾胃强壮，一切问题自然就消解了。

《健康新郑州》栏目主持人张方：

前面说脾胃，之前也有老中医讲过脾胃相合，它到底是什么原理让人觉得它必须是连接在一起的？

怀山堂第八代传人康明轩：

我们的脏器都是器物性的，是实心的，按照咱们中医讲它为阴，它就是大山，就像大山一样，它是实心的。我们要保护它，要做到藏而不泄，需要把它保护好。我们的六腑是空心的，我们把它比作河流、小溪，在体内，它是动态的，动为阳。胃为腑之首。六腑的胃、小肠、大肠、膀胱、胆、三焦，要健康，就要保证泄而不藏，永远保证通。通就是你的胃得清空。腑器与脏器，有对应关系，所以脾与胃是相表里，它俩是连着的，心与小肠相表里的，肺与大肠相表里，肝与胆相表里，三焦与心脏的包衣相表里。

如果三焦的布疏路径不通，心脏的压力就大，因为它要把水分通过血液把养分送给周身，所有的细胞成活都需要它供养。如果路不通，它不是压力大吗？它完不成任务，是不是它的布疏就没那么多？所以要想这样，这展开讲的话是非常复杂的，或者叫做解构，但是我们回归大道的时候，就简单了，一定要抓住脾胃，让脾胃强壮，这就叫脾胃强壮以后就形成供养，养分充足。第二个能吃能喝能代谢、通了，最后是形成体格强壮，最后就是我们说的“正气存内，邪不可干”。

《健康新郑州》栏目主持人张方：

对，有的时候我们就看孩子成长过程中，有的孩子就中气十足，唱歌也好听，吹乐器也好，然后写作业学习都是充满活力的、我们都希望孩子是阳光的、明媚的、充满活力的，朝气蓬勃的，现在好多因为饮食不好，或者说脾胃没有调理好，我们就发现孩子唯唯诺诺、胆胆怯怯的样子，家长也很焦虑。

今天请到康老师来到我们的演播室，把这个话题谈得特别透彻，也是从中医的角度来说，从我们养生健康的角度来说，孩子的健康发育，以及体质弱、易感冒等这些病理性的原因，都很通俗化、简单化的给大家做了一个讲解，现在大家应该很了解了，甚至是今天还介绍了很多小妙招，例如饮食方面的一些小妙招，还有帮助孩子调理身体的一些健康理念。

第四讲　儿童为什么会消化不好？

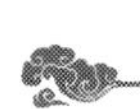

内容提要：

消化的过程是怎样的？

什么是积食？

积食的危害有哪些？

如何通过日常饮食和食疗解决挑食、厌食、积食问题？

《健康新郑州》栏目主持人张方：

今天聊的话题是关于孩子，说到孩子，我觉得最常见的除了感冒发热之外，应该也是上次我们说到的好像是积食，还有孩子厌食，就是各种因为食欲的不好，才引发的身体的一些毛病。您能帮大家解读一下，为什么孩子会出现积食吗？

怀山堂第八代传人康明轩：

民以食为天。人要吃饭，吃饭是我们的供养，每天消耗能量的入口，这入口是进到我们的胃里，胃分泌胃酶，食物被胃相关酶酶解，最后被小肠吸收，最后是布疏到脾。通过肺供氧，通过脾中和，形成五谷精微，所谓的血液，就是水加气加五谷精微的融合，形成我们的养分，通过心脏送给周身。所谓的积食，“积”就是“堆积”，就是食物堆积在体内没有被酶解，没有被很好地代谢，它就影响了胃。我们说胃是一种腑器，它永远都需要是一种排空的状态，排空就是你得让它到时辰以后有饥饿感。但是现在往往形成有些小孩子胖的，一积食以后没有饥饿感，你没有饥饿感，你天天吃那种垃圾食品，你没有吃正餐，形成积食以后，你就不能正常代谢了，不能正常代谢了，就不能排空，这就影响小肠的吸收功能，影响代谢功能，一直堆积在里边的话，这就形成积食了。

积食长期下去，久而久之，就会造成器脏不敏感，没那么敏感，就没有那么通透，就会形成体质弱，就会出现厌食、不想吃。不想吃可不行，每天要运动，那么大的运动量，还要学习，要有正气，才能集中精力，听老师讲课，才能吸收知识。如果正气不足了，老师讲课你在打盹，你的学习精力跟不上，学习成绩跟不上，老师不高兴，自己郁闷，家长挨批，学校也会经常让家长去开会。所以这一系列行为，都是与我们小孩子的五脏有关系的。五脏调和，吸收好，吃出营养，正气充足以后，才能吸收知识，才能聆听，知识才能进去，最后形成虚实结合，形成智慧，做到“腹有诗书气自华”，这样小孩子就特别绽放、特别阳光。要不然，正气不足，就蔫了，孩子要么不敢见人，要么看到老师溜着墙角走，这都是厌食造成的，对小孩的健康影响是很大的。

《健康新郑州》栏目主持人张方：

对，都是有原因的。

怀山堂第八代传人康明轩：

所以这就是让家长确实要重视了。

《健康新郑州》栏目主持人张方：

老是觉得挑食不爱吃饭都是小事，没有太在意，觉得是不是填鸭式的硬塞就好了，我觉得真的像是大剂量地去填鸭硬塞，反而会让问题加剧。

怀山堂第八代传人康明轩：

那会增加他的负担，你塞进去了，他没有吃、没有消化。没消化那不是出大问题了？你没消化就又有新的给堆积进去了，老的没有消化完，新的又进来，又堆起来了，他处理不了，他处理能力就弱了，是不是这样？

所以这一定得要科学喂养。老祖宗传下来的东西，通过几千年的传承试验、测试，那都是有科学道理的，不能简单理解为从食物中取一点，取的微观那叫科学。认为好像老祖宗传下来的，讲不清、道不明那就不科学。不是它不科学，它是科学的很，它是在哲学层面，它是与大自然宇宙的和谐观中形成的。现在很多人拿着所谓的物理层面的科学。那是在哲学层面，两个不是一个维度。所以把这个问题要真正解决，还是要顺时而食，还是要顺着春、夏、秋、冬、长夏五季来吃，顺着一天12时辰，顺着小孩子长身体的需求而食，那才是科学。

《健康新郑州》栏目主持人张方：

对，其实您看这就是所谓的科学，它研究的这种理论依据是在哪里，无非就是整个大宇宙的环境。我们老说中医和科学，它其实是相辅相成的，你没有意识到而已，你不要把它俩撇开，老祖宗来发明或者是说创造，在他那个时段是文明，是科学发现，是这个意思吧？

怀山堂第八代传人康明轩：

自然界形成一种和谐关系，至阳了就会转阴，天气特热，热久了一定会下雨的，下完雨以后，太阳一定出来的。自然界这种规律，它是科学的。自然的生态链，也是科学的，人要吃东西，这才是科学的。

《健康新郑州》栏目主持人张方：

它是相辅相成的，根本就不是对立关系，而是相互围绕、相互引发，裂出更多的这种智慧火花。我们说，孩子有的时候积食也好，厌食也好，根据我们刚刚对中医的理解，他会对身体产生什么样的影响呢？

怀山堂第八代传人康明轩：

现在大家都知道的，它会影响他的免疫力。

《健康新郑州》栏目主持人张方：

还会影响免疫力，我以为只是影响他的长个子什么的。

怀山堂第八代传人康明轩：

会导致他营养不良，还会导致他发热，导致他便秘、代谢不好等一系列问题，甚至慵懒，学习注意力不集中等。都会影响，这是系统的影响。但是现在所谓的营养不良，很多都与钙、铁、锌、微量元素有关。

《健康新郑州》栏目主持人张方：

可是好多人会觉得所谓的营养不良跟积食有关，那我就多吃营养的，那不是更淤堵吗？

怀山堂第八代传人康明轩：

是的，它运化不了，就吸收不了。问题在哪里呢？从物质层面说的那是低纬度的，高纬度的就是要让他自己的五脏和谐。讲到自己的五脏六腑，得和谐。心性得阳光，这样肝脏才能不淤堵，他才能心性阳光。心性了阳光了以后，心为脾的妈妈，那脾强壮健康，不用妈妈再操心，它是不是更阳光了？脾为肺的妈妈，你肺要是阳光了，解决阳气足了和谐了，就不消耗肾脏的消耗，造成肾脏的先天之本的消耗，所以这样子和谐以后，五脏六腑一和谐，他才能把吃进的五谷精微，该吸收的吸收，该代谢的代谢掉，这是不是就通了？

这样通了以后才能正气存内，免疫力才能提高。是不是？所谓的免疫力还是自己五脏六腑的和谐。所以说你免疫力提高了，都通了，你才不至于积食发热。所有的发热都是因为不通。所有的便秘排不了。都是不通的。首先，应该把大肠的垃圾排掉，不排掉，那盲肠也会吸收掉，该排的垃圾毒素会很多。而且大肠气血也不能快速达到，不能挤压，你的排便，全部是根据肺气，你的气足以后，排便的特顺畅。正常的小孩子，小便结束，大便就结束。能达到这么一个老祖宗传下的标准，小便排完，大便排完，这就代表通了。

《健康新郑州》栏目主持人张方：

有好多人至少要半个小时二十分钟。很少有一个五六分钟的。

怀山堂第八代传人康明轩：

对，是这样，还有些便秘严重的，一天两天、三天五天，甚至一周的都有，所以这些便秘情况，严格来说，最早都是过去 35 岁、40 岁，或者更准确、更科学地说，就是进入更年期以后的男女气血不足，你才会出现便秘。现在是不是都前置化了，前置化这都是代表你的五脏功能开始减退了，不和谐了。

《健康新郑州》栏目主持人张方：

你看孩子会说难受，有家长就不注意，其实你都观察的话，就会发现孩子的排便和他的餐饮都是一致的。他今天吃多少,你就看他今天大便的时候消化的程度好不好,就能发现出来。

怀山堂第八代传人康明轩:

对,你刚才讲得非常好,这是一个度的表现,就是百分比的表现。特别是瘦了,小孩他知道饿了,他就告诉你我要吃,这不怕。这是正常的。如果小孩不知道吃,都不知道饥饱,就不知道饥饱的时候就有问题了。所以家长得观察。他不吃东西是不行的。我说的要吃正餐,不能全吃垃圾食品,靠垃圾食品那就不行。所以观察以后,小孩子才能正气足。

《健康新郑州》栏目主持人张方:

对,就像您刚刚说的,这我就觉得特别好,就是说孩子积食、厌食、挑食,对身体造成的一些不良影响,会反映到正常的饮食,也会出现问题,所以我现在就是想看看您能不能给大家做一个讲解,关于如何正常的饮食,用食疗法去把孩子的这些挑食、厌食、积食全给解决掉。

怀山堂第八代传人康明轩:

对,第一个维度还是让家长们知道顺时而食。知道我们的胃喜欢啥?我们在什么时间?第一个最重要的是早餐,首先你得把这个规律弄明白。第二个吃好组方。组方就是根据植物,你该吃小麦的吃小麦,该吃小米的吃小米,该吃山药吃山药,这根据他自己的变化,辨证地去吃这些东西,吃当中你就能认识五谷,认识炮制,认识加工工艺。比如拿小麦举个例子,用水煮的,跟用火炒的,那是不一样的是。蒸熟还是煮熟的,也是不一样的,你做牛排的做成三成熟、五成熟、七成熟、十成熟,你煮熟的牛肉跟你煎的,是不一样的,味觉也是不一样的,所以这就是要回归,就是要把机制弄明白。接着找好这五谷,根据它的性味归经,根据不同的痛点、需求点,最后把这植物根据君臣佐使,根据它的性味归经,来解决儿童消食问题。儿童消食就是儿消了,他才乐,才乐开怀,他这叫笑容。如果他长期积食,他就没法乐,不通透,不阳光。一通百通,你所有一系列通了以后,孩子永远不会有积食。小孩的成长发育最重要的关键之关键,就是食养,食养是最佳境界,是老祖宗几千年传给我们的,所以他要会吃。

《健康新郑州》栏目主持人张方:

对,所以就是说我们在吃的食养的过程中,大家也一定要注意,哪怕是很好的食材，如果你烹饪或者是你不知道如何去理解食材，去带来更健康的烹饪手法的话，可能也会把一些营养物质给拒绝掉。

怀山堂第八代传人康明轩：

对。所以实际上不复杂的，实际上就是健脾胃，中医老祖宗都总结了很多。我以前也讲过“五谷”，天谷、地谷、风谷、悬谷、加水谷，把这些吃食物要吃的杂，综合。

《健康新郑州》栏目主持人张方：

综合就是，不能太单一，不能喜欢吃大米饭就光吃大米饭。

怀山堂第八代传人康明轩：

对，一定要综和。《神农本草经》里边记载，排第一位的上品中的上品，在阳谷里边呢，上品就是小米，为五谷之首。在阴谷里面，五谷之首，那就是山药。接着选次之，哪些是形而上，哪些是形而下。如果你要是阳刚之气，太阳了，那就要形而下，需要吃些薏苡仁，薏苡仁是往下走的。

《健康新郑州》栏目主持人张方：

我知道薏苡仁的作用很多，祛湿、利水、利湿。所谓的利水，也就是得于排便。

怀山堂第八代传人康明轩：

对，得疏通，那接着，你再吃点水谷里面的芡实。芡实也是利水，下行利水的。还有鸡内金呀，也有消食和中的功效，让中焦会好。那接着可以回甘，回甘用点蜂蜜，把这些组合起来，做成糊状或者粉状，这些合在一起，才能让你解决小孩子积食，但是不能只吃一次，比如说我积食了，我今天吃一顿。

《健康新郑州》栏目主持人张方：

他把这当药了。

怀山堂第八代传人康明轩：

这不是药，是食品，因为它是比较中性的，中性的它在纠偏的过程，能力是很强的，但是需要你慢慢来。脾胃是要靠养的，小孩子，不管是 5 岁、7 岁、10 岁，还是 13 岁、15 岁，它运转了多少年？他 5 岁就跟着他 5 年了。每 5 年之内，每天酸甜苦辣咸，让他吃寒冷，吃雪糕，你让他吃。你得需要调理呵护，你要给他纠正。你不能由着他的性子。每个人自己都在自己的抛物线上，在自己的认知过程中都是自由落体。所以你家长就要告知孩子，要纠正他。所以老祖宗给他的解决配方，都是非常科学的，已经总结几千年了，不要把中国几千年来传承给我们的健康方法，都摒弃掉了，我们要把它捡起来。最后我建议大家要让小孩子多吃点山药或者炒制的山药，再加上薏苡仁、红豆、鸡内金，还有黄精，这些都是非常好的。

黄精，它也是入脾肺肾的，但是黄精是宽中的，它是横着的、横着长，山药是竖着往下长的。一根山药通三焦，往下长，两个一组合，也是非常好的。如果弄点黄精、弄点山药、弄点茯苓、弄点小米，加点蜂蜜调和，一吃，你的小孩子连续吃上个十天半月，你再看看小孩子，原来积食不上桌，现在自己会上桌的。原来运化不好，所谓的胖子，小胖子都是运化不好，现在很多把它弄反了。

《健康新郑州》栏目主持人张方：

那不是孩子吃得胖乎乎的，挺好的？

怀山堂第八代传人康明轩：

特别胖的，大家认为他喝凉水、不吃东西，就能长肉，认为这好像吸收好。错，那是湿进去了，还代谢不出来。都滞在体内形成淤。

《健康新郑州》栏目主持人张方：

所以我觉得不要小看这小小的积食，积食跟你身体的整体通畅度，包括平衡度是有很大关系的，所以作为家长还是应该多关注。

第五讲　儿童青少年为什么会身材肥胖、超重?

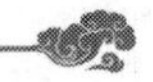

内容提要:

孩子胖了好吗?

现在的儿童青少年为什么肥胖的那么多?

如何帮助肥胖的孩子实现健康?

《健康新郑州》栏目主持人张方:

今天我们要聊的话题还是与孩子有关。现在的孩子可能是家里的条件都好了,父母也特别的偏爱,于是把一些好的营养都会给孩子,就发现有些孩子就特别肥胖。其实我们都知道肥胖不好,对成年人都如此,对孩子来说应该影响更大了。

怀山堂第八代传人康明轩:

对,你提这个问题好。当下的孩子,为什么肥胖得多? 孩子实际不应该那么胖,因为他正在长身体,正在学习,代谢正好,处于长个子的阶段,所以他消耗的比较多。但是为什么会变成胖子呢?

首先,应该是现在我们大家对中医这些了解太少了。父母了解少了,孩子太小他也不了解,不知道怎么让小孩子均衡食养,不知道怎么让小孩子吃得好,反正就好东西都给孩子吃。现在有啥就让他吃啥,小孩子喜欢吃啥就让他吃啥,是不是? 没有真正去认识到哪些食物能吃,哪些食物不能吃。对小孩子来说不是说好吃的就是营养的,都是适合孩子的,这要辩证看待。小孩子他身体在成长发育过程中,是稚阳之体,就像种子一样,刚生长的时候它长得很旺盛,它是有生长惯性的。但是当下这个环境,尤其是工业文明的几十年,造成了我们的环境变化,环境变化就是我们人为制造的这些阴风,比如空调吹的风。你看我们小时候,六七十年代,面朝黄土背朝天,你想去吹空调？没有。你想吃个雪糕？没有。好不容易吃一个，两分钱一个，你要吃第二个，卖的人走了。但当下的环境，人为制造因素太多了。那时候只有立秋的时候，秋冬交接的时候，穿堂风才是阴风，那个才是寒凉风。现在的寒凉风太多了，寒凉风刚好又是在盛夏之时，你的汗腺完全打开，路完全通了以后，它更容易进去。所以造成这样子以后，小孩子它又是稚阳之体，接着又代谢不通透，所以湿寒就容易进去，进去以后，如果没有好好吃正餐，他就没有真正去消化这些五谷精微和能量，它就没有能量把它代谢出去，形成了自己的脾胃与所有的肺肝肾心脏这些脏器没有形成很好地和谐，所以胖的不是消化吸收好，而是他吸收了，但代谢不出去，是单向的。进去以后出不来，这属于堵、淤堵。所谓的"淤堵"就是那种肥肠。咱没见过自己的肠，咱们都见过猪的肥肠，肥肠里面的油太多了。油多了以后，就是说你的需要吸收，但是油多了以后，这些油就会阻挡你的吸收、代谢，这样长期淤积堆积，就形成了胖，接着加上自己的锻炼又少，越滞他越不想锻炼，就越慵懒。因为他气血通的弱，所以你看他年轻，实际上肺应该供气非常足，但是他一胖以后他就没耐力，爬山呀，运动呀，干什么就没积极性，没积极性以后他就越是这样越影响，所以他就成了一种恶性循环。

《健康新郑州》栏目主持人张方：

您说这个肥胖对孩子的影响是不是还挺大的？

怀山堂第八代传人康明轩：

非常大，影响自己通透，影响自己的发育，影响自己的情绪，影响自己的学习。

《健康新郑州》栏目主持人张方：

对，这样的孩子易怒、易暴躁、脾气不好。

怀山堂第八代传人康明轩：

因为他不通透，不通透他就没有那种阳刚之气。小孩子这种行为，就需要科学食养，必须让小孩子把它代谢出去。但是这油脂它往往寄生在五脏里边，滞在里面，小孩又喜欢吃冰凉的，所以体温升不上来。

《健康新郑州》栏目主持人张方：

哦，我明白了。是不是那种外热内寒，就是油包冰？这个冰，吃的这个凉气,把这些油给固化了,反而更难消化掉。

怀山堂第八代传人康明轩:

对。他代谢不出去,所以一定要让小孩子忌口。但他就喜欢吃,你要让他忌口,你不是要和他对着干嘛,他肯定反向要跟你对着干,所以这就影响了他自己的心理,也影响了自己与家长这些心理。所以这一块确实要好好地认识到这个事情的重要性,最后通过把脾胃调理好,把五脏与六腑之间的关系,调动和谐起来,用他自己的能量起着作用,最后让他回归正常。把这些多余的东西排出体内,代谢出去,慢慢让他体重减下来,他就把这个问题解决了。这个问题实际上也是非常简单的,只需要让他要注意升他的阳气。你回去以后,可以自己好好去测一下,测试小孩子的额头、腋下、小肚、小腿、加上脚,它的温度是不一样的。尤其是要让小腹的温度升起来。

《健康新郑州》栏目主持人张方:

哦!我记得我小时候老人就说了,晚上睡觉,哪怕热,天热一定要盖好肚子,就穿那个小肚兜,孩子都会穿小肚兜,但现在你看就没有了,都是光着膀子,孩子就敞着就光光的就睡了。

怀山堂第八代传人康明轩:

对,所以这就是你看咱老祖宗是不是很有智慧?他说你的春、夏、秋、冬、长夏这五季里边它都知道让你该护哪里,要护哪里。你看这房间,看这空调好像这风是没有直接吹着,但是风有流动性,它无形的流动,你让躺着睡觉它就会无形地顺着进来,因为室内温度 26 摄氏度,你人体体温 36 摄氏度多,这差额的部分咋办?逐渐它形成交换就会进到你体内。

《健康新郑州》栏目主持人张方:

所以睡觉如果开空调的话,最好盖一下或者是穿个衣服,好多人就是因为热,就给孩子光光的洗了澡,舒舒服服地往那床上一扔,就让孩子睡了。

怀山堂第八代传人康明轩:

这不行。这样时间久了以后,不光是心理有影响,你看有些人压抑易怒,情绪不稳定。接着还有胖的,出现脂肪肝。胖的小孩易得脂肪肝。你想孩子这么小,他就把我们吃的五谷里边的精微变成脂肪,最后停滞在肝脏里边了,严格说肝脏是过滤的,就像工厂处理完废水以后,它整个都代谢出去了，好的应用了，差一点的就回归大肠排掉了，周而复始，不能停留在那。你老是把它们停留在肝脏，没代谢出去，新的又来了怎么办？

《健康新郑州》栏目主持人张方：

我就发现好多胖的孩子，你就看他的关节、脖子处那儿，都会黢黑黢黑的，我们就知道这是色素沉淀，这就是毒素。但这只发生在这种肥胖人的身上，你看轻瘦的人，他绝对不会有这种情况。

怀山堂第八代传人康明轩：

对，那就是代谢慢了，他走到这地方，是停留在这个地方，把老的没有代谢出去。应该是更新，新老交替，老的代谢出去新的重新补充，但是老的停留在这儿，滞在这儿不动，新的又继续接着慢慢在长，存时间久了，这地方拥堵了不动，就形成了癌变。

《健康新郑州》栏目主持人张方：

你看我们的身体，其实还是很神奇的，它的表面你都能看到，只是你没有重视，也没有在意。

怀山堂第八代传人康明轩：

对，所以咱们中医老祖宗传下来的那些望闻问切，一看就知道他的问题出在哪。

《健康新郑州》栏目主持人张方：

对，但是你说了这小孩子，他还在发育中，还处在不成熟的萌芽状态，但是这个时候他就已经出现不健康的表现了，那这个时候的伤害就特别大。

怀山堂第八代传人康明轩：

亚健康问题提前化了，本来是后期，也就是说三四十岁开始往下走，现在孩子早早的十几岁就开始了。这些确实应该要注意，尤其这些胖孩子，要把他五脏六腑的功能调动起来，最后让他回归和谐、正常。这样他所有的心理压力，所有的其他负面情绪都放下了，代谢通了以后，你看着他的学习成绩就会提高了。

《健康新郑州》栏目主持人张方：

你刚刚提到小孩子也会有脂肪肝，而且我发现，现在还有小孩“三高”问题也会出现。

怀山堂第八代传人康明轩：

有。这些往往出现在肥胖的小孩身上，瘦一点的正常的健康的人是没有的。这样的小孩，他当下有三高，它不光是简单的一个三高，他才七、八岁，那么未来30岁、50岁、70岁了，他怎么办？

《健康新郑州》栏目主持人张方：

对，这是一个慢性病，要影响孩子一辈子了。

怀山堂第八代传人康明轩：

对，所以这时候你都不知道，那时间长了以后家长照样不知道，你小孩子也不知道，但反过来讲到，那时候如果再过度治疗，那是不是越来越麻烦，你把孩子变成了“药罐子”了。

《健康新郑州》栏目主持人张方：

对，而且我们都知道有些“三高”，如果说是严重的，那就不是慢性了，那就得先控制了，小小的孩子就吃点降压药什么的。

怀山堂第八代传人康明轩：

他这三高，首先最重要的还是脂肪。脂肪堆积在身上，停滞在体内以后，各个环节都会出现淤堵，肝脏、肺、脾脏、六腑里边，它停滞在小肠里边以后，就出现所谓的三焦不通，我们整个组织的代谢部分，包括我们肌肉组织里边，再加上器脏这里面，再加上我们的胃、小肠、大肠、膀胱等这些器脏都是空心的，如果它残存在里边，停留在里边，没有代谢出去的时候，以后就会形成不通。

我们的腑器应该是永远保持通的，需要泻而不藏，你要有饥饿感。只要你全通了以后，你的气血才能快速到达。咱们中医说的是气血、血液是啥？气加水加五谷精微，气为血之帅，水为气之母，因为只有有水，有水它才能加温、升温，它才能产生蒸汽，才有动力是吧？但是反过来讲，如果没有气，血液推不动，循环不了那么快。举个例子，它应该以50公里速度在跑，但是你推不动的时候，它有可能变40公里、30公里、20公里、10公里每小时，所以推不动，它就气不畅，以后他就会滞嘛，它就循环慢了。就会停留在那儿。再举个例子，如果是三伏天，下雨量大，河流的水多了，连续冲刷，你里面杂草，甚至树根都给你冲跑了，当小孩子胖了，肝脏比作一棵树，一个木头，但是脾脏是土，那种树的目的是防止水土流失。但是小孩子肝脏如果被水长期泡着，就如同树的树根长时间被水泡着，它的树叶一定会凋零脱落。所以小孩有“三高”问题的，以后会提前头发脱落，会提前掉头发的。

《健康新郑州》栏目主持人张方：

说到对于孩子的调理，我觉得日常的饮食肯定是要注意的，像这样的肥胖的孩子的日常饮食，一年四季的饮食需要注意什么呢？

怀山堂第八代传人康明轩：

一年四季的饮食，还是要和大自然和谐，早上该吃什么，中午吃什么，下午吃什么。要尽可能吃一点正餐，加餐是可以，但是加餐不是流水席。要知道，我们春天吃什么，夏天吃什么，长夏吃什么，秋天吃什么，冬天吃什么。这个四季食养的法则你得弄明白。所谓的均衡营养，你必须得知道早餐是要甘养，甘养就是吃点回甘的东西，包括红薯、小米粥，或者小米与大米的混合粥。中午要吃一点咸食，晚上要吃一点稍微淡一点，不要吃辛性的、升发的东西。海鲜类的也可以吃。

《健康新郑州》栏目主持人张方：

海鲜，它不是发物吗？

怀山堂第八代传人康明轩：

它是发物，但是它不像生姜这种发得厉害，它发凉，它不属于发热的。所以晚上不要吃辛性升发比较厉害的，偶尔吃一顿也没关系，你要是发热了感冒了，还可以吃点生姜、大葱，那是因为身体见了寒气了，是凉的时候。

《健康新郑州》栏目主持人张方：

你给他中和，可以加点姜煮一煮，或者红糖加点姜煮一煮就温补了。

怀山堂第八代传人康明轩：

是，红糖生姜可以调和一下，温补。这样的法则你得给他定好。定好以后，小孩子实际你跟他沟通以后，他应该知道，因为他身体太胖了以后，他要知道这是负担。

《健康新郑州》栏目主持人张方：

他很难受，他喘气，人家小孩子都在玩，路边跑，踢球什么的，但是他不行，稍微一动他就喘不上气，他难受，他要坐下休息了。

怀山堂第八代传人康明轩：

对，他也知道。但是他没方法，所以这就需要家长掌握方法，你掌握方法以后，你再给他创造这种条件，加以引导、疏导，才能让他逐渐把体重减下来，所以绝对不能用暴力批评他。你要给他暴力，他就会给你顶撞。因为他思想相对比较单纯。父母爱子心切，你非常着急，望子成龙，但是孩子自己不可能理解，他的年龄也理解不了，所以他就给你对着干，那不是生气吗？造成他的情绪暴躁，包括造成思想伤害，都是不好的。

《健康新郑州》栏目主持人张方：

是不是就会越发厌食？要么就是更加暴饮暴食。

怀山堂第八代传人康明轩：

这是肯定的。他就想别的孩子的爸爸都那么好，我的爸爸怎么给我这样吵，吵完以后，思虑多了以后，思虑伤脾，最后还是造成伤脾，脾主运化。极度生气，就是悲，喜、怒、悲、思、恐，极度生气就一定会伤肝。

《健康新郑州》栏目主持人张方：

小孩子有时候发脾气带情绪，或者是身体肥胖，真的是有一定原因的，作为家长，是不是要默默地观察孩子平时的饮食？

怀山堂第八代传人康明轩：

对，这里有两个科学，现在的作为一个主流的通过这些微量元素营养成分去说的，这是一种。另外一种就是，我们老祖宗传给我们几千年了，根据植物的性味归经，知道自己根据它的君臣佐使，你出现哪些问题，根据这种问题去调和，让它顺畅，让它代谢，达到健康的目的。

第六讲　儿童青少年为什么会不长个子？

内容提要：

孩子为什么会出现不长个子的情况？

怎样利用合理饮食来帮助孩子长个子？

《健康新郑州》栏目主持人张方：

今天我们要聊的是有关现在的孩子发育问题，我们都希望孩子能够健康的成长，长得高高壮壮的，但是普遍发现有好多孩子早早地发育了，个子就不再长了。我们说个子不高，可能对孩子以后的形象、对他的自信心，都会有一种不太好的打击，是吧？

怀山堂第八代传人康明轩：

对。这确实是现在社会上的一个重要现象，也是大家都在探索，包括父母亲都在担忧，包括自己小孩子本身自己也一直都很困惑的问题，为什么会不长个子呢？

我们首先不说人，就说一个植物。我们举个冬小麦的例子。种下种子之后生长，越冬开春以后，过了惊蛰就开始拔节，随着温度逐渐上升，叫返青水，它是稳定可持续的生长，但是猛的来了一个倒春寒，来了一轮或者两轮，遇到这些倒春寒以后，它正成长呢马上天气冷了。这一冷，这个植物会自我调节，这几天就不长了，或者这几天就慢了。最后影响产量，会导致减产，原有一亩地长 1200 斤，到最后只收了 800 斤，最后形成庄稼歉收。

万物都是这样。小孩在成长发育的过程中，尤其是这工业文明的几十年，人为制造的空调这些寒风太多了，应用时间太久了。历史上是面朝黄土背朝天，只有到秋、冬季节的时候才有这种阴风，所谓的穿堂风，但是现在造成了阴寒的风太多了，再加上现在的小孩子在这种环境下生长，他就是中的寒会多,进入体内。

第二个就是,当下小孩子都非常智慧、非常聪明。他所获得的信息量、手机碎片化信息特别多,再加上正好在学习,在需要补充营养的时候,需要消耗,但是他自己胃不开化,吃饭和吃猫食一样,有一点是一点,吃得很少,而且太挑。你要说挑好的也行,那挑的都是垃圾食品。这就形成不均衡,挑这些垃圾食品。

我们是从中医的角度去讲,不是说食物的微量元素、营养成分,而是吃的食物,都吃相反了。不该吃辛性的东西,却吃辛性的东西了;不该吃咸的东西,却吃得咸了;该补充喝水的时候不知道补充,特别渴的时候再去喝一顿;所以最后导致很多东西都滞后了。滞后,是我们说的拖延,就是常说的"临渴掘井",特别渴的时候才去挖井,那不是晚了吗?在这种状态下,孩子要发育、要成长、要学习知识,都需要很大的能量,但是他的能量跟不上。胃酶解弱,小肠吸收弱,吃东西的时候吃进去的不少,一咀嚼,直肠直接排出来了。他吃的东西再高级,孩子的体质已经被破坏掉了,他吸收不了的时候,你这边还稳定可持续、要慢慢生长,他今天饥一顿饱一顿,今天营养不良,今天营养供给过剩,整个形成这样一种忽高忽低的情况,最后一定会影响他自己可持续的稳定发展。

所以这一切的原因,根在哪里?第一个在于孩子自己的五脏六腑,没调理好,但他的年龄小,更多的还是需要家长的引导,家长却不懂得去调理他。未来会好一点,国家倡导,要让我们家长、让我们的五六年级小孩子从小就开始多学一点这些老祖宗传下的这些中医知识。这样了解一点以后,他就会清晰地知道人与自然的关系。身处于大自然中,与万物都是相通的,万物都是平等的,这样子以后他不会乱吃的时候,他吃对源头。知道五脏、知道顺序,知道心、肝、脾、肺、肾的运转规律,知道胃、小肠、大肠、膀胱、胆、三焦这些运行规律,这些都和谐了,就不会出现消化不良。哪怕让他少吃这东西,他也做到尽可能吸收,应收尽收。

《健康新郑州》栏目主持人张方:

对,我觉得这个词用得好,就应收尽收,就是说好多好东西吃了不吸收。其实你说浪费那也是浪费了,但是你说只是浪费了粮食?也不是,我们更注重的是,也消耗了孩子自身的健康。

怀山堂第八代传人康明轩：

对，所以这些东西。还是真正要注意，你要是说他本身匀速增长，你非得说我等等，二十三还猛一窜呢，你平时就没有把它积累，实现可持续性成长，你怎么去捕捉到，让它抓住那种碰运气一样，我猛一窜猛一长，我就长高了，那是不行的。所以还是要一步一步来，稳健地可持续地解决好五脏六腑的和谐，让胃口开化。吃饭均匀稳定，不能饥一顿饱一顿，今天有了就大吃，那都不行。所以还是要把小孩子健康的源头处理好，因为脾胃是生化之源，脾胃是解决我们供养分的，你要对不起脾胃以后，你要是不知道找到平衡之道，那脾胃也是万病之源。所说的病就是不均衡。自然中经历的风、寒、暑、湿、燥，这你都离不开它，你也离不开五味——甘、酸、苦、咸、辛。

《健康新郑州》栏目主持人张方：

我们能够有什么好的方法，不吃药，对身体没有伤害，又能够很好地帮孩子在健康的过程中，平衡饮食，个子长得高高的。

怀山堂第八代传人康明轩：

就是要回归自然，大道至简。你看看大自然每一种生物它都各有各的规律，有参天大树，有覆盖植被的小草，在缝隙下边能生出来。所有动物、植物都有均衡，这一切大自然都安排好了，安排好了都是能解决你发育长个子这个问题的。现在还是要定下来，去思考与认知，认知人与自然的环境。但现在有很多不良的东西，不良的东西都太左了，而且很多人都还认为好像是科学的。在这里我举个例子。很多家长往往不了解的时候就说，孩子是因为缺钙，已经骨骼发育慢了，需要给补钙，而且各种钙还不是植物性的钙，很多就是化学性的钙。大家一定要思考：什么是钙？人的钙从哪里来？是不是从植物中来？我们的五谷、蔬菜、水果是不是这些植物提供的钙？植物的钙是不是通过叶子光合作用，太阳给它光和热，从土壤中矿物质微量元素中来形成钙？含钙的土壤中，矿物质被植物吸收了，通过植物的一次生长代谢，是不是应该是小分子的？接着人的钙从哪里来？从动物的肉制品，猪肉、牛肉、羊肉，或者我们的吃的肉制品，你看我们去火锅店吃高钙羊肉是不是？所以这些钙是从肉之中来的，但是你说猪肉、牛肉、羊肉，他们的钙从哪里来的？是不是也从植物中来？动物的猪肉、牛肉、羊肉，又做了二次代谢，是不是更小分子了？你没有把这些给充分吸收走，吸收不了。但那你怎么去直接补钙,做到吸收呢?

现在的钙有三种:第一种钙,是我们说的碳酸钙。第二种钙,是骨骼钙,比如牛骨头、鱼骨。第三种钙,就是牡蛎钙,咱们吃的牡蛎的外壳。但是你连植物、动物中的小分子钙都吸收不了,你把它直接磨成石头粉末能补得了吗? 能不能吸收?

实际上源头还是你的脾胃,胃的酶解,小肠的吸收,问题根源在这。所以你不能稀里糊涂的,你们找不到源头就给他补钙,你让他天天吃点石头粉末、钙片进去以后,它会出问题的。它停留在体内,如果你年龄再大点,为啥现在很多人会出现各种结石? 到年龄大的时候,骨质疏松了补点钙? 确实补了一点,但补完钙,下一步就是骨质增生。现在一定得知道解决小孩子的吸收问题,一定要解决他吸收的源头,不应该是稀里糊涂去乱补,因为小孩子本身他是不缺钙的。你不能去检查他骨密度,本质上不是缺钙,是因为它吸收不了,它吃的食物吸收不了,所以你把它功能调理强大,能吸收,他不是就不缺钙了?

《健康新郑州》栏目主持人张方:

是这个道理,还是吸收的问题,说到吸收,我们又该如何调理孩子的饮食,让他更好地去吸收,吸收到自然界中的各种物质性的钙,健康地去增高。

怀山堂第八代传人康明轩:

还是源头,就是要让他的胃酶解,牙齿是粉碎机,吃东西咀嚼碎,进到胃里以后,才容易被酶解,是吧? 让这些缺钙的不长个子的小孩子,让他吃东西不要狼吞虎咽,让他多咀嚼,尽可能咀嚼碎了以后,尽可能的减轻他的胃的酶解、吸收的负担,另外通过提高吸收、酶解的一些能力,减轻它的负担。接着调理好,让小肠容易吸收。吸收以后,他就布疏了,不缺了,养分就够了。他每个器脏都有他自己的本身功能的需求,接着他才能开足马力在那边工作,所以这就叫解决了吸收。老祖宗早都说了,脾胃是我们的后天之本,是需要呵护的。你每天酸、甜、苦、辣、咸,都在折磨它,你不知道调理怎么能行? 脾胃是生化之源,得把生化之源保护好。大自然都有安排,专门有保护好他的物种,能解决的。

《健康新郑州》栏目主持人张方:

您快给大家介绍这些好的方法。

怀山堂第八代传人康明轩：

人，一定要做好你的周期。就像玉米一样，种下种子，什么时间发芽？什么时间成长？什么时间施钾肥、氮肥？什么时间开花？什么时间秸秆枯萎？什么时间人把玉米拔走了？而都有它自己的生命周期。

人的生命周期是，女人一辈子是七与七的倍数，男人一辈子是八与八的倍数。根据不同的成长周期，尤其是男孩，8～16 岁的时候，这是他正稳步生长的过程中，在这个过程中绝对不能耽搁。你说真正到不长了，到 20 多岁不长了，完整的发育基本完成了，你就多一点少一点影响也没那么大，前期影响可大了。

这就叫分周期，要做好他的食养，这食养就是要配伍。早餐吃什么？午餐吃什么？晚餐吃什么。或者是劳动、学习量大，他精力旺盛，他需要加餐，那加餐吃什么？所以回归到一天十二时辰里边，他什么时间哪个脏器工作需要。早上 7 到 9 点是我们脾胃当令，那个时候他工作，解决我们一天升阳和需要的养分，需要它供量供给的，要把这个事情抓好。

在一年春、夏、长夏、秋、冬的五季里面，春天，他在长，春季你看万物复苏，大自然苏醒，万物都要生长。种子落地都开始生根，开始发芽，是不是有春种？所以得把这个东西萌芽期、关键期控制得好，到中老年就会好很多。前期你弱，到年龄大一定会有问题。

所以这就是我们经常提倡的，一定要育而好。你不光是培育，你还能把他们培育好。你说我每天反正让他吃饱了，是不是我给他有量，就这么多，是吧？吃饱了，但在数量上不科学，就会出问题。你说光让他吃单一食物，光吃牛肉、光吃猪肉或者光吃黄瓜？那也是不行的。我们老祖宗早就说清楚了，五谷为养，五畜为益，五果为助，五蔬为充。现在很多人不了解，我吃点黄瓜，吃点蔬菜，我怕长胖，那样会营养不良的。阶段性追求瘦美，最后是一定会有影响的，年龄大就会出问题的。你年轻时追求减肥可以，你这样做不太明显。你种下了什么原因，一定会得什么果的。所以，对于小孩，我们一定要种下呵护他的心，一定要把他的脾胃培育强大，这是关键，一定叫他一辈子是好的，这是源头。

《健康新郑州》栏目主持人张方：

打小就要把脾胃做得很好。

怀山堂第八代传人康明轩：

如果能把你的胃调理成不锈钢胃，食物进去那不是粉碎机吗？进去哗哗一吸收就把垃圾代谢排掉，永远保证通畅，周而复始，那不是平稳活到老吗？这就是，一切在萌芽状态，在源头之时，太重要了。大自然造物主给这些植物都安排有工作，让这个植物来到地球上，来到大自然中，它都是有使命的。小米、山药、茯苓、鸡内金、蜂蜜，这些东西一起调和好，让你的五脏六腑运行好、关系顺畅。所以抓住脾胃，就抓住了健康。

第二个抓住你的食材，食材你要吃全食，是自然造物主造的这些食物。要吃一点综合全食的。你不要去断节取义，非得取里边的，然后我从一个苹果里面只吃个苹果素，我吃个香蕉，完整的不吃，我从香蕉里面吃个香蕉素，大蒜里面弄个大蒜素，你只取其一点，你看着好像是精华，实际不一定的，理论好像是正确，听着很有道理，但实际不一定。

第七讲　青春期的孩子为什么会有叛逆、抑郁？

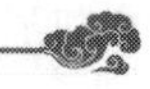

内容提要：

青春期的孩子为什么会出现那么多叛逆、抑郁？

孩子出现叛逆、抑郁后饮食上应注意什么？

《健康新郑州》栏目主持人张方：

我们一直在聊关于孩子的健康问题，除了身体的健康之外，我觉得还有孩子们的心情，我们作为成年人也应该去理解他们。现在很多孩子出现了抑郁、暴怒等情绪不稳定，这些是不是跟我们身体健康也是有关的呢？

怀山堂第八代传人康明轩：

是密不可分的。所谓的心身健康，是要全面的，不光是生理、机体的健康，还要加上思想健康，我们的思想健康是虚的。一边说是思想主宰着我们的五脏六腑。实际换个角度，那就是我们的五脏六腑主宰着我们，萌生了我们的思想，五脏六腑的运行主宰着我们的思想，它是思想的母亲，都是内生的。

为什么现在青春期的孩子会出现这么多的叛逆、抑郁？叛逆了以后，因为它是两个方向，一种是叛逆，遇强刚强，遇刚则刚，你越压越反弹。但是这些造成小孩子刚强，实际上都来自五脏。你得认知他，你得包容他。他血气方刚，十七八岁，正阳刚之气，没处泻阳，所以你得理解。男孩女孩这都是阳刚之气，在那个时间，虽然从男女辩证地讲，是男人为阳女人为阴，实际上他自己都有自己的阴与阳。在这个过程中，大家往往没理解他或者没包容他，没有去走进他内心与他交流。

他自己活在自己那个阶段的认知里，他就一直惯性的思考，按照他那个方式。他感觉自己年富力强，血气方刚，他会目空一切的。大家都年轻过，但是家长在关注这些以后，想和他深度交流。但孩子思想上成长了，他的思考容易走到前面，容易走到极端，再加上现在小孩子啥都知道，如果用诋毁、恶意或者在用其他的眼光去看他，就造成了他这种孤僻的性格，这是一种。

另一种就是抑郁，极度自卑。把自己萎缩在一起，好像看别人或者自己的思虑多，想着别人都用异样的眼光看他。他是极度自卑，把自己自闭了，封闭了再严重的就是自闭，因为我见过很多这种自闭孩子。有些小孩，七八岁自闭，自闭就是孤僻，那暴起来马上就跳起来，那弱，就像看到一团泥。

《健康新郑州》栏目主持人张方：

他们只活在自己的世界里面，他现在把自己内心包裹在一起，谁都不要来惹我，就这种心态。

怀山堂第八代传人康明轩：

对，这就是说像弹簧一样，肝郁太厉害了。弹簧遇到火他就爆了。多数小孩子形成肝郁、不通透，或者一个事件或者一个事例有可能让他爆发。爸爸严厉训斥一顿或者给他打了，这是这一个点上刺激他，就往往容易形成这样。

你看我们都有这种七八岁的小孩，都特别叛逆，有些会离家出走，还有更甚者，大家都听到过，从楼上跳下来了。在学校和老师博弈，老师你不听我话我就跳楼，老师说请家长又不敢说，一说他怕家长，再去揍他。

《健康新郑州》栏目主持人张方：

这还是体现在了孩子心理不健全，然后又不知道自己怎么去正面化解，然后作为家长也没有理解孩子，看到孩子这一面，是吧？

怀山堂第八代传人康明轩：

对，所以这些孩子七八岁，十二三岁，到二十四五岁等都有。我前几天我还见一个25岁女孩子自闭了。

这女孩子25岁自闭以后，身体五脏六腑的运转都闭了，最后生理期都不来了。这样以后就形成气不足，气不足经常会出现其他问题，多少年一直形成这种状态以后，就没办法。没办法他们就看了看医生等，光知道各种分析检测报告一大堆，却找不到源头。

最后我去见了她以后，我就当着小孩的面讲了一些道理，把她的痛点，那个阶段出现这个问题，给她一讲，她理解了，接着我告知她要怎么做，是不是信？接着让她信，信了以后，我们用食物的方法告诉她你应该怎么吃，最后通过食物调理。你不要小看食物，大家说食物能调理吗？食物是不是会很慢？那是没找到精准，找到精准食物也是很快的，所以这就是调理她以后就感觉到特别好，她有正气了，她的胃强大，她消化吸收代谢能好，慢慢通过调理，不到一个月吧，她下一个月生理期就回来了。

《健康新郑州》栏目主持人张方：

我就发现了青春期孩子他的四季饮食还是相当重要，看来还是和饮食有一定关系。

怀山堂第八代传人康明轩：

对，所有都来自饮食。

他这样一自闭，就会比别人思虑多，天天想得多，天天就想着别人都怎样看我的，别人怎么对待我的，我家里人怎么对待我，老师怎么对待我的，他越想越多，思虑多了就伤脾。茶不思饭不想，吃啥不香没胃口，随便吃点啥就算了。

所以在这个阶段，大家往往都理解为什么要做心理辅导。心理辅导，不能说没用，但效率很低，你一定要让自己心病由心来医，你必须得让自己想通。你自己想他怎么才能想通，必须得内脏升发，让他五脏和谐以后，晚上作息好，不熬夜、不看手机。

身体里的功能，它是一个整体，它是一个能量体，如果你晚上熬夜，不睡觉，思虑，你忽视了五脏六腑之间的关系。你像胆经是11点到1点工作，分泌胆汁的，那1点到3点钟是你的肝经当令，是需要藏血，收集归集血液的，你深度睡眠静下来以后它才能归集，血液流速慢以后去归集。胆汁注射进去，才能产生化学反应，最后把毒素处理掉，就像污水处理厂一样，把污水续到一个水池里，最后加上氯化剂，最后形成化学反应，就一点一点流失过滤，最后形成清水，垃圾沉淀过滤，所以人体也是这个道理。

在这个过程中，如果你不加以引导，不尽早用食物去调理，时间久了，越拖越久，越思虑越重，越滞越深。如果都不能和谐性运化了，五脏六腑匀速是24小时转一圈，现在24小时转不了一圈了，48小时转一圈，72小时转一圈，那是不是就停留在那儿，滞在里边？形成淤积以后，就越来越不通透，越不通越麻烦最后，越来越走极端。

《健康新郑州》栏目主持人张方：

面对这种抑郁症的孩子也好，包括这种孤独症的孩子也好，包括青少年这种心里郁结的状态，那么我们该用什么样的方法去更好的食养呢？就是平时我们在饮食上需要注意什么呢？

怀山堂第八代传人康明轩：

就是让它吸收能量，正气存内邪不可干。所谓的邪，就是五脏不能正常运转了，偏离了，偏离也叫邪，是不是？所以它必须运转，必须得让把正气调好，尽可能恢复五脏六腑的阳气，升发一点，升发一点他就树了正气。树正气的东西比如一根山药通三焦，这山药多正啊，你看山药能立起来多正，解决我们人的定海神针——肾脏。我们把它比作西游记里面东海龙宫里面的金箍棒。金箍棒在定着，但是要是猴子把金箍棒拿走了，这样子以后身体就会遇到大风大浪，所以就会晃，所以你要正气存内，你要有定力。

肾脏理论上讲是受制于父母的，所以肾脏是不能轻易拿出来示人的，我们不能轻易地把肾的阳气泻掉。所以你得固住，肾为水，所以它是管调度的，它是水龙王，它是身体调度水的。那我们人生活的四大因素，阳光、食物、空气和水，四大因素多重要，它是主宰一方的，它是一员大将，一个重要的支柱,你就不能让它受伤。怎么才能不让伤肾呢?肺气不足以后正气就弱,肝火旺盛也好,肝郁也好,就会伤害肾,因为肝为肾的孩子。孩子要弱了,肾脏是不是就要输出,要帮助。他孩子那么弱了,他妈妈一定想办法,是不是?我想办法都得帮助他。所以在这种状态下,最后形成不和谐,形成自己也消耗起来了,最后两个都损了。

所以在这种状态下就是一定要解决,解决好还是从源头入手。还是要从脾,一根山药通三焦,把脾胃巩固好,巩固好以后形成肺正气足,就是肺气足。接着把肾脏巩固好,看好门,不要把整个的阳气泄掉,最后形成顺畅。脏器是有相生。之前说,心为脾之母,脾为肺之母,肺为肾之母,肾为肝之母,它有相生,但是反过来它也有相克的,心脏会克肺,脾脏会克肾,肺脏会克肝脏,肝脏会克脾。

所以你要把这个平衡调理好,靠什么调理好,就一定得靠这个来自自然。你形成偏离了,形成了抑郁,你再纠偏,需要再吃回来了。什么都是圆的,能吃偏,还能吃回来。

《健康新郑州》栏目主持人张方:

这个好,我们说现在男孩、女孩的生理功能是不一样的,我们在调理男孩和女孩,在顾全他们心理上面的时候,在饮食上对他们的照顾也会有不一样的。

怀山堂第八代传人康明轩:

那是。男女的体质不一样,功能代谢也不一样,所以它得微调。女性自我代谢,有“天葵”,她就自我代谢排泄浊物,能净化血液清理垃圾。男同志就没有这个功能。所以他就是要疏泄,这俩方向是不一样的。所以那你就想,他要多动,青春期叛逆他就是多动、抑郁,他就是少气无力。所以在这种状态下你都是要负责正气,把他的“燥”给它拉回来,把他的抑郁、没力量给他支撑起来。大自然有很多的物种都是非常好的。我们要凝神安眠,你要定,先有定了就可以顺势而为,与春夏秋冬与大自然、一天12时辰都应该相互的,足量睡眠,白天让你工作,晚上你就要早一点休息。

但是这些人睡眠少,是吧?睡眠上怎么辅助他,就是要让他尽可能安定。你要去解决他清肝去火明目,要通过这些去祛湿,把他身上去湿,益肾,益肾以后,他就调节他的思想情绪。

定了以后，就像我们山药、益智仁，都是用这些植物，很多植物都可以让它定下，做到安静。包括莱菔子、茯苓、芡实，让它形而下，底盘重。往往说的叛逆，就是说上火大，虚火旺，吃对的话就把火降下来，实现静下来。定下来，他才行。所以把这些问题一解决，他就好了。但是男女是不一样。他用的有些食物调理的方向配方也不一样。还分周期，女人的生理期情绪低落，你应该怎么样？应该是安抚。如果你不安抚，她正气不在的时候，下焦寒就会痛经。那就难受加上难受，是吧？所以她就更麻烦，再加上气血不足，就没力量，就蔫了似的。那该怎么办？那就是要提升她的阳气，提升阳气就通过我们的艾灸，它是燥，通过泡脚，就是温润的升阳气。从下焦开始，升阳气，外用盐袋热敷，内服用生姜红糖，我们多吃点这一类东西，就能解决。最后实现升她的阳气，把五脏六腑调动起来，形成一种非常和谐的状态，形成了能相生，还能相互制约，还能克住，这样她就平衡了。最后把自己的小环境融入了大环境中。我与周边这些春、夏、长夏、秋、冬的五季的这种积温、光照，以及与风、寒、暑、湿和谐起来，把我每天进食的甘、咸、苦、酸辛和谐起来，这样一和谐，一通百通，这问题率先解决了。

人的大脑思考的东西，都是由五脏升发的。大脑的思想在主导着你的五脏，引导着你，助推着你，这就是回归。你看，气为血之帅，气是推动血液运行的，气要融合在血液里边，这融合的就是中医说的五谷精微加水加气。反过来讲，血为气之母。如果没水哪来的蒸汽？哪来的热量？没有热量，就像火车内燃汽车里边如果不加水，没有产生蒸汽，它哪来的动力？这就是相生。

所以，人就是一个阴阳合和的东西，讲究的是和平、平和。

第八讲　孩子的记忆力为什么会不好？

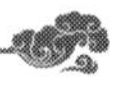

内容提要：

现代社会影响孩子记忆力的因素有哪些？

记忆力不好的孩子该如何进行饮食调理？

《健康新郑州》栏目主持人张方：

说到孩子，现在很多孩子记忆力不太行，我们老说是不是孩子笨，还是孩子出现什么问题了，怎么说了都记不住，而且各种的教育、各种的动手都可能上了，可能也会激发一些孩子的情绪，家长的情绪，整个家庭都挺混乱的，但是说到根源，为什么现在的小孩子的记忆会不太好呢？

怀山堂第八代传人康明轩：

这要从几个方面去说。第一个，小孩子不是记忆力不好，他表现出的好像是记忆力不好，你感知好像记忆不好。小孩子的记忆力是好的，但是现在小孩子出现几种问题。第一个问题，就是小孩子多动，他不能定，他不能安静。定后才能静，静后才能思，才能虑，才能生慧，所以他不能安定的时候就不能增长智慧，现在获得的都是碎片化的信息，小孩子玩游戏，他和六七十年代的小孩不一样。现在的小孩子玩的东西，视野内获得的信息量太大了，都是碎片化信息，太多了，他才不能定。第二个，这不能定的原因，还有他自己的五脏。现在用的寒的多了，寒多了以后就形成了湿滞，就形成伤脾，伤脾以后就影响了气血运行，影响气血的运行，就影响气在大脑里面的更新，形成大脑气血循环不好，没有形成更新，就不能感觉那么清新。它的气血里边血液里面的气往往都是混浊的。

举个例子。晚上你在房间里睡觉，通过一个晚上的吐纳、呼出、吸入，周而复始，在这么一个密闭的环境中，你感觉到睡眠质量好一点还好，但是你总感觉到外边以后，一换空气，就感觉到心情特别好，头脑很清楚。这就是更新的问题。小孩子他自己如果要吃食物，辛性高，长期亢奋，长期亢奋他就容易疲劳。他不是一个机器，可持续运动，人他是长期这样的，负重了以后，他就不能静养，没有静养，晚上往往休息不好，休息时间太短了。你看刚生下的小孩，可能睡十七八个小时、二十个小时，逐渐到这青少年的时候，他应该能睡十几个小时了，你看一放假他能睡好长时间。但是一上学就不行了，早晨起得很早，晚上还不睡觉，还要复习，睡眠时间太少了，就造成整个更新代谢会受到影响。再加上学习压力大，过度用脑，小孩子现在很努力，所以在这种状态下就往往会紊乱，睡眠不足，加上学习思虑多，思虑多就会对脾脏影响，加上吃的养分跟不上。再加上他吃垃圾食品等一系列原因,就形成他自己的脾脏不好,脏器不和谐,加上饮食的不规律,就形成各种乏力,形成不太通,不通加上压力一大,那就影响了自己整个的系统。影响系统以后,他的大脑的氧没有更新,他记忆力感觉好像是下降了。所以就要让他走出去,该释放的释放,一张一弛,学会怎么去努力的释放,去调整。内,就是调理代谢好,能吃能排,该行而下的引血下行,该往下滋的一定要下行,该升的升,该下的下,这样才能解决。

《健康新郑州》栏目主持人张方:

好,我这就明白了,听您这么一讲解,我就发现所谓记忆力不好,首先是休息不好,精神高度紧张,然后就会出现了情绪、内在气息的紊乱和於堵。他不能往下顺着走,攻到脑上,然后脑子就混乱。

我们有的时候忙起来,事情一繁杂,老觉得不是这个忘了就是那个忘了,作为成年人还会这样,更何况一个孩子?他每天的学习压力,包括生活压力,也是非常大的,特别是青少年的孩子,再加上一些青春期的一些心理反应,就会觉得好像更多的是精神问题会多一些,就不集中。

怀山堂第八代传人康明轩:

对,就会散乱。所以年轻的时候,正是学习知识的时候,还是相对比较单一的。都是学习这个单一的行为,一直在影响他。再加上还有外因的影响,就形成不能通透。还有很多年龄大,有些确实记忆下降,那是代表你的功能减退了。孩子这一块应该是旺盛的,孩子是不应该有这种记忆减弱或者是老记不清东西的情况的。

我们在平时饮食上需要怎么去照顾好孩子呢?就是要均衡营养摄入,明白哪些该吃,哪些不该吃,最重要就是要升阳气。尽可能忌口,少吃寒凉。少吃寒凉有两个,一个是冰块、冰水,这是寒凉,另一个是寒凉之食物,食物也有凉性的,莲藕是寒性的,黄瓜属于寒性,还有就是瓜果之类的,会影响自己的脾脏。第二个不要暴饮暴食,多一顿,少一顿,今天有好吃的,合口的,猛地吃一顿,这就会影响到自己的脾脏,没有养成匀速的,就是饥一顿饱一顿,跟这河流一样,雨水大了浪多了,雨水少了就干枯了。这样子暴饮暴食,都会对身体产生影响。第三个,要努力的调节,实现固肾。肾是我们身体的定海神针,固肾以后才能定,才有定力,定了你就不再摇摆。这样固肾的时候,肾生水,这样才能解决他的大脑的问题,才能有智慧。

《健康新郑州》栏目主持人张方：

可是孩子的肾脏正处于发育期，还未健全，这个时候肾脏也会受到一些影响。

怀山堂第八代传人康明轩：

肯定的。这男孩、女孩，在全生命的过程，都是至阳之体。男性阳气更足一点，女人属于阴一点的。所以女人生理期，调节以后她会形而下，这是调节往下走。男孩，他就没法排，他就会更加阳一点。你过阳了，你就浇点水，不要让火太大，这样就形成了平衡，或者过阳、火过大的时候，有三根木材、五根木材，你拿出来一根，火慢慢就小了，小的时候就会平和，就会好。

《健康新郑州》栏目主持人张方：

刚刚说到寒凉之时，对于女孩子来说，青春期的女孩寒凉之物是最好全部忌口的。

怀山堂第八代传人康明轩：

还是少吃，她有需阳的那块，她又需要滋阴的那块，她有升阳，有些形而上升阳，有些形而下滋阴。滋阴的就是，像形而下的，莱菔子、茯苓、薏苡仁，那些都是往下行的。男孩会相反一些。另外加上我们怀山药，新鲜的是滋的，我们炒制过的，它就是升阳的，行而上的，这东西还是不一样的，老祖宗分得很清楚的。

小麦，正常籽粒饱满的小麦，它是形而下的，归脾向下。如果是籽粒不满，干瘪的小麦，没灌浆没灌满的，要上浮的，是叫浮麦，它就是形而上的。

《健康新郑州》栏目主持人张方：

所以这个也就是我们现在说的，如果孩子出现这种记忆力不好的时候，我们要用饮食调理一下。

怀山堂第八代传人康明轩：

对，就是要饮食调整。针对每个人的年龄，每个人的体质、体重，加上学生时代或者毕业了，从事的工作不同，有些人男女不同，因为男女有别，男性要比女性阳气更足一点，阳气更足了，你就要做好配伍，配伍的目的就是要让他健脾安神，比如用益智仁。实际上它有很多不同区域，还有分东、西、南、北、中不同区域的，有些的配方是不一样的。

但是它都是食材,尽可能要寻找不偏性、中性一点,还能行而下的,像莱菔子、益智仁、茯苓、芡实,做好比例,分好君臣佐使,最后通过好的麸炒炮制工艺,叠到一起。怎么理解君臣佐使呢?就是像我们现在跑那种接力赛一样,你四个人五个人,你一个人走一个行程不一样,你跑100米送给他让他赶快跑,快速送给下一个,就是传递。所以这些植物进到体内以后,它是有分工的,吃到胃里以后是分解,吸收完以后它又各归本位,各自有各自的功能,各自都带领出去干自己的活去,所以这个是非常好的。

《健康新郑州》栏目主持人张方:

我们刚刚就说到饮食上的调理,然后作为家长也确实要注意了,你还得看一下你自身、孩子他本身的体质,也要相辅相成的结合对。

怀山堂第八代传人康明轩:

最后都得让自己和谐,调好脾胃,只有这样五脏六腑与大自然形成和谐,与大自然的春、夏、长夏、秋、冬,细化成二十四节气,如果再细化就365天,能做的更精细化,把自己的小的个体与大的环境放在一起,形成充分的融合,这样就好了。

所谓的记忆力,我们认为就是大脑的储存器。你要把记忆看成一种行为,看到的知识能记住多少。它的养分供给都是来自五脏,大脑的供氧是靠谁?大脑的控制供应,它的养分也得靠脾胃输进去,循环完,送到大脑上。人的循环系统是通过口腔吃东西进到胃里,之后通过小肠吸收又归脾,通过归脾以后,从脾里出来以后,肺供气,气与五谷精微融合在一起,接着回到血管,结果回到心脏。心脏是先形而上,先走到头上,从头上再下来再顺着了下去,这都是转上一周,这一周,把它简单化理解,从心脏出来,走到头上加温,从头上把养分过滤送到脚上的话,热量是释放,再回来再加温再释放,周而复始,形成你的动力,进到循环里去了,就是把你得养分都送到大脑里送到下面。

《健康新郑州》栏目主持人张方:

对,您说这个就好,可能我们就是简单的理解,你的孩子记忆力不好,是不是营养就没有供上去,没有转到这里,气血好像就没有行通。我们也不应该太过于责备孩子,给孩子很多压力,觉得是不是我孩子笨怎么着,千万不能这样子,我们可以适时从饮食上调理,吃一些刚才我们康老师给大家引荐的这些保养自己孩子五脏六腑的常规饮食。我们可以看出,没有任何你说到的什么药,不是打针吃药,我们就平常吃饭,通过吃饭,把你的这些都给调整好,这就是中医的博大精深。

怀山堂第八代传人康明轩:

中医用的理论,就是用地球上万物生灵,根据它的性味归经,它全身都是宝。老祖宗说的,平时是把草,用来方是宝。根据它自己的性味归经,根据哪一部分的需要,去把它拿出来,按照君臣佐使的方式排列组合,最后让你食用,就能解决问题。

所以这一系列,大道至简,真正回归,还都是要回到你的饮食方面,都是要回归到五脏六腑的和谐方面,都要回归个体与大自然形成一种平衡方面来。所以一定不要认为,记忆力就是一个虚的,你怎么能看得见呢?记忆是太重要了。就代表一个人,你过了年轻的这个时间阶段,你将来干的事情乱多了,接触信息多了,你就没有这专属的时间去学习。所以在专属的时间学习、培养一个好的习惯,增强自己的记忆力,多记点知识,多做一点知识储备,对你的未来应用才会好。

《健康新郑州》栏目主持人张方:

这个话说得好,这整个就是告诉我们,这个人的智慧哪来的,是你的人生经验的一个积累,也是你对万物的一个理解,更是你相对于人生事态的一个平衡处理。

怀山堂第八代传人康明轩:

对,所以它都是有属性,都是有记忆,都是有痕迹的。所有万物它产生的效能,往往都被忽略了,要把这些东西重拾起来,与自然形成一种和谐,真正把它的价值认清楚。我们中国传承了几千年,早都认识了。只是我们现在要回归一下,像当下国家在提倡我们的中医药的伟大复兴,让我们的中学生都来学习一点,认识一点自然,真正静下来去认识这些植物,真正静下来去学神农氏尝五谷、辨百草,去辨别植物。现在很多往往就谈到这些,就认为有成果了,成熟了,才去判断果实的性味归经,是甘的、是咸的、是苦的、是酸的,是三分的甘甜、五分苦、七分的酸,实际上是不对的。

在全生命周期过程中,嫩芽是个什么状态?它长成中年、成熟是什么状态?都是不同的。举个例子,玉米,嫩芽的玉米出了两片叶子,长到一米高、开花授粉，接着出玉米须，玉米须也是有好处的，每个不同阶段，植物里边的所谓矿物质微量元素、营养精微，都是不同的。所以我们还是要认识自然。

第三单元

女性健康与食养

第一讲　谁偷走了女性的健康?

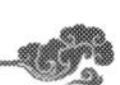

内容提要:

女性的身体健康有哪些特点?

现代生活对女性健康的伤害有哪些?

《健康新郑州》栏目主持人张方:

今天我们要聊的是我们女性朋友的健康,都说女人在家里的地位是很重要的,当然女人对于一个家庭的付出也是比较多的,操心了很多,我们不能说男人没付出,人家是在外付出,女性主内也辛苦,对于很多女性的这种健康生理来说,您有什么特别想谈的吗?

怀山堂第八代传人康明轩:

女人太重要了,你知道吗?女性撑起半边天。但是女性的生理期是有特点的,跟男性还是有不同的。像我们在研究生命周期理论的过程中,也是查阅了咱们中国的典籍,《神农本草经》《黄帝内经》等,在这个方面就了解到老祖宗实际上把我们男女都总结得很清楚,女人的生命周期相对于男人来说,属阴,更柔一点。

因为大自然它本身就有阴阳,所以女人属阴。但是女人出生又是从人的一辈子,从母亲繁育生孩子,孩子在母亲肚子里孕育完了以后,接着分娩以后,就从生优、到育好、到活长、到病少、到走安。女人生命周期是7与7的倍数,所以你看从0岁一直到7岁,7岁到二七14岁,14岁天葵至,女性就与大自然和谐了。身体自我调节、自我功能运转,到二七一十四岁女性的乳房特征、生理特征、内分泌等就已经完成了。这个阶段完成以后,只是代表了身体功能的完整。后边还要再继续完善稳固,接着到21岁、接着到28岁、接着到35岁,在这个过程中有几个节点,你看14岁是个大的节点,到35岁是个节点，再大的节点是到49岁，56岁也是个节点，这些节点都代表什么呢？

14岁代表女性的生理逐渐成熟，生理功能长到21岁就稳定了，到28岁综合平衡，功能发育成熟又有知识储备加上到了成家的年龄，接着到35岁以后，老祖宗说“35岁发始堕、面始焦、齿槁”。“发始堕”就是说到了35岁头发就开始脱落；“面始焦”代表着皮肤的锁水功能开始减退。“齿槁”又代表什么呢？代表五脏六腑之间的和谐关系，功能自然减退，会出现一点点的小小的不和谐，但是如果有些人的五脏也可能因为其他各方面的原因，对社会环境的不适应，对饮食习惯的不了解，贪凉等这些综合因素造成五脏提早进入不和谐状态，不和谐以后身体后面就开始出现各种问题。

接着到49岁，49岁的时候代表着身体稍弱的女性就此进入了更年期，身体好的女性到56岁进入更年期。49岁天葵收，也意味着到49岁月经没了，或者是49到56岁没有了。但是像有些调理的好的女性，能达到60岁依然有生理期，生理期精准加量化代表着女人的年轻、代表着五脏六腑的和谐。所以在这个过程中有很多个体、个案都会有可能会驶离、偏离这个主线，所以她就会提早闭经、衰老。再往年龄大一些，进入更年期以后很容易出现思虑多、睡眠不好、便秘、各种结节等，特别是结节，在女性中特别多，特别常见。

所以通过观察女性一辈子整个的生命周期，整个的抛物线的过程，要怎么抓住关键让自己实现健康，永远保持自己的健康呢？大家在现在的人生过程中，你看人年轻的时候女孩子正长身体的时候，因为感觉到自己有阳气、年轻比较贪凉，喜欢吃垃圾食品，喝垃圾饮料造成体内的寒凉，最后是很多都不了解，说五谷不能吃，因为五谷都是碳水化合物，在追求瘦美，而不是去追求自然美。实际上我们中国文化伟大的复兴，下一步应该是追求我们唐朝的美，那才是自然的美。现在的社会都是一味地追求瘦美，追求瘦美倒没错，但是你得用科学的方法，你不能通过不吃早餐，不吃碳水化合物，都吃精准的定量的，像只吃点黄瓜，只吃点小番茄等，这样是不行的，会把身体弄垮的。因为我们是个人，我们每天都需要大量的食物摄入转化为能量。

历史上说女怕嫁错郎，但是现在多少的职业女性，自己每天要工作要奋斗，每天要耗费那么多精力，那这个精力靠谁？所有的精力都在靠脾脏，去给身体供给养分，结果每天这个不吃、那个不吃，说得不好听，很多的女性要减肥，吃的东西像小猫吃食，只吃一点点，产生的能量怎么能解决你一天的消耗呢？所以从食物中摄取的能量不够消耗后，它就一定会消耗父母给你的元阴元阳，消耗父母给你本身的能量，长期的消耗造成了不和谐以后，就会出现更多的问题。

女孩子年轻的时候就出现痛经，痛经是特别不舒服的。再往上走，宫寒，排血块，还有些眼皮下边出扁平疣，只要这地方一出扁平疣以后，你去检查，它一定是宫寒，甚至子宫里边还长很多小肌瘤，子宫内东西多了以后，将来影响你不能做完整女人，不能做完整女人之后，将来宝宝就没法着盘，你就没法孕育，所以这也是为什么现在那么多的人不会孕育。所以这些理论一直往后面，加上女人往往思虑多，思虑多以后伤得多，接着到成家立业为人父母，接着就为小孩子操心、为家庭操心、为自己的工作操心、为整个家庭为老公操心，所以会思虑多、会压力大，压力大就会伤脾，思虑更多，思虑多了以后代谢不好，马上就会出现各种妊娠纹、妊娠斑……特别是过了35岁，脸上就开始出各种斑。

孕育过程中让孩子在肚里，反压迫以后把肚子肚皮拉裂形成妊娠纹，再者就是压迫的有腹腔压迫着胸腔，就让你孕育过程中，你的代谢系统都紊乱了。紊乱以后就造成不能把食物中的很多垃圾不能很好地代谢掉，肝脏不能很好地把它化解掉，不能回归大肠，不能排掉，就残存在体内。顺着血液，顺着曾经进到体内的路径，它就一直走，最后形成了雀斑。所以这些都是会影响女性一辈子的。

《健康新郑州》栏目主持人张方：

真是听您这样一讲，女性健康必须重视起来，女生还是要多爱自己一些，现在我们经常会宣传的就是女性一定要自强一些，相对的独立一些，我觉得并不是说是不需要人照顾什么的，我觉得自己内心的独立，自己看重自己，健康的独立，这个很重要。

怀山堂第八代传人康明轩：

对，所以女人一定得呵护好自己，但是现在很多的行为，一边不吃东西，不吃五谷，还一边吃乱七八糟的东西。最后还想让自己花开百日，还想把自己的青春靓丽定格，尽可能延缓衰老不变成黄脸婆，那会能行吗？

咱们举个例子，你见过的牡丹花那么漂亮，但你见过牡丹花能开过100天吗？你看过所有的花能开过100天吗？老祖宗早讲过花开不过百日。

所以女人在生理期的时候,你的身体就应该一直让它很好,但是你没有呵护,不懂呵护,你没有养分的供给,你怎么能有营养提供呢？没有那么多脂肪,你没有那么多的养分提供那肯定是不行的,所以光靠外面的涂抹遮盖也是不行的。

《健康新郑州》栏目主持人张方：

那是治标不治本的,您觉得到底是谁把女性的健康给偷走了？

怀山堂第八代传人康明轩：

谁？第一个是自然界的寒凉,第二个是工业文明的寒凉,造成我们现在碎片化信息,大家没有读真正的经典,碎片化信息太多了。

加上不吃东西养分跟不上,再加上大家都想把自己的青春留下来,外用涂抹遮盖,那些都会摄入进去。还有些会整容打针,这就叫做贪婪过度,是没用的。你种下什么因就会得什么果老祖宗早说清楚了,年轻时种下寒的因,种下不吃东西的因,将来一定会出问题的。

所以谈到这个地方的时候,我们常讲"腹有诗书气自华",你如果没有五脏六腑的强大,没有五脏六腑之间的和谐,你怎么能走得更长远呢？所以女性确实也要提高自己的一些认知,也要学习我们老祖宗告知我们的女人应该怎么去保养,怎么才能实现青春康健？所以我们要从我们的生活方式上作出调整。

所以有一句话说一定要反求,一定要向内求。向内求每个人向内要把五脏六腑调动起来,吃好食物,吃的五谷精微养分特别足,能代谢好,那一定是可以花开绽放的。如果你要光靠外面涂抹,我今天吃垃圾食品、吃冰凉的,我爱熬夜,我还思虑多,我还要照顾小孩、照顾家庭、照顾老人……整天有这么多事情围绕着你,所以你再不知道爱自己,那能行吗？

所以思虑多以后伤脾,伤脾以后往往更多的职业女性是气不足的,再加上追求瘦美,不吃东西,会越来越麻烦。气滞了,它就不通,不通了就打不透,打不透的时候,气就不能推着血液循环,把五谷精微送达好,所以停留在那里,再加上熬夜形成肝郁,肝郁以后形成淤堵,淤堵以后就靠这个胰腺过滤。

中医所说的胰腺就是我们的人的腋下、乳房,这些代谢系统最后形成把脏器里面的脂肪等物质,没有把大分子变成小分子,没有处理好,最后堵在这个地方，过滤都过滤不掉，堵塞的地方就是肿块。所以这也是为什么女同志容易生各种肿块。

《健康新郑州》栏目主持人张方：

对，你看一生气大多数的这种妇科病也好，包括乳腺上的疾病的也好，好像都是家里面操心最多的那个人。

怀山堂第八代传人康明轩：

年轻的时候女孩子生理期不好，接着是痛经，排血块、排污块，这些污块这些东西都是寒之所致。到子宫里面小肌瘤也是下焦之寒凉所致，到我们乳房上结节、腋下结节、肺上结节、甲状腺结节，这一系列的各种肿块都是我们气血推不动，没有把它很好的代谢，把它堵在那里，堵在那里以后没有打通，经常堵在那儿，周而复始、滚雪球一样越滚越大越滚越大，就在那气不通，不通以后就是很麻烦。

所以这些全部是来自于我们思虑多了、供养不足，养分不足，最后造成我们的脾脏弱了，肺弱了，我们肾脏这先天之本耗掉了，形成我们肝脏功能弱了。为啥人到40岁以后说心有余而力不足？因为你的气血顶不上了，因为长期熬夜，那就不行。

所以为啥会出现年龄大以后，女人颈肩不好、腰椎不好、关节不好，形成关节炎，老寒腿这些，所以不同的历史时期，历史上那些七八十岁的老人，如果种庄稼或者种水稻，他在插秧的时候，它在寒凉的春天，寒凉的冰水里边长期浸泡，它就是一种寒凉。

而现在的女性往往爱美，经常穿裙子，长期待在空调屋里。你看看有些银行的柜员等，这腿都是寒凉的，到老年了，腿关节形成关节痛。啥是痛？啥叫疼？因为规律就是道理。因为只要你阳气不足，你就气不通，气送达不到，热量带不到以后会形成瘀滞，滞上去以后它就会瘀，瘀了就会堵，堵了就会瘤，它就化不开了，化不开就是气血到达不了。这些都是因为寒，因为只有寒才会让它凝。

我们举个例子，比如说脂肪类的一些东西，春节家里弄点猪肉，肥肉炼油，如果是油，一加热融化了流动了，一冷就凝固了。所以我们身体遇着寒凉一凝，它就形成停留了，滞在上面，流动性不强，所以这些都停留在身体以后，这些都很麻烦，最后久而久之就寒入骨了，寒入骨以后那就更麻烦了。

前面的寒到年龄大的时候就是疼,“疼”字不是里面有冬吗?冬就代表冷,寒久了就是疼,但是滞久了就形成我们三焦不通,不通了以后就会痛。

所以现在你想想很多人实际上疼痛是分不清楚的,是不是?你像他本身就不了解疼痛,他如果再去给医者去表达的时候,他指着身上这地方难受,那地方难受,他就表达不清楚,自己身体真实的情况都表达不清楚,医者又怎么接收到这些信息信号呢?

所以这都是生活方式,所以我们要改变。改变谁呢?我们改变环境吗?我们自己都是小我,永远改变不了外界环境的。你去到银行了,人家有空调,你到办公室有中央空调,你能改变吗?你改变不了。所以要改变自我,自我调节。你让自己阳气十足,把五脏六腑的阳气都要提起来,我到空调屋了我穿保暖一点,我尽可能要温度,保住了温度,就是保住了阳气,保住阳气以后你才能花开绽放,才能延长你的花期。

女人来到家庭里边责任很大,压力很大,所以我们给大家建议一点小方法,怎么把自己的青春留下来,就一定得从内部调养好自己,不能简单地光靠外面涂抹,遮盖,这是不行的。我们真正把自己的青春靓丽留下来,把青春定格,那是需要滋养的。

《健康新郑州》栏目主持人张方:

是,康老师说这个我特别认可,我觉得真正应该社会大环境提醒我们要注重女性健康的时候,我们作为女性自己更应该注重自己的健康,认识到哪些是对自己好的,哪些是不好的,我们应该摒弃什么,应该在意什么,这样子我们才能够健康长寿,为家庭,为自己的孩子负起更多的责任。

第二讲　什么才是女性年轻与美丽的密码?

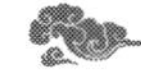
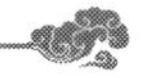

内容提要:

关于女性年轻、美丽的误区有哪些?

爱美女性应该形成什么样的健康观念?

《健康新郑州》栏目主持人张方:

现在说起女性健康,我真的是有的时候特别的羡慕,有的时候看同龄人,人家为什么就能显得那么青春活力,为什么有的就是看着气色非常的不好,同样的年龄段到底大家是经历了什么事情,还是因为自身的健康问题没有重视起来呢?

怀山堂第八代传人康明轩:

她也想重视健康,但是很多人不知道方法,或者认知是不一样的。现在都是通过食物在养,都是通过吃偏食。

《健康新郑州》栏目主持人张方:

偏食?

怀山堂第八代传人康明轩:

对,很多都吃偏了,没有吃完整的食物,都是想从食物中取其精华,我取一点,我去橘子里边,我取维生素 B_{12}。其实应该吃完整的食物,这一块在咱们中医的老祖宗传承的是,告诫我们要以食为养,要食五谷,现在很多人连五谷都不分,还不吃五谷,还认为五谷里边都是碳水化合物。

《健康新郑州》栏目主持人张方:

对,想到吃这个面包要全麦的,甚至有的不吃主食,不用给我上米饭,面条不吃,带点面食杂粮的或者是任何有碳水的,她都不带吃的。

怀山堂第八代传人康明轩：

对，所以这就是出的问题，就是高维度的逻辑没有弄明白，再加上女性自己对自己的认知没有在高维度上，因为你女性本身对应的男女的话，女人属于阴，男人属阳。

结果现在很多都变成了女汉子。女汉子无可厚非没关系，历史上曾经是女怕嫁错郎，现在的女性也怕入错了行，大家都在社会上奋斗，都在奔波，但是你奔波了以后你还有家庭的，有家庭、有孩子、有老人。上有老，下有小，还操这么多心，所以在操这么多心的时候，女性往往多数是没有吃够营养，营养不足，因为现在最大的一个价值观对于女性就是贪凉。

第二个是追求美，追求美就是饿肚子，不吃东西，所以没有五谷生化的源头，就形成了多数的女性气血不好。女人美丽的标准是啥？就是气血十足，脸色好。

《健康新郑州》栏目主持人张方：

要那种白里透红的，再美的化妆品，它的广告词就是让你白里透红，水水润润。

怀山堂第八代传人康明轩：

对，面似桃花。所以你要追求这个，但是你一定得找到源头。

老祖宗说："内伤脾胃，百病由生。"所以现在很多人的气血不足，都是把脾胃伤了，不懂得早上吃东西，不懂得了解高纬度五谷，形成不吃五谷，不吃五谷以后形成养分跟不上，吃偏食。再加上追求瘦，饿肚子，我只吃些黄瓜，只吃些番茄，我只吃点营养素。

《健康新郑州》栏目主持人张方：

有的就是光吃水果，连菜都不吃。

怀山堂第八代传人康明轩：

那都不行，所以老祖宗告诫我们："五谷为养，五畜为益，五果为助，五蔬为充。"你光吃蔬菜那是补充的，它不是主要的，它不是主流。所以这样子以后就相对麻烦，女人每个月还有生理期，每月自己要代谢要排泄排浊物，这样子就要保证你的气血足，你都没有生化之源了，怎么来保证你的气血十足呢？

大家都想实现花开百日，都想把自己的花期延长，尽可能把自己的青春靓丽留下。但是你的青春靓丽来自什么呢？来自你的细胞之养分，来自你细胞的更新，来自你的气血足了以后养分更新，你才能保持你的皮肤，因为你的肺主皮毛。

《健康新郑州》栏目主持人张方：

是，就像您说的这个不能什么都不吃也不能乱吃。我就发现一点，你看瘦的女生大家可以去看一下，她们中很多脸色都是蜡黄的。你说她本来长的就是黑黄？也不是。但是你看的稍微胖一点的，丰腴一点的女生，皮肤基本都是非常饱满的，都是白白嫩嫩的，摸上去冰冰凉凉的，那个皮肤你就不用保养，她稍微胖一点的女生皮肤都很好。

怀山堂第八代传人康明轩：

对。所以这就要知道女人是水做的，你要锁水。但是锁水不是说你贴个面膜你就能锁水了，那是外在因素。你怎么把水给它注射进去的，内部懂得运转，懂得气血足，懂得把水喝进去，懂得让他吸收，能代谢能运化，这样才能好。

老祖宗都说了，女人属水，21 ~ 28 岁，这是你青春靓丽最巅峰的时刻，过了 28 岁逐渐再走到 35 岁。历史上告诫我们说女人是五七 35 岁，面始焦、发始坠，头发开始脱落，齿槁。现在已经都提前了，有没有说二十七八岁的时候开始有掉头发的？

《健康新郑州》栏目主持人张方：

有，掉头发的多了。

怀山堂第八代传人康明轩：

所以这就是身体在跟我们提醒，让我们知道得调理好脾胃，所以这些也很难改变，所以我们今天在这跟大家分享，就想给大家提个醒，让你了解，啥时候应该养？女人是养出来的。你怎么养好你自己？一定得知道咋吃，得吃对。

《健康新郑州》栏目主持人张方：

所以说我们女生的这种五脏六腑对她的外表是一个反应的。你看有时候我们就说我嘴巴下面怎么长痘痘了，我脑门上怎么长痘痘了，有人说这儿是你的肠胃,你最近吃得太辣了,上火了,也有说你最近内分泌失调才会这儿长痘痘,你看就从一个长痘上,女生自己就会知道哪有问题,我才会长痘痘。

怀山堂第八代传人康明轩:

对,现在是看信息多嘛,大家都是知性女性,现在大家都上学读书多了,都知道的知识多了,但知识多的时候,是有所专,是有所得、有所失。

《健康新郑州》栏目主持人张方:

她知道了我们五脏六腑哪不好,能够在你的表面都能体现出来的,她知道这个原理,但是至于说她出现这个问题该怎么办?她不知道。

怀山堂第八代传人康明轩:

所以这就是从哪个角度去认知,一个人认识事情,有他自己的方式,有优秀的一面,也有缺失的一面。

所以现在我就说女性,她的体质,因为事情杂嘛,事情杂就容易引起思虑多,想想这想想那,思虑多了,再加上不吃东西就会伤到胃伤到脾,所以很多为啥胃寒?脾虚?现在更多是脾湿。

《健康新郑州》栏目主持人张方:

就像我之前经常发现,好多女生就是为什么老是一来例假,会引发肠胃炎。

怀山堂第八代传人康明轩:

它是连着气儿的,它是全部是相通的,五脏与六腑是相通的。

心与小肠相表里、脾与胃相表里,肺与大肠相表里,肝与胆相表里、肾与膀胱相表里、三焦与心脏包衣相表里。所以你的盆腔寒凉,月经的时候处于生理低谷,如果加上肺气不足,一定大肠收纳不了,就拉肚子了,就形成便溏。所以这就是全部对应关系,一一都有表现的。

所以这些不光是内脏表现,由里及表,全部都有对应关系的。这些皮肤不好、眼神无光、黯淡无光、有些感觉到少气无力等,这些现象都是女性气亏的表现。所谓气亏,肺部对外边的吸氧,不能把氧气很好的分离,不能走进去归脾,不能把脾与五谷精微充分融化去分配给各个器脏,让各个器脏找到自己的养分,所以你要亏到哪个器脏哪个器脏就弱。加上晚上你还睡不好，思虑多了就不能很好睡眠。

孕期、月份大到生下小孩子，照顾小孩子、小孩子的哭闹，就造成你的睡眠逐渐不好。往往睡眠不好的时候，久而久之，精气神就不好，你肝脏不能休息就不能很好的代谢，那就会思虑多，就会伤到脾胃，越来越麻烦。最后气滞在体内不通，随着年龄大功能减退会更麻烦，各种这些妇科病都会伺机而生。为啥女的到年龄大的时候身上容易各地方长结节，腰上、盆腔、子宫里、特别乳房、腋下、甲状腺等，特别多。这些归结原因，就是教育我们一味减肥，没有回归到自然美，不知道怎么去吃？怎么吃得好去保养自己，所以才形成这样。

《健康新郑州》栏目主持人张方：

刚刚您说到这结节，大家不要小看结节，到后期可都是麻烦，那就不是简单去调理，你受罪自己难受，这个都是病灶对吧？

为什么我们要走到那一步，我们前期就把它阻断了，我们应该认识到为什么会这样子，然后我们去调理，所以说刚刚说到脾胃反而是女人的生命线。

怀山堂第八代传人康明轩：

不光是女人，对于所有人脾胃都是生命线。脾胃是你的粮仓、是供给你养分的。它是解决你后天之本，要后天呵护你每天的工作应酬、供给养分的，所以它重要得很。老祖宗早都把它说清楚了："万病之源来自脾胃。"病是吃出来的，因此告诫我们说"内伤脾胃百病由生"，所有一切的问题，大问题小问题，大问题是小问题久而积成了，但是所有的小问题都是从脾胃来的，这些问题都是吃出来的。

所以再回到年龄大"得脾胃者生，失脾胃者亡"，意思就是告诫我们，只要你能吃能喝、海吃海喝能代谢，通了，一通百通，再大的问题都是小问题。最后年龄大，各种结节等，那都是因为气血不足，思虑过多形成的，所以保护我们脾胃，就是保护我们自己的生命线，所以这个特别重要。

所有的病，都是脾胃不好造成的。一个植物、一棵牡丹花，青春靓丽开始，春生长叶子，接着孕育花骨朵，接着遇到阳光以后花开百度。但是你看牡丹花一颗花上面的花开得很大，但是下面只要被上面的叶子遮挡它的光线了，它下面的花就没有上面开发开的好。

所以女人怎么让自己一直保持得像一朵花一样，一定要让自己暖起来，五脏六腑都得暖起来。

你看很多年轻的女孩子就少气无力，一二十岁、二三十岁就痛经，你要是气血不足就越来越蔫儿，就形成每天少气无力、唉声叹气。正是花季的时候就没变成这样了，将来变成老年人以后是不是就会病恹恹。所以说一定得把这个认知提升上来，我们感觉到现在信息化已经都非常好了，下一步真的要寻找到、了解到什么是糟粕？什么是经典？我们认为我们中华5000年的文化，我们的老祖宗传下我们这些中医保护我们、呵护我们的这些方式方法非常好。

所以现在赶到好的时代，我们国家又号召我们中医药的伟大复兴，复兴过程中机会来了，所以大家真的要好好去认知我们的一些经典，了解人与自然这些关系，不要自己活在自己的认知或者自己的世界里。

认知与大自然形成一种和谐，了解更多的周期性会出现的问题，周期性就是花开不过百日，你想活得好，只有把内脏五脏六腑调节好。

气，一个人的气质，女性知性的气质，我们说腹有诗书气自华，她走到哪里她的腰杆都是直的，这就是自信了，这是知识或者她的综合赋予她的。但是谈到健康，你要想健康，你腰杆直起来，五脏六腑和谐，肾脏足，那你走到哪里，走到人前面就是有力量的，就是绽放的。

固住你的先天之本，呵护好自己的后天之本，让五脏六腑运化好。那你缺啥？是不是不缺养分？所以一切都好。像脸上暗淡无光、各种长斑、长痘、长老年斑这些，最后形成年轻的时候，如果不知道种下暖起来的因，到年龄大的时候一定会得寒的果。年轻的时候只要吃冰糕、吹空调，不知道保护自己，尤其女性像过了春天以后很多不了解，气温还没回升了，就开始脱衣服了，短裤短袖就开始穿上了，不知道护住自己的三焦，不知道我们的头为阳脚为阴，护住脚，人老脚先衰。我们的人一定要把自己的脚保护好。

但是现在不分春天、冬天，没开春、深秋都光着脚踝。甚至现在穿的袜子都弄的很短，认为露的多是好，所以现在我们就弄混乱了，不知道是哪一股风把它吹成这样。

《健康新郑州》栏目主持人张方：

审美影响了我们的健康，就是无知者就不懂得自己的问题，所以看不透这些问题。所以有的时候你去新潮赶时尚，不如沉下心来把自己的内在去提高一下,你的气质也由内而外散发出来了,那才是真正的时尚和美是吧?哪怕你站在同龄人面前,你可能没有人家穿得少,没有她穿的裙子短,但是你的气质在那儿,你是独树一帜的,你就是最好的。

怀山堂第八代传人康明轩:

所以这就是我们要回归,最后回归我给大家一个建议,一定在你的生命过程当中,你一定要认知,一定要让它暖起来,让脚暖起来、腿暖起来、关节暖起来、盆腔暖起来、胸腔暖起来,这样全部暖起来以后才不会形成这些寒凉,这样暖起来以后你才能生化,才有气质,才有气血。

第三讲　为什么女性要时刻暖暖的?

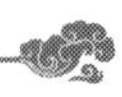

内容提要:

现代人的健康通病有哪些?

很多女性寒气大的原因是什么?

女性体内寒多带来了哪些健康隐患?

女性该怎样让自己暖起来?

《健康新郑州》栏目主持人张方:

今天我们还是继续我们的女性健康话题,说到女性,我们平时提到最多的那就是手脚冰凉,而且很多女性好像已经常态化了,她不在意了,她觉得所有女生都是这样,我也这样吧。但是所谓的简单的手脚冰凉能够反映出身体的很多器官的一些问题,是吗?

怀山堂第八代传人康明轩:

女性的健康太重要了。因为她要负责的是我们家庭的半边天,她负责了我们人类的繁衍。但是在当下的女性,这些健康问题确实也是从上而下,大家都非常重视。

国家一直说我们在计生方面怎么去让我们提高生育力。但是你看现在我们正在生育育龄夫妇,现在很多人都不能生育,这不都是因为健康问题吗?所以健康问题不是小事情,它代表着整个国家、整个家庭,是不是还代表着家庭的传宗接代,所以女性的这个问题不光是自己,它代表着整个社会,所以多数的女性在青年,或者青少年接着是成长,按照《黄帝内经》周期性,就是在14岁、21岁,到28岁、到35岁、到四十多岁,尤其在女性年轻的时候,因为我们的整个教材里面没有形成健康教育,不光是现在没有了,很早都没有了。现在国家下一步整个要抓、要实现中医药的伟大复兴,未来的五年要让中药馆重新进到农村,接着让我们小学四年级五年级以上学生都要学点中医,这就是我们中国文化的伟大复兴,现在我们再回归到健康,谈到中医之理论,怎么用食养呵护好我们女性在做阶段性过程中存在的使命,这些健康的问题是什么?你现在出现的问题有哪些?

年轻的时候追求美,年轻时候追求瘦美,年轻时候就被西方这些主流文化、现代教育说追求瘦美,我们一定要回归自信,自信我们的美,我们自然美就有了。在这种过程中,大家通过环境综合的变化,综合变化就是说现在三四十岁这些人或者45岁以下这些人刚好伴随着我们国家工业文明40年的发展,所以人为制造的阴寒、空调这些用多了,再加上现在冰箱多了,加上现在的信息化的高速发展,碎片化信息多了,所以大家都是在浮躁的过程中,没有定下来。

我们现在需要定,定下来我们真正要思考:我们为什么会出现这些问题?最后回归大道至简,回归所有都是因为我们的脾胃衰退了。现在为啥说"十人九胃病",现在又讲"十人九湿",这就是形成了胃病,胃是我们的生化之源,食物从口腔进去,但是胃动力弱了以后,它就没有生化,就解决不了我们每天供给的能量和养分。能量不足以后,气血就不足,气血不足以后它运行就弱,就会形成滞,形成滞后它不能顺畅地运行的时候,就是没有正气,所谓说它没有正气,正气不足,就给邪创造了机会,邪气都有机会进入。

邪是什么?风、寒、暑、湿、燥。这些邪气进去以后,如果运行弱它就湿滞在体内,滞了以后它就会停下来,就流动性不足,接下来就会淤,淤久了它就会堵,所以堵久了它就会结块,硬块化也就是瘤化,最后形成各种的变化。所以这些一系列的结果都是因为我们正气不足,所谓"正气存内、邪不可干",所以想要正气足,这都需要我们改变我自己的生活方式,把我们的生活方式调到与大自然形成一种和谐的关系上面来，最后形成良好的生活习惯以后，我们知道老祖宗传下来的中医方式方法，什么是顺时而食？就是说你得吃对。

现在都信息化，物流也很发达，很多人就开始吃反季节的食物，夏天吃冬天的东西、冬天吃夏天的东西，该吃甘的时候吃酸的，该吃酸的时候吃咸的……那我们该吃当地的食物时，一方水土养一方物产，又非得吃跨区域的，北方吃南方、南方吃北方的，这一下就乱套了，造成紊乱以后，就把五脏的规律打破了。所谓气血不足，老祖宗早就说了“气为血之帅，血为气之母”，气血就是气才能推动我们的五谷精微顺着血管的路径把它送给周身的器脏及细胞来成活的。你的气推动不了，所以这也是为什么多数的女性会手脚冰凉。手与脚是离心脏最远的神经末梢，都是微循环体系，气血到达不了。气为阳、血为阴，所以这地方气到达不了，这地方永远是寒凉的，气血到达不了脚上，脚就永远是寒凉的。

《健康新郑州》栏目主持人张方：

那就是供血不足，你看这就没上来，气血走到一半就上不去了。

怀山堂第八代传人康明轩：

对，它不光是热量，身体里边每个地方的细胞也要吃东西，有些地方气不够就送达不了。举个例子：养分一天应该送三次，它只送了两次，应该每次送 100 克，它只一次送了 80 克，它送的就不够，接下来就会导致这地方的细胞养分不足，养分不足细胞是不是就不能裂变？这也是为什么女孩子手脚冰凉、手脱皮等，这都是养分不足，不能形成更新，所以这些问题都是要找到源头。老祖宗早就说了，女性容易思虑过多，思虑多了就伤脾，“内伤脾胃百病由生”“万病之源来自脾胃”。所以说脾胃太重要了！但现在很多人都不了解，该怎么调养。

《健康新郑州》栏目主持人张方：

对，怎么调养是关键点。就觉得光知道手脚冰凉，也知道可能说的就是气血不足该怎么办？改善它是一个很大的工程。

怀山堂第八代传人康明轩：

现在吃的都吃偏了，都是吃一种食物里面的精华，把其他多数的都扔掉了，原植物不吃了，把原植物里面只取出一点，把其他部分扔掉了。如果按照进化论来讲，植物只需要长这一点就够了，其他部分都不长了，它既然长出来，存在就一定有它的道理。一定要吃自然界产生的东西，不要吃人为去改变的东西。所以这就是老祖宗提倡的，要把植物组合起来，顺时而食，吃东西，就是要根据季节性，根据春、夏、长夏、秋、冬，接着顺应到二十四节气，要按照时令节气之需求，根据环境的风、寒、暑、湿、燥，与甘、咸、苦、酸、辛，把这些都好好对应起来，找到平衡点，把吃饭的问题解决了。解决以后身体的微循环系统一通，身体一通百通，能把气血五谷精微送到手指上，各个地方都能暖起来。气血再回流，把各个地方细胞代谢的垃圾，最后都回归到大肠代谢出去，这才是健康的状态。所以现在都忽略了这些，形成了各种的问题。

《健康新郑州》栏目主持人张方：

您说具体调理我们该怎么做呢？

怀山堂第八代传人康明轩：

具体调理非常简单。简单在哪呢？因为咱们有方式方法，老祖宗几千年都总结了。第二个，植物这些东西大自然都造好了，每年都在那儿，只是现在人不懂得一方水土，养一方植物，一方植物养护一方人的健康平安。它在那儿放着，所以你只需要用自己的眼睛去认识它，认识后把它拿回来归类，去习惯吃就行了。

所以目标只有一个，让自己的脾胃暖起来。脾胃暖起来气血足以后，才能让身体暖起来。

头为阳，脚为阴，接着从上、中、下三焦，这整个上面动起来气血完全能推动，都能把脚暖起来，手暖起来，让这些神经末梢都暖起来。接着是让功能暖起来，盆腔、子宫暖起来，这是卵巢很重要。女性要怀孕，为啥不能怀孕？种不上种子，即使是种进去的种子，你把它放在冰窖里，它都没法发育。

举个例子：一只鸡暖鸡蛋，老母鸡坐在鸡蛋上是不动的。如果老母鸡一会儿跑了一会儿又跑了，鸡蛋一会儿暖了一会儿凉了，一会儿暖了又凉了，它能孵出小鸡吗？所以宫寒的女性就要把子宫暖起来，才有机会着盘，才能呵护好。为什么现在很多的女性孕育到一个月两个月，胎心已经不发育了？那就是自己原有不知道自己的基础，要想孕育的好，就必须得有好的土壤，让土壤暖起来，才能培土，最后种上种子，才能生根，才能很好地发芽、成长，可持续地暖起来，种子就能慢慢成活、生长成型。不能忽热忽凉，但是现在我们的行为过程中，有多少的女性是这样忽热忽凉，一会儿穿一会儿脱，所谓的穿得很少，让所谓的外邪进入、寒凉进入，从穿鞋子说，经常不穿袜子，护不住三焦，所以寒凉进去三焦以后出不来。

《健康新郑州》栏目主持人张方：

包括露脐装，露着肚皮这种的我们护还护不住，这还有专门露的。

怀山堂第八代传人康明轩：

对。她这一漏不要紧，这寒凉进去很容易、出去很难。

《健康新郑州》栏目主持人张方：

寒凉进去分分钟的，出去却如抽丝一般。

怀山堂第八代传人康明轩：

你打不开大门它是出不去，所以这就是所谓老祖宗总结的要“冬病夏治”。体内的寒凉，这病一定要在三伏天去调理，三伏天调理，你要顺着大自然力量，三伏天汗腺全部打开，打开了以后，通过大扫除把里边垃圾排掉，然后再经过秋降、冬藏，汗腺都闭住以后将来寒凉不是就出不去了吗？所以这就叫顺势而为。

所以寒凉不去，身体如果太寒了，寒凉在哪个部位，在关节里有寒，那它就会疼；如果长期的在脚部，那就是痛风；如果时间久了骨头会变形的，关节时间久到老年的时候，它有可能生骨刺，那就很疼痛了。接着在盆腔，子宫里会瘀滞，时间久了就会形成肌瘤。还有在腰部形成小块儿状、腋下形成小块儿状、乳房上形成小块儿状……这都是我们气血不足形成的，那形成以后怎么解决呢？解决这个问题确实很简单。我刚才介绍了，大自然造物主造的东西都在那儿放着，尊重规律，早餐吃好一点可以升阳，你每天补一点生姜、红糖等，逐渐的调理，欲速则不达。

《健康新郑州》栏目主持人张方：

你比如说我今天喝两杯得了，这是不行的，你不能说红糖水就喝个两三天，它是循序渐进，你肯定是要长期这样的去暖它，然后让你的身体去适应暖。

怀山堂第八代传人康明轩：

对。所以一定要坚持，我们任何部位都给它暖起来，暖起来以后形成一种和谐,让身体所有都暖起来的时候,它才能真正全部拿起来,才能调动起来,是这样的。

中医理论是培元固本的,西方的理论是狙杀论,他是对病灶的,对病灶去狙击、狙杀;中医是培土生根,解决问题的源头。

《健康新郑州》栏目主持人张方:

就像手脚冰凉,我的病灶在哪儿?难道我的神经有问题,把手打开,把末梢神经通一通?不在于那些。整体的是一个调理性,所以说两个是完全不同的。你现在是身体需要的,我手脚冰凉、我痛经,需要的是调理,并不是说是需要的是把病灶去除。

怀山堂第八代传人康明轩:

对,它是个系统工程。所以你的基础好了,身体完全通透了才能解决,不能是指一个点。

《健康新郑州》栏目主持人张方:

从调理的角度上来说,康老师有什么好的建议给大家分享一下。

怀山堂第八代传人康明轩:

我们现在就是要把植物利用好,大自然给植物的使命,按照君臣佐使、根据性味归经把它做个排列,做排列以后把它做成食物,让健康更简单!像我们的暖暖家,就把所有都暖起来,暖起来以后我们就是要用植物的作用机制,就是要理气养血,让我们的子宫暖起来,源头是把脾胃做强,最后把气血送到子宫、供给到盆腔。

下焦整个循环好了以后,都是要用辛性的植物,热一点的,但是往往很多人还虚不受补,特别虚,有些上焦热,中焦不通,下焦寒凉,虚不受补就不能打通,所以它需要慢慢来把它解决,一物通三焦,山药能直接通过口腔进到胃里入脾胃接着入肺,接着回到肾脏,它能从上、中到下焦都打通。接着我们可以配伍,茯苓,包括决明子、葛根、生姜、怀菊花、蜂蜜等把这些配料通过按照君臣佐使最后回归各自本位,形成它自己的特性,循环好它才能完成。

《健康新郑州》栏目主持人张方:

从这个例子里就可以看出,很多我们对于这些不健康的生活习惯,包括自己的一些错误认知，耽误了自己的很多健康，一旦认知到，及时止损，还是很有希望恢复健康的。

今天康老师给大家讲了很多关于女性的问题，特别是常见的手脚冰凉、痛经这些健康理念希望对大家能够有所帮助，大家也可以根据我们康老师给大家的建议回到家里面用温性的食物慢慢地去进行一个全面的调理。

第四讲　女性为什么会肥胖？

内容提要：

减肥方面的误区有哪些？

什么才是正确的减肥观？

应该怎样科学减肥？

《健康新郑州》栏目主持人张方：

康老师今天来到我们的演播室，我们一起来聊的是关于女性健康的话题，说到女性健康，其实大家最在意的就是我们的身材了。你说哪个女生不爱美，稍微一吃就发胖了，不吃又不健康了，但是好多女生好像在博弈之间还是选择苗条，但是身体的健康真的是忽略了，到后期我们看很多老人、特别是女性，在看病的时候就是这儿毛病、那儿毛病都凸显出来了。

怀山堂第八代传人康明轩：

对。你问我这个问题，你要让我说真话还是假话？

《健康新郑州》栏目主持人张方：

肯定真话了，咱们观众朋友听的就是真话。

怀山堂第八代传人康明轩：

关于肥胖，有两种文化，一个是现在的主流文化，认为追求瘦、美，我自己太胖了,是吧?但胖是不是问题?确实是问题。把胖当成两种,一种是特别肥胖的确实是问题,但是中度肥胖确实属于正常。

《健康新郑州》栏目主持人张方:

中度肥胖,您说所谓的肥胖就是那种臃肿型的。

怀山堂第八代传人康明轩:

怎么去理解呢?就要回归中国文化的自信,就是回到唐朝的美。

《健康新郑州》栏目主持人张方:

其实男生都喜欢那种珠圆玉润的女生,说的就是健康的美。

怀山堂第八代传人康明轩:

对,应该回到这个状态,这是我要说的真话,第二个说的真话,现在大家为什么会胖?

首先是你思想认知好像是胖了,第二最重要的是你生在了当下,你与当下的环境格格不入,当下的环境很多的生活习性、习惯把你养成了这样胖。

胖,胖叫啥?胖就是亚健康。胖就是因为你的代谢、吸收功能出问题了,都紊乱了,滞在体内没有形成代谢,所以才形成了胖。

《健康新郑州》栏目主持人张方:

堆积成了脂肪,然后这些脂肪所带来的就是一些并发症。“三高”,然后各种心血管疾病不就都来了吗?甚至是包括我们一些女性的这种病毒性的疾病,什么妇科病,包括乳腺病都会有了。

怀山堂第八代传人康明轩:

对。所以这些就是生活习性,你没有与大自然形成一种和谐关系,偏了。大家想要知道怎么能不让这么胖,我们是有妙招的。我后面给大家去分享一个妙招。

在这里大家首先要认识一下为什么会胖?胖是啥呢?胖是因为你的脾虚、脾湿,在遇到了寒,形成凝滞,凝滞以后形成你所谓吃的五谷精微,所谓的脂肪类的东西,因为你的脾虚以后形成肺气虚,气为血之帅,是统血的,气是要推动血运转的,如果整个气血和谐关系运转慢了以后,它就没有办法很好的代谢出去,所以淤留的、滞在哪个地方,就出现哪个方面的问题。胖的,一出来就是脂肪肝,这第一步先把这脂肪堆积在肝脏。第二步,通过肝脏出来以后，靠胰腺过滤，就停留在胰腺部位，接着包括我们的乳房、右叶下、盆腔，包括沉到腿里。

《健康新郑州》栏目主持人张方：

现在我就发现很多年长的女性，年轻的时候不注意，老了半月板、膝盖就很容易出现问题，就成了罗圈腿，都会有。

怀山堂第八代传人康明轩：

形成最大的什么呢？肥胖者，就形成了小腿浮肿，里边沉淀、堆积，应该代谢出去这些脂肪的东西没代谢出去，慢慢沉淀在脂肪里边，这些五谷精微、物质微量元素等，一系列都残存在体内，所以这些习惯都是跟我们饮食习惯有关系，跟我们的环境变化有关系。空调、贪凉，加上不运动，淤堵，再加上女性的思虑多，思虑伤脾，脾弱了以后，肺一定跟着弱，因为脾为肺的妈妈，妈妈一弱，孩子会不弱吗？

孩子一弱，气推不动，那一定会耗掉先天之本肾气，肾气就消耗了，所以形成一种恶性的循环，没有形成良性的循环，堵滞的越多，就越吃越胖，形成了合并同类项。

《健康新郑州》栏目主持人张方：

还有一种人，我们都特别羡慕，人家怎么吃都不胖。

怀山堂第八代传人康明轩：

这种人是很好。有三种人，一种是特胖的，一种是正好的，还有一种是你刚才说这种咋吃都不胖。咋吃不胖，也是问题，他想长肉太难了，因为他的胃不开化，酶解不了，小肠都不吸收，吃的养分的东西都是过客，从口腔进到食管转完以后排掉了。这种也不好，是没吸收。所以有很多瘦的，别人都羡慕他，你看他身材保持多好，但是他自己说我想长两斤肉太难了。所以这就是两个极端。

谈到这一块还是我说的，大家不分五谷，认不清。最后老祖宗传下来，我们分几个维度，一共十个维度。五谷，分天谷，天谷又称为阳谷，地谷又称之为阴谷，中间有风谷，还有悬谷，还有水谷，这是五谷。接着下面是五畜，五畜下面接着是五果，五果接着下面是五蔬。

《健康新郑州》栏目主持人张方：

我们平时生活中的谷类动物，然后水里游的鱼，天上飞的鸟，然后地上跑的鸡、猪。然后菜,菜类也分,包括我们吃的瓜果,有的树上长的,有的地里长的瓜果,都是不一样的,还有水里长的瓜果,都不一样,它们起到的作用也是不一样的。

怀山堂第八代传人康明轩:

那肯定不一样,它形状都不一样。

《健康新郑州》栏目主持人张方:

对它吸收的我们整个大环境的营养也不一样。

怀山堂第八代传人康明轩:

对。所以再对应着五方:东、西、南、北、中;接着对应着五味:甘、咸、苦、酸、辛;接着对应着五色各种颜色;接着对应着我们的五行,我说的五行不要把它简单理解为好像是迷信,它是有运行规律的;接着对应我们五脏,接着对应六腑,所以把这十个维度这些弄明白,你就都明白了,知道啥该吃。但是现在整个一种理论,统一都归类叫碳水化合物。

《健康新郑州》栏目主持人张方:

对。只要是带淀粉、蛋白质的,我就一口不尝了。对,你看你就把其中的一个重要因素,无形中的一种重要因素给摒弃掉了,你自己就退化了。

怀山堂第八代传人康明轩:

所以你看老祖宗把它分的,根据形状、性味归经不一样分类了,现在把它一大统都叫碳水化合物了。鸭肉也叫碳水化合物,牛肉也叫、猪肉也叫、羊肉也叫、苹果也叫、地下根茎的人参也叫、山药也叫、接着小米也叫、高粱也叫、各种水果,冬瓜、南瓜、西瓜都叫碳水,这不是紊乱了,明明不一样。最后告知你,碳水化合物不能吃,接着告知你糖不能吃,接着告知你盐不能吃,所以现在是不是乱套了?再加上女性还都喜欢吃一点甜食。

《健康新郑州》栏目主持人张方:

对,因为就像您说的五味这个东西,它真的是人不可调和不可缺少的,这是任何化学剂也替代不了的。天然的和后期加工出来的品质和到嘴里的口感完全不一样。

怀山堂第八代传人康明轩:

所以你要认识是高维度的,把五谷这些东西分不下来,后边更是不知道了，就是简单地按照现在构建标准在饮食。

《健康新郑州》栏目主持人张方：

我就理解康老师您刚刚说的这些，就是让大家普及中医，甚至是普及我们的五行，学一些玄学也好，加入我们的生命周期学也好，就是让大家能够理解，你得认识，你什么时候吃的东西它是什么，你连你吃的是什么都不知道，就给摒弃掉了，所以你把自己的身体健康也给摒弃掉了。

怀山堂第八代传人康明轩：

对。后天之本脾胃是需要我们呵护的，它伴随着我们几十年。自己光知道酸、甜、苦、辣、咸，还在折磨它，也不知道呵护它；第二个你还知道为了自己一个瘦身，你要饿肚子不保养它，你知道它是给你干啥的，它是每天呵护你给你供给养分的，养你生命的，所以你就为了一个减肥一个美，你连生命都不要了，你这种大小不分、你不知道哪个重要。

《健康新郑州》栏目主持人张方：

对，康老师给大家的总结，你是这样减肥的吗？康老师说到的这些东西你都不吃吗？你都不在意吗？你的健康真的不要了吗？就是说你得认识你该如何正确减肥，不是说我不动躺到那以静为美，然后让它自己消化，这是不行的，它应该是有吃有动。

怀山堂第八代传人康明轩：

对，这样才能加速它的循环。生命在于运动，你吃了以后适当运动但也不能太过。太胖了，你要运动多了，负重前行，还会对关节造成损伤。

《健康新郑州》栏目主持人张方：

所以想减肥应该是你得认识到哪些是你能吃和不能吃的。

怀山堂第八代传人康明轩：

对，最后你要把这个肥理解成啥，肥一直把你的养分停滞在肝脏，停滞在胰腺，最后把该代谢出去的脂肪这些东西都沉淀在你的细胞里了，细胞为啥能撑大？就是水量大，运转慢，遇到了寒，我举个不恰当的例子：就像吹气球一样，拿个气球，你吹一次它回归了，吹两次回归了，你吹 100 次，它就松懈了，它就不回归了，所以人的细胞里面一样的，你的细胞就是一个密闭容器，你把养分供给它了，它没有清空，它在里边沉淀，今天沉淀一点点，明天沉淀一点点,周而复始撑大了。但是这些年轻的时候只要身材胖的,你思考一下自己的过去,你种下什么因,都是贪凉,喜欢吃冰的、喜欢吹空调、喜欢喝冰的饮料,这都是年轻人的最爱。所以你种下这个因一定是得这个果,最后你喝的瘀滞在身体里,最后肉是松弛的就形成了胖。瘦不了,那怎么办呢?要想减肥最快的是上手术台,把脂肪刮掉,那是不是受伤害更大。

但是不动手术的时候用什么方法减肥呢?你不能饿肚子,饿肚子受伤害,但是接着你要是吃进去植物,吃进去以后把它归其本位,最后把五脏六腑调和谐,它慢慢地自然就减下去了,把你的身体变轻,减轻。

《健康新郑州》栏目主持人张方:

不是要减肥是减重、减轻。

怀山堂第八代传人康明轩:

就是让路打通,让气能到达身体,身轻如燕,路通了以后它才有机会顺着路把那些脂肪那些浊物代谢出去,所以才能达到减轻的效果。

《健康新郑州》栏目主持人张方:

那如果真是我们说想减肥,您有什么好的建议?咱们怎么吃才能健康?给我们的女性观众朋友们分享一下。

怀山堂第八代传人康明轩:

吃,要吃出健康。第一个要升,升你身体整个五脏六腑之阳气。第二个要从上往下打通,从上往下打,从下往上打,快速连接通,一通百通,最后把你的五脏六腑功能调动起来,用它自己的能力,最后把多余的残存在体内的这些重新回炉、消化代谢一遍,让它慢慢排掉,排掉以后我们要用食品,全部是食品减肥,我们的案例特别多,因为湿滞在体内,很多人现在流传说:千寒易去,一湿难去。除湿气死老中医,但是我们能拿到你的湿气开关,你的湿气开关我们一打开,湿气慢慢流走了,湿走了,寒它就不凝了,它就容易出去了。所以这样才能真正把你的青春定格,真正帮你实现你的美丽靓线,把自己的青春留下来。

《健康新郑州》栏目主持人张方:

对,人家说了,减肥前几天你就会明显地感觉到身轻,你排出去的很多是水分,你就自己就能够感觉不一样。

怀山堂第八代传人康明轩：

怎么理解呢？身轻就要气血足。你看年轻的时候身体没有淤堵，没有那么多垃圾，你一蹦多高。你身体里面的气与外界的气体形成一种平衡，一蹦很高，这就是年轻的体态。但是年龄大了为啥蹦不高？因为身体的浊物太多了，浊物多了、气少了与外边没有形成平衡，就蹦不高了，所以你要把这淤浊打通，打通有很多物种可以选择。第一个是调动你的功能，还是要用怀山药、用黄精、把脾胃调理强大，接着把肺功能调理强大，肺功能强大以后它能供气，供气以后气才能推动，那就用人参，人参是补气的，人参也是补气效果最好的。接着用芡实、昆布，往下行，再加上用一点荷叶利水，接着用一点怀菊花下行，清上焦之火，往往胖的，上边热、下边寒，你看吃点饭都满头冒汗，都热得不行了。

《健康新郑州》栏目主持人张方：

而且都是虚汗，都有水分。

怀山堂第八代传人康明轩：

对，清上面热，接着山药把它打通，热能下来，最后把这水归膀胱位，我们看水能流到山上吗？人站起来头是不是为阳、为高处，水变成汗一直从脑袋出去以后，咱们土话说，这就是“脑袋进水”了，这句话用在这里不是骂人的，脑袋进水说明水太多了，一点点堆积在这里，一吃饭就大汗淋漓，从头上出去应该是雾化、无形中走的，就像水蒸气一样无形走。

《健康新郑州》栏目主持人张方：

那是排汗，这是排水，这是两码事！

怀山堂第八代传人康明轩：

水不应该从这儿出来，水应该是往下边流，应该归膀胱、从小便排出去的。所以这不是“脑袋进水”了吗？说明身上的水太多了。

《健康新郑州》栏目主持人张方：

无处消化、无处排就开始往上走了。

怀山堂第八代传人康明轩：

都堆满了，都溢出来了，就像水库满了以后，它就从大堤上溢出去了。

《健康新郑州》栏目主持人张方：

这就是咱们平时一些不好的生活习惯，堆积的水气、水分。

怀山堂第八代传人康明轩：

对，所以不要把自己想的那么神秘，最后是想起来越复杂，它就特别复杂，你只有大道至简，回归就特别简单，与大自然各种现象对应起来就好了。所以你要形成这种状态之后，我们专门有美女靓线，怎么把美女变得更美，帮你把青春定下来，让青春定格 10～15 年还是没问题的，所以说最后用的都是非常好的，你像我用怀山药，它是补脾养胃、生津益肺、固肾涩精，它是一物通三焦脾、肺、肾。接着芡实是补脾祛湿，益肾固精，接着用莱菔子消除腹胀，因为莱菔子就是我们的萝卜籽，是通气的，接着用人参大补元气，用杏仁就是要润肠通便，用黄精就是宽中，黄精也是入脾肺肾的，山药也是，但我们看山药能在地下长一米多长，而黄精更像一个胖疙瘩，所以黄精是宽中的，山药和黄精两个是横竖交错，所以再用一点覆盆子，益肾固精、养肝明目。

《健康新郑州》栏目主持人张方：

我们都知道“十”字固本培元，你这就加固了，谁都冲不动，就是这个意思。

怀山堂第八代传人康明轩：

对，再用荷叶加上蒲公英加上菊花加上蜂蜜，把它叠加起来以后，它的功效是你想不到的。

《健康新郑州》栏目主持人张方：

今天非常感谢康老师来到我们的节目给大家做了这么详细的讲解。

第五讲　女性如何做到好孕?

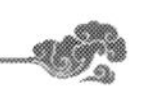

内容提要:

女性不会孕育的根源在哪里?

女性好孕的环境或条件有哪些?

女性如何通过饮食及生活方式实现好孕?

《健康新郑州》栏目主持人张方:

一直在关注我们的女性健康问题,但是现在社会好多女性的工作压力和生活压力还是挺大的,所以就会出现不孕不育的症状。

怀山堂第八代传人康明轩:

对,现在非常普遍,现在非常多。现在国家卫健委公布的数据应该是在育龄夫妇,现在已经达到16%点多都是不能孕育的,这个危机很大。我们一直说人是一个高级动物,是一个比其他动物要聪明,为什么我们会不能孕育呢? 我们要回归自然思考一下。一棵大树,种子落地就能生根,或者是种子被小鸟吃进肚子里,飞到其他地方拉出来还能生根,一个野猫野狗都能孕育,一个随便的草籽随风传播落在其他地方也会生根,那想想看是什么原因?

大家都往往会忽略自己,往往会认为这些好像是环境造成的。跟环境有没有关系? 跟环境是有关系的,但是跟自己的关系是最大的。所以自然界都能孕育,女性作为一个动物也好,作为一个高级的、智慧的、有生命或者有思想的高级动物,繁衍是一项基础本能,社会养育了你,要给社会有回报,回馈就是生命的孕育延续。但是为什么现在会造成这么多的人不能孕育呢? 不会孕育更多的是大家不了解自己的五脏六腑与大自然的和谐平衡之关系。年轻的时候,女性对自己的身体的属性没那么了解,所以与大自然形成了相对的博弈，年轻时候贪凉、熬夜、昼伏夜出。你说非得熬夜等这一些行为，造成自己的脾胃受了影响，生化五谷之源的功能弱了，最后造成五脏六腑的不和谐，最后形成气血不足。往往气血不足以后，就形成下焦寒凉，像我们的生理期痛经，像下焦特别寒凉的时候，像我们子宫里出现的那些小肌瘤等，这一系列都是造成我们不孕不育的原因。

《健康新郑州》栏目主持人张方：

刚才我们的康老师给大家简单的解读了一下，为什么这种现象会这么普遍？原来我们很少听到谁家孩子少的，而且还要搞计划生育。但是现在很多年轻人，包括特别是我们的女性朋友，想要有自己的宝宝就特别的难，也是遍寻名医，看了很多的病找不到根源。但是刚刚听您这么讲解似乎明白了一些道理，确实是自身如果不重视自身，年轻时候也好，小的时候也好，不重视自己的身体健康的状态，那到了成熟期想要孕育宝宝的时候，那就很难再去调理，需要花很长的时间和精力，甚至是需要在自身上也要体验很多的药效，才能够来孕育宝宝。其实这个过程也是挺痛苦的，就像之前我们说是手术先进可以做试管婴儿什么的，但是对女性好像损伤也是特别的大。

怀山堂第八代传人康明轩：

有几个损伤，第一个你思考一下，取卵子的时候，女同志本身不会受孕，要取卵子的时候女性的思想是愉悦的还是忐忑的？这是第一个问题。

第二个问题，取精子的时候是忐忑的还是怎么样？

第三个问题培养完了以后，要去给你种进去的时候，女同志是不是会忐忑？是不是会有担心？是不是会思虑过多？他会不会发育好呢？会不会成长呢？所以在这种状态下发育的小孩子，跟自然受孕那种状态是不一样。

《健康新郑州》栏目主持人张方：

完全两码事。而且有因为之前也做过采访就问了，有一些治不孕不育的大夫就说了，其实挺受罪的，他不是说一次就能孕育成的。就像您刚刚说的，宝宝的这个着床不太好，那自身母体就不太好，就算把小宝宝给你放在那里，可是你无法很健康地去孕育它，所以接下来我们要说的这个话题，就是这个母子的健康该怎么调理？

怀山堂第八代传人康明轩：

这就是有一句话说：母强子则强，所以这就叫先天，所以孕前必须得调理好母亲。从中医的角度就是说我们的土壤不行，我们需要优化改良，改良好以后才有可能种好庄稼。有可能种上去了，那你要给它温度，给它一个综合环境、给它水分，让它慢慢的，可持续去生长。不能给它来个忽冷忽热来个倒春寒，它就长不好了。所以在孕育的过程中，为什么现在有些一个多月、两个月好像是说发育不好、不发育了。

《健康新郑州》栏目主持人张方：

对，这种情况也很普遍。它不是说女性本身没有生育能力，她是有的。所谓不孕不育，好像我是孕育的过程中孩子不成熟，这是最亏损的，对母子的伤害都是很大的。

怀山堂第八代传人康明轩：

在这个过程中就是因为吃东西不注意，环境的风寒与凉风不注意，还是按照自己的惯性、习惯在自己的轨道上运行。接着就会出现小孩子在肚子里刚开始有妊娠反应，接下来逐渐一个月、两个月、三个月、五个月，七个月一直长。长的时候肚皮会反压迫的，反压迫以后，会压迫腹腔，接着往上面挤压压迫着胸腔，这样子就会影响小肠的吸收、蠕动，特别是会影响胃的开化，所以会造成你的脏器相对来讲消化代谢功能会有紊乱，会出现问题。

像出现到七个月羊水不足了，羊水不足就是你自己内分泌、津液回不到子宫里，所以说这样子以后就是小孩子的代谢出问题了，出问题以后那不是要出大问题吗？怎么去养活小孩子？这些都不要怕，这些都是有方法可以让它恢复的。所以对孩子来讲的话，母亲的体质强大，才能生优，才能优化，优好了以后离开母体以后还要育，在母体育好是先天之育，生下来以后后天继续怎么把他育好。

《健康新郑州》栏目主持人张方：

这个孕育的过程，她为什么会有这样的反应？

怀山堂第八代传人康明轩：

常见的这些不良反应还是身体太弱了，身体本质弱。所以本身体质上都是反映了五脏六腑的和谐关系出现了一些偏差，出现了不太和谐的地方，所以它才形成这些不良反应，所以说不同时期不同的反应状态是不一样的。

为什么到月份大的时候，通过反压迫，肚皮就拉裂了，出现妊娠纹。一种是特别胖的或者有一些特别寒的，代谢出问题以后，因为不是你一个人的问题，孕育是两个人，你要解决两个人的生活需要的养分，所以你一定要注意抓住自己的脾胃，孕期不能再胡吃海喝，不能乱吃，一定在孕期过程中努力吃一点稍微平和一点的食物。吃一些五谷，天谷、地谷、风谷、玄谷、水谷，这些东西要尽可能找到平衡，也要找到与大自然春、夏、长夏、秋、冬，尽可能与这些风、寒、暑、湿、燥处理好。了解这些以后你就该知道这样就不行。吹空调以后，外围的环境进到体内，把体内的小环境也给你改变坏了。人，头为阳脚为阴，上焦、中焦、下焦，往往孕育的子宫在下焦，往往中焦会不通，再加上孕期的过程中的压迫，功能就继续减退了。

所以这个过程中要解决两个问题，一个就是要解决让自己的胃口开化，很多人孕期的时候，前期孕期反应，呕吐、胃口不好；到月份大的时候，吃不进去，吃不进也不行，要少吃多餐，因为你要供给的，所以这就是要努力去克服，要克服，你必须得了解好你的五脏六腑与内外的环境的辩证关系，所以是要求母亲多了解一点知识，不能随随便便吃特别精的，吃个这，补个那。

《健康新郑州》栏目主持人张方：

你看我就发现现在很多宝妈，在怀孕之前各种补啊，钙也要吃，都是大量的药剂去调理自身，然后她说我吃了这个就一定能够成个健康的宝宝。但是你前期如果说就过量去吃这些维生素，也会有前期的孕吐反应。

怀山堂第八代传人康明轩：

所以这一块就是孕期包括产后都是需要吃一些平和的食物。

《健康新郑州》栏目主持人张方：

其实不用上来就那么激烈的补。

怀山堂第八代传人康明轩：

那是啊，不能吃太偏的，吃一些什么微量元素都跑偏了。举个例子：橘子，你非得说我把橘子都扔掉，我就吃一个维生素 B_{12}，明明里面我吃啥，我非得从里面提取点啥，好像是这样，其实不是的，还是要吃全食。

《健康新郑州》栏目主持人张方：

想要宝宝的，又想让我们的宝宝健康成长、茁壮成长，那孕前我们应该注意些什么？

怀山堂第八代传人康明轩：

孕前要做好保暖，先把自己保暖，先把下焦的子宫、着盘的地方先暖起来，要保护好，先把基础打好，只有把基础打好了，才有可能把土地暖起来，你种下种子有水分它才能发芽。如果你本身就是一个冰窖，你放进种子，它没有温度，怎么能发芽呢？所以这就是孕前要把这个事情要好好解决掉。

《健康新郑州》栏目主持人张方：

就像前期如果是男性想要孩子，你肯定得戒烟、戒酒是一样的，女性你肯定先把这个孩子要住十个月的房子打造好，好像是这个意思。

怀山堂第八代传人康明轩：

对，把房子弄好、弄干净、弄保暖，保暖了以后气血才行得畅，将来你给它输送养分的时候，它才能特别的通透、无阻力。只有这样你才能保证后边孕育稳定的、可持续的、慢慢的成长，最后才能形成育好。

《健康新郑州》栏目主持人张方：

说的好。建房子除了保暖之外，我们前期还需要怎样去调理自己。

怀山堂第八代传人康明轩：

前期调理首先要把气血打通，把胃、脾这些，五脏与六腑关系打通，把路径先给它打扫干净，让它通透，让它通畅才能让气血快速能到达，才能把热量送到子宫里。或者是我们可以调节一下，把生理期调理正常，把子宫通过保护，像夏天准备受孕，不要爱穿裙子，不要跑到空调屋里，冰窖里你还穿裙子，最后寒凉会通过下焦进到体内。这些你要暖起来，尽可能要穿牛仔裤或者是培养基础的时候，就穿厚一点的衣服要让它暖起来。

这是外，这是对外先保护。穿袜子要护住三焦。

内，就是要吃一点暖起来的，生姜红糖这一类的，吃一点平和的，吃些山药或者是冲些山药粉，或者吃点黄精、输点正气。或者根据自己身体的状态，偏离的方向：是特别胖的，还是特别瘦的，是气亏的，还是气郁的；整个目的是，气虚的必须得把气调理上来，补充一点回甘的食物，山药加点黄芪，加一点黄精，入脾、肺、肾，最后把气调起来了。如果气瘀的我们就把气打通，不能让它堵在任何一个部位，通了以后它就完全顺畅了。

《健康新郑州》栏目主持人张方：

原来还有这样的讲究，你看先调理的，不是说各种营养煲汤、煲啥的就吃起来了，反而这种过于油腻的可能对咱们孕前的肠胃也是一种负担。

怀山堂第八代传人康明轩：

是负担，它会滞，因为你如果体寒的，这些油腻吃进去的话它会滞，滞了以后就会淤，淤就形成不太通。

《健康新郑州》栏目主持人张方：

等于反而是加剧了这种不孕不育。首先是保暖，你不能相背而驰，你就为了美；然后再有一个就是像饮食，刚刚说的我要宝宝了，我得吃点好的，天天大鱼大肉，我又天天煲汤吃，反而体又寒，油性又大，你越想要宝宝就越要不成。有的时候真的很奇怪，就像咱们有时候说的放松心情，然后平缓的正常饮食，反而宝宝自己就来了。越是刻意去做，方法越是背道而驰，反而宝宝就不来了，这也有很大的问题。

怀山堂第八代传人康明轩：

重要的是要吃到平，吃偏了时就稍微吃些微偏的，把它纠回来。你说要吃点苦的，吃些苦瓜，你不要去吃黄连，太偏了；所以你要回甘吃点什么呢？吃点山药，吃点米面，不要去吃那些糖精；就是不要吃得太偏了。这样你的体质与自然形成一种和谐，宝宝自然就来了。

尤其是很多很瘦的女性，有的时候就是说自己先天不足，但是怀上了。宝宝生下来以后，内分泌出问题，母乳非常少，不够小孩子吃。所以在这种状态往往还有一些生完孩子以后，因为你给大自然回馈了孩子，让他能繁衍人类，接着大自然会给你有很多的回馈，但是很多是价值观出问题了，你一定要明白是孕育宝宝重要？还是自己瘦身重要？是鱼和熊掌你想兼得，但是你得有正确的方法是不是？

你又想把宝宝孕育好，你还要把自己的身体塑身好，尤其在哺乳期的时候，你还是要先注意把小孩养好，让自己的分泌状态调整好，好了以后，到六个月孩子吃辅食以后，让他慢慢断奶，接着你再慢慢地调理自己身体，去塑形，去瘦身。

第六讲　女性为什么会老得快？

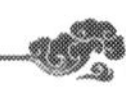

内容提要：

真正的衰老是什么？

现代人衰老的因素有哪些？

女性该怎样合理饮食延缓衰老？

《健康新郑州》栏目主持人张方：

康老师今天来到我们的演播室，我们来聊的话题是有关女性健康话题，说到女性所有女生应该都非常害怕一样的问题，那就是衰老。

当然这种衰老是有表象的衰老，还有内心的衰老，更多的还是有一些我们提倡的女性自信，但是表象也好，内心也好，身体功能的退化是我们不可抗拒的。所以这种女性衰老，您是怎么看待的呢？

怀山堂第八代传人康明轩：

关于这个话题，我跟很多女性进行了一个交流，她们把这些信息都跟我说了。其实大家静一下，做一个思考，衰老，这是一种道，一直从生优从出生、从母亲肚子里出来，逐渐成长到青春靓丽，一直到衰老，自己按照自己的轨道在生命的抛物线上运行。

我们回归自然想想，一颗牡丹花它什么时间开始孕育？什么时间结花骨朵？在什么背景下花开绽放？什么背景下花逐渐调零？我们把人和自然万物作比较，所以不要有恐惧、不要担心，担心是没用的。那么我们怎么去解决这个问题呢？我觉得可以从中医老祖宗这一块说起。

在我们的《黄帝内经·素问》我们就说：女人一辈子是与 7 与 7 的倍数

有关系的，现在这个工业文明造成以后，原有历史上是五七三十五岁，发始堕、面始焦、齿槁，但是现在通过大家整个原有的“十人九胃病”，现在变成十人九湿，加上寒形成凝滞，造成了我们生命阶段都提前了，提前了以后现在我们整个女性是21岁到28岁的时候，是女人身体功能巅峰时刻，也是自己最绽放的时候。

自己又年轻又知书达理。在这个过程中，这个气质是最好的。但是过了35岁以后，为什么会面始焦呢？因为五脏功能减退了，这是传达了一种信号，这个信号来了以后就是告诫你：你的脾胃酶解的作用功能逐渐减退，原有吃五谷，五谷精微能消化吸收百分之百的，逐渐消化到99.9%、99.8%……逐渐这样一直衰退下去，到生命尽头的时候，不吃不喝。所以告知你了有这个节点，那在这个节点你一定从修脾胃开始，你看看自己年轻的时候啥也不怕，酸、甜、苦、辣、咸、酒精在折磨，所以它就没有调理，这就告知你一定要在这个阶段要把脾胃的功能重视起来，如果不能重视，接着我们还有一句话：40岁心有余而力不足，表现在哪里呢？

面始焦，意味着开始有皱纹，脸上有色素沉淀，子宫的生理期不准确，或者是虚火旺盛的时候，每次提前一天、两天、三天、四天……这就代表你虚火旺盛了，需要滋下阴。如果原有五天、四天、变成三天、变成两天、变成一天，整个量少了，代表五脏六腑不和谐了，内分泌出问题了，所以要把这个调理下。如果没有管理，身体弱一点的，到七七四十九岁，就是我们天葵收了。身体好一点的女性达到56岁，那还有更地的能达到60岁、62岁、63岁才进入天葵收，你这个生理期越准时间越久排量越精准，代表着年轻，所以一定要知道生理期是一个晴雨表。所以你要注意抓住核心，就是要整个五脏六腑功能运行正确，让脾、肺、肾得通，解决好入口，解决好后天之本的问题，呵护好脾胃，才能保证每次供养得足，才能解决肺气足，肺气足了以后，气为血之帅，气足了才能推动着血，才能把五谷精微送给细胞微循环系统，然后才能气血足。气血足了就能自我产生能量，能把气血这个问题解决了，就减少了对自己的肾脏先天之本的消耗，减少这些消耗以后就会显现你的头发黑、浓密，但如果你要偏了，比如说虚火旺盛，就把肾阴蒸发掉了，就形成了发白、空心等一系列问题。接着进入更年期以后会出现睡不好觉、思虑多、做梦，做梦代表着晚上意识处于游离状态，身体没有很好的充电。举个例子，手机电池不行了，晚上冲得都是虚电，第二天手机电量是不是就不经用？

晚上休息不好第二天就没有精力，所以在这个过程中一定要抓住什么是内因？如果没有内因，一切的外因都会出问题。所以一定要“正气存内，邪不可干”。如果要气不足又会出现便秘状态。便秘就是因为肺气弱了，肺与大肠相表里，大便排的不畅，这就是肺气不足。

接着气行才能破血瘀，气不行则淤滞。淤滞以后女同志会形成脂肪肝、形成一些乳房的结节，形成这些是因为代谢部位里面的五谷精微没有充分代谢出去，瘀堵在那地方了，形成腋下的这些肿块，接着再往上面走，出现甲状腺结节等，这些都是传递给我们的信号，都代表着五脏六腑不和谐了。所以一定要去调理，一定不要去追求这个病灶，一定要去找到它的因，只有知道因果的关系，找到因才能解决问题的根源。

咱们老祖宗早就说了，所有的一切病因都来自脾胃，因为“内伤脾胃，百病由生”。所以我们能吃能喝，只要脾胃强大能代谢，再大的问题都是小问题。老祖宗又说了，到年龄大的阶段是“得脾胃者生，失脾胃者亡”。所以一定要把这个理念牢牢记住，一切问题都不是问题。

《健康新郑州》栏目主持人张方：

所以我刚刚就在说，有的同龄人就会特别的显老，有的人气色明显比她好很多，就像您刚刚说的，好多的人是内在的毛病和因素，她没有看到，她只是看的表象，她怎么就那么年轻，我们是同龄人，同班同学怎么就坐在这里就像是两代人一样，甚至是跨度更大。

怀山堂第八代传人康明轩：

我们可以分为几方面去理解。

第一个，现在的流行风都追求瘦美，但是如果回到我们唐朝，你看看我们自然美，所以说不同阶段，审美观点不一样，最后造成这股风气，造成对很多人的影响，不管自己的身体舒服不舒服，不管自己的身体怎么样？有些重度的需要减，有些是刚好的，也硬追求非要减，这把减肥当成一种时尚，当成一种名词，我建议大家一定回归自己的本能，自然美是最美的。所以只有养成一种良好的生活习惯，才能把自己的生活方式解决好。

我们拿睡眠来说，你的睡眠习惯所有一系列的结果都是有因的。两个因：一个就是五脏六腑的和谐性，和谐性就代表着每个脏器，心、肺、脾、肝、肾的阳气一定要藏而不泄；接着六腑，胃、小肠、大肠、膀胱、胆、三焦，六腑要永远保证通畅，就是要泻而不藏。不要藏污纳垢，藏了以后就会出问题。腑气代表是河流，河流里边杂草丛生，是不是就不通？那脏器就代表大山，脏器的阳气泄掉了，小石块掉下来以后就会堵住河流。所以老祖宗早就把这个说清楚了，这是一个五脏；第二个要认准我们摄入的食物，食物是解决我们每天供给养分的基础，所以一定得熟知这些食物，一定要顺时而食，一定要知道食物的性味归经。要根据大自然春、夏、长夏、秋、冬，细化到二十四节气应该怎么吃。除此之外，还要根据自己的方位综合辨证，在郑州的就根据郑州的环境去吃，在广东就按广东的吃，在上海就按上海的吃。所以不要差异太大的饮食，这些相对是偏性的。所以这两点要注意：一个是认知自己五脏六腑的和谐度，一个是对摄入的食物的认知，把良好的习惯养成，就会花开百日，能把你的花期延长。

《健康新郑州》栏目主持人张方：

说到这儿，我就替很多女性朋友问一下，到底食养该怎么去吃，我们才能够花颜永驻呢？

怀山堂第八代传人康明轩：

爱美之心，人皆有之。每个人都想把自己的青春靓丽留下来，让青春定格，让自己形成一种绝世美人，把自己的绝世风华定下来。怎么才能定下来呢？那就有很多很好的植物，饮食上尽可能要吃综合一点。像怀山药，怀山药有两个性，生的怀山药性平，炒熟的怀山药则性温，用麸炒、用盐炒，它入的经是不一样的。接着用一点黄精，用一点玫瑰花，用一点茯苓、桑葚、杏仁、大枣、蜂蜜呀，这都是锁住我们的容颜，让我们气血足的法宝。所以大自然都商量好了，都在这放着呢，所以只要我们好好认知，问题都能解决。

我们有很多的案例，二十五六岁的小姑娘就绝经了三四年，整个一看她就像四五十岁的人一样。你看看这种状态，是不是在自己的运行轨道上走得着急了，着急就代表对大自然不了解，所以还是要多一点了解大自然，了解自己的五脏六腑与大自然的和谐性，这个东西弄明白后，你就真的能延缓衰老。

《健康新郑州》栏目主持人张方：

现在网上也会卖好多这样的维生素类的产品，说是能够便捷的去补充，怎么便捷呢？就是省去吃饭了，然后就来吃点这些东西就行了。这个概念是不是把人的这种健康意识给模糊了？

怀山堂第八代传人康明轩：

对，有模糊的概念，或者有些偏离了，所以要吃，最重要的是会吃。要了解吃的食材的性味归经，尽可能需要平的，不是说人参好，大补，就一直吃人参就好。一说炖老母鸡好，就天天吃，这不行的，最后一定是要综合的吃。

现在人的体质往往虚不受补，什么叫虚？一种是气虚，中焦不通、形成这样。第二个中焦不通是怎么形成的呢？就是滞，不消化、消化慢，形成湿遇到寒就停在里面了，不通了以后虚不受补，补了以后它形而上它就上火，不往下行，所以这也是有问题的。所以一定要保证吃，要吃到平衡，最终回归大道至简，知道性味归经，知道适合你的，最后吃到适合你，你还能把它解决运化掉、酶解掉吸收掉，能充分的让它运转才能好。

《健康新郑州》栏目主持人张方：

对还得去消化，有时候你吃的都堵得慌，就涨成什么样还去那样子就没必要了，您教我的就是吃饭千万不要吃太饱，还是要适量。

怀山堂第八代传人康明轩：

对，留余嘛，七分饱最好。不能今天抓住好吃的就满满吃，吃的大饱，明天不好吃的就只吃了一点，饥一顿饱一顿，这就不是稳定的可持续地去消化吸收，今天把胃撑得很大，明天饿了就收缩，不能这样。所以还是要可持续稳定的吃，长期吃个七分饱，最终的是让它能代谢掉，能消化吸收，最后能排掉，让我们六腑永远保证能清空，永远保证你的胃有饥饿感。

咱们中医的老祖宗经过大量的总结说“十人九胃病”，这告诫我们，每个人的脾胃都尝遍了酸甜苦辣咸，不管是伴随着你 20 年、30 年、50 年，都是伴随着你一辈子的，你自己都没有精心呵护，它是你每天的生化之源，你的气血你的能量都是靠它供给的，如果你对它没有呵护，这怎么能行呢？举个例子，大家买回来一辆汽车，还知道 1 万公里保养保养，换换润滑油、清洗清洗它的内脏、机油都给它换换，换换它的空气滤芯。但是人没办法清理自己的肺，没办法换一个肺来解决供养，因为你的鼻孔直接跟肺连接着，每天空气中的粉尘、雾霾、那些污浊都会进去的，它会直接进到肺里，所以说为什么我们的肺是最娇贵的？我们的胸腔为什么要保护着我们的肺？因为它是与外界直接相通的，所以为什么很多人到年龄大了，五脏不行了以后，肺气不足以后就形成很多带进去代谢不出来，接着气不足就不能推动血液的运行，就形成了气滞血瘀。

《健康新郑州》栏目主持人张方：

您这样一讲解真的心境就特别的明了，好多还是自己不了解自身的一个状况，然后就进行了一个背道而驰的调理，所以这个调理不仅是脸上。你说我抹高级的面霜，不如进行内在的调理，是由内而发的那种白里透红的气色，这个是女神永葆青春的一个秘诀，是吗？

怀山堂第八代传人康明轩：

很多的女性你看着人家特别阳光，你看人家很有气质。所谓的气质，就是得有气。一个篮球如果泄气了，蔫了，就拍不起来了，要有气你一拍就起来。所以有气冲着、顶着，一切都好，所以气足以后才能运行好，才能推动血液循环好。

第七讲　女性为什么会掉发、脱发、白发？

内容提要：

女性脱发为什么这么普遍且呈现年轻化趋势？

女性头发白意味着什么？

该如何通过饮食养护头发？

《健康新郑州》栏目主持人张方：

今天我们来聊的还是我们的健康话题，说到健康现在人都是比较注重自己的形象的，可是像近几年就发现包括00后、90后年纪轻轻的就开始掉发了，更不要说是中年的了，就以前好像父母那一代很少看到他们会脱发掉发，为什么现在年纪轻轻都会有这种困扰呢？

怀山堂第八代传人康明轩：

脱发这种现象现在确实特别普遍，但是这种现象是怎么来的呢？为什么现在都提前了呢？咱们中医老祖宗早就说过人是五七三十五岁，开始脱头发，但是现在的现象是20多岁就有了。我们在大学里边做了测试做了调研，然后发现大学生20多岁，头发很多都脱了。还有很多做研究、做计算机编程的经常熬夜的那些人已经开始秃顶了，头发为什么脱的快？实际上就是因为身体有寒，形成湿滞者。严格来说就是头发油性太大了，所谓的头发特别的油，一两天不洗头发，头发全部是油的。

《健康新郑州》栏目主持人张方：

头发一天不洗都不行了。

怀山堂第八代传人康明轩：

都是特别油，这是一种现象；第二种现象，有些少白头，逐渐开始有白发，到年龄大30多岁、40多岁很多白发。"发为血之余"，就是肾气足发才好，因为肾主毛发。

所以就说明你后天吸收的营养吃的五谷精微，你的脾胃弱了，脾胃弱了以后，它一弱他就因为脾湿，这样能克制肾脏的。脾一弱肾脏就弱，肾脏弱那肺也会弱，因为脾为肺的妈妈，肺为肾的妈妈，所以脾一弱肺也弱，肺一弱就形成了气滞，形成气不畅，气不畅以后气血就不足，气血不足以后它养分就送不过去，送不到大脑上，所以头发就分泌了油脂，因为胖就滞，滞在这里所以说头发就脱了，跟我们自然界的大树是一样的，大树是一棵木头，是一个树，它对应的是我们的肝脏，如果你在室内栽一棵树，你长期的浇水，如果他没有形成很好的光合作用，它的树叶就会脱落，长期水泡着。跟人的脾脏一样，脾长期被水湿泡着就是胖的，所以就不通透，没有形成一种良性的正循环，就是这样。

《健康新郑州》栏目主持人张方：

你看好多年轻人都觉得我哪儿来的那么大油腻呀，这个也没吃什么，就好像咱们说句不好听的，有些我们来形容为什么？人上了年纪一直到了35岁之后40岁怎么就看着这么油腻了。油腻它可能是理解为，就是看着发，就整个臃肿。会有这种说法，很臃肿，就像你说的可能就是水汽、湿气大的，看着别人就是精神干练的，但是他就看着非常的懒散，为什么？

怀山堂第八代传人康明轩：

这就是两块儿，一个是代谢弱了，形成湿，湿凝了滞；第二个，滞了以后就黏稠了，气不好它通不过，形成气不足，气又为血之帅，血液里的五谷精微是靠气来推动着，送到远离心脏的神经末梢、送到手上脚上、送到周身的细胞，气一弱就不行了，所以源头还是脾胃。

只要养好脾胃。因为老祖宗《黄帝内经》里面早就总结了，女人五七三十五岁发始堕、面始焦，男人五八四十岁发始堕、面始焦，所以女人的气血过了这个年龄以后一定要抓住源头，大道至简把自己脾胃调理强大，能吃、能喝、能代谢，一定要追求内在的质量，不要追求瘦美饿肚子不吃，抱着一种不能让脾胃吃太多了的想法。

《健康新郑州》栏目主持人张方：

对，您说的这个解释太多了。有的人自以为好，你说我这堵着了，那我不吃了我就停着，我就是空一空，就还出现了所谓的断食疗法，这个断食疗法，网上特别的流行，我就觉得好像最近我要清空我的肠胃，我把我的瘀堵全部都去除掉，我不吃了，但是我觉得这个原理好像也不太对，你越是不吃、脏东西不就越在肠胃里吗？

怀山堂第八代传人康明轩：

这个轻断食，偶尔断一次两次它是可以的，但是如果你要断时间长了，你举个例子，一个植物在生长，或者说母亲在怀孕期间，给她的小孩子断五天粮食，小孩子还能不能继续发育呢？所以不能这样去断。

所以白发是因为养分本身跟不上了，你还要因为我想减肥，我不给它供养分，它不更白吗？本身气滞了，影响了五脏的功能，它每一个脏器都有它自己的功能。

第二是它自己本身的功能。你不给它供给，它自己的功能就没有了，它的功能是不是更弱？就是一个发动机或者一个马达，你不给马达供电，它怎么能给你带动旋转释放出力量呢？

所以你脾脏、肺脏、心脏都需要养护。心脏的水泵你不给它供给养分，它光在干转，供给不上养分，光让它给你工作，把血液给送到周身，能完成吗？完不成。最后，吃食物一定要匀速吃，不能饥一顿饱一顿，特别是轻断食有时候一断几天都不吃，对身体影响很大。

《健康新郑州》栏目主持人张方：

您说的一点我觉得太对了，就本来我可能黑发，那是因为油亮的黑发那是很健康的，因为它养分足。但是之所以白发可能就是说营养不到了，本来年龄也到了，我马上40多了，然后就是营养越发的匮乏了，然后这个时候再去做这种轻断食的话，营养只会加剧它的流失，是这个意思吗？

所以说就像咱们刚刚接着话题就讲，就是说这种脱发也好，白发也好，就这种营养不足的情况，它会引起什么？

怀山堂第八代传人康明轩：

只要看到一根白发，大家首先想到的是好像白发意味着我衰老了，颜值下降了。

《健康新郑州》栏目主持人张方：

她担心的是这个，就是说不好看，只是表象的不好看。

怀山堂第八代传人康明轩：

但是实际上是伤害。

《健康新郑州》栏目主持人张方：

她内在已经伤害很大，才会出现这种状态。

怀山堂第八代传人康明轩：

对，有伤害了才有这些，都是她五脏功能减退才会造成这种结果。所以到底是固本重要还是看表向重要呢？你看看我，我跟你说我活到80岁我的头发还这样，活到100岁，头发还是这样。

《健康新郑州》栏目主持人张方：

我早就想问您了，我和康老师我们差十岁。

怀山堂第八代传人康明轩：

可不是十岁，我们差十好几岁呢。

《健康新郑州》栏目主持人张方：

是吗，你看看，不说的话我以为老大哥了。

怀山堂第八代传人康明轩：

我们60年代的，你是80年代的。

《健康新郑州》栏目主持人张方：

你看能看得出来吗，就今天做节目，我一直以为是老大哥了，

怀山堂第八代传人康明轩：

所以这就是一定知道要我们人与大自然是和谐的，我们一定要知道懂得自己的五脏六腑与大自然和谐，与大自然的运行规律和谐，不管男女，尤其女性更重要。

《健康新郑州》栏目主持人张方：

我发现，只要女性白发一生长，她的眼角纹或者是斑也随之而来。

怀山堂第八代传人康明轩：

不光是这样，女性的白发多了以后，因为她不了解因此会思虑多。第二个白发多了以后，气不畅以后，就会形成各种郁结，乳房里边的肿块、甲状腺的结节、肺上的结节都随之而来，接着小腿上形成脉管炎、静脉曲张、腿水肿，都是这个问题。

《健康新郑州》栏目主持人张方：

这些都是内在的，不去做体检、不检查你还真是看不到，然后这个白头发是最明显的标准。

怀山堂第八代传人康明轩：

所以老祖宗传下来中医的望、闻、问、切，我直接看的是你表象。所以直接看你的发质是窥一斑而见全豹，看发质就知道你的性格，就知道你的肝脏什么状态，知道你的心性是什么样子，一看你的发质柔、硬，一看就知道你整个的五脏状态。同时，我们要知道外因全部是由内因来左右的，不要光靠外边涂抹、染一染遮盖，这些方法不是长久之计。所以我是有方法教大家直接白发变黑发的。

《健康新郑州》栏目主持人张方：

它会转换的？

怀山堂第八代传人康明轩：

那是呀。

《健康新郑州》栏目主持人张方：

我以为拔掉就行了，快拔秃了。其实是不能拔的，只要好好调理，是可

以恢复如初的。

怀山堂第八代传人康明轩：

对，只要你方法得当。

《健康新郑州》栏目主持人张方：

我就想像到了我50多头发至少也不用天天染头发。

怀山堂第八代传人康明轩：

不用染，还是要回归自然。

《健康新郑州》栏目主持人张方：

天天染发也不好是吧。

怀山堂第八代传人康明轩：

肯定不好，染发膏是外来的。大脑是什么？大脑是我们的司令部，大脑的构造非常精密，是我们的储存器，所以要是污染了，从表及里，实际上你看着是表，污染久了，你的记忆力会减退。

《健康新郑州》栏目主持人张方：

它会影响这个，你看染发的规范，我们光知道染发有化学物品不好，但是不好到哪儿还真不知道。

怀山堂第八代传人康明轩：

化学物品如果是把手上哪一块烫伤了，它还不太要紧，但如果是在大脑的司令部犯上作乱，那影响很大。

《健康新郑州》栏目主持人张方：

而且有些人为了美就可能长期染发。

怀山堂第八代传人康明轩：

不行的，所以一定要知道自己调理内脏，内脏调理和谐了以后，这一切问题都不是问题。因为造物主造的万物生灵，各种食物都在储备着，只要你认知以后，这问题都不是问题。

《健康新郑州》栏目主持人张方：

那好，关键问题来了，我就很想问康老师，您是怎么食养做到让自己乌发常青的？

怀山堂第八代传人康明轩：

就抓住一个源头——内生。“腹有诗书气自华”，只有内在和谐了，才可以由内而外的生发。把五脏六腑给它调和谐，抓住源头，所以一定要把脾脏调理好，供给好养分，它就让你的心、肝、脾、肺、肾全部和谐了，最后让你的腑器全通了，一通百通，通了以后养分可以瞬间到达身体的各个部位；你要是不通的时候，你想着让它快速到达它到达不了，因为路不通啊，所以一定要解决内生，一定要抓住这个核心，核心就是内生。我们中国传统说吃啥补啥，我们就吃一点黑东西，吃黑芝麻、桑葚、熟地黄等。

《健康新郑州》栏目主持人张方：

黑豆之类的。

怀山堂第八代传人康明轩：

对，黑豆黑五类这些，但是这些吃了以后，好不好呢？因为这些物种确实好，但是它形而下，才能入肾经，但是入肾经的时候它需要靠什么？还是得靠脾脏。你不能吃一样东西不经过消化直接到肾上去了，它能不能到达？到达不了。它还得需要你的脾脏的消化，小肠吸收和胃的消化酶解，小肠吸收也要靠脾的运化，啥叫运化？运化就是首先靠肺供气，然后五谷精微消化吸收在这些黑五类后，需要气送到你的神经末梢，送到你的微循环系统，送到你的所有细胞变成养分，这样周而复始不就回归了吗？

所以脾脏调理好回归了以后，用点黑芝麻、黑豆、桑葚，再加点炒制的怀山药，像有些阳气特别旺盛、虚火旺、有白发的，就选择吃点生的怀山药，干燥过的怀山药片，放个几年陈化，就像陈皮一样，陈化以后用来煮水，多泡少煮，15 分钟就可以，不能煮太过了，就让它的润性发挥出来，直接喝了以后它能滋肾阴，也能滋肺阴，所以这样子把脾、肺、肾调通了以后就形成了有生化之源，它才能运行顺畅，顺畅后就能把我们吃的黑色的东西送下去了。所以这里面也是分君臣佐使，是有分工的，也是有接力赛的，就像我说的光吃个黑花生米，让它跑到肾上去能行吗？

《健康新郑州》栏目主持人张方：

都要结合着吃。

怀山堂第八代传人康明轩：

对，一定得结合。就像奥运会场馆运动员进行的接力赛一定是各自有分工的，你跑这一段你跑那一段，最后你每个人都快了，都和谐了，最后才能解决问题，拿到冠军。你不能说光让肺强大，那不行，你光让心性血液供不上，时间长了心脏就早搏了，所以这就是一定要把内在打造和谐。

《健康新郑州》栏目主持人张方：

对您刚刚提到的这个，我就觉得您说的山药的这个方法和针对性身体的调理还是不一样。

怀山堂第八代传人康明轩：

那不一样，很多物种都是一物两性。

《健康新郑州》栏目主持人张方：

我以为就在家蒸着吃，是吗？

怀山堂第八代传人康明轩：

那不是的，蒸着吃的和炒着吃的，是不一样的。我说的炒着的就是用麸，把麸加热以后把山药拌着，最后用麸皮润着，不至于把山药炒糊了，炒至微黄后才入脾经，最后它才升，形而上是升阳。这里面最重要的是一定要做好组合。食物一定要做好搭配。根据它的性味归经，根据你这个对应的需求。

《健康新郑州》栏目主持人张方：

而且还有一点，我就觉得咱们所有的饮食也好，它也是相生相克的，你得知道它的内在调理性，不能乱吃，它和什么有相冲的，尽量就多注意一些。

怀山堂第八代传人康明轩：

不要想着黑的反正就入肾，我就逮着黑的只管吃。

《健康新郑州》栏目主持人张方：

是的，说的就是这个。

怀山堂第八代传人康明轩：

吃了积在胃里不消化，消化不好。

《健康新郑州》栏目主持人张方：

像这种黑豆、黑芝麻，其实是很硬的，自己都知道我们平时自己吃一点噎得不能行，就根本不好消化，更不要说是我们为了去白发的一些老年人越吃越坏。

怀山堂第八代传人康明轩：

所以一定要知道这个道理。

《健康新郑州》栏目主持人张方：

食物有一个配比性，可以辅助更好地去吸收，帮助我们更好地改善需要调理的内在问题。

怀山堂第八代传人康明轩：

对，做到该滋的滋，该润的润，该养的养。

第八讲　为什么说女性睡不好会更易老？

内容提要：

睡眠的重要性体现在哪些方面？

睡眠问题的根源在哪里？

解决女性睡眠问题，有什么好的方法？

《健康新郑州》栏目主持人张方：

今天要聊的话题是女性健康，但是普遍的所有阶段的人，不分男女性现在好像都会有这种困扰，那就是失眠、多梦，一说就是谁家抑郁了，心情不好，绝对有失眠，绝对是晚上睡不好。这是什么引起的？

怀山堂第八代传人康明轩：

首先要认清是什么时间的眠。我们人是大自然的产物，大自然告诫我们是要昼出夜伏。如果现在简单的理解，就像手机一样白天要放电，晚上我们要充电，但是你晚上充电充不上了，因为你在游离状态睡不好，翻来覆去，是不是？

《健康新郑州》栏目主持人张方：

可问题也想睡啊！睡不着，就脑子里的事儿蒙蒙的，倍儿精神。

怀山堂第八代传人康明轩：

对！我们回归到整个生命周期中去看，小孩子生下来以后是不是一天都在睡？接着到上学时候也是睡眠时间很久，接着到上完大学以后还是睡眠很好，睡眠时间可以达到三分之一，接着逐渐到生命尽头的时候，天天睡，再也叫不醒了，这整个是不是一个规律？所以睡眠睡不好代表着你不健康，代表着你的五脏六腑已经不和谐了，这一系列问题，就是由很多原因造成的，如果把这些原因真正系统归纳，所有的睡眠不好都是因为你的脾脏出问题了。

《健康新郑州》栏目主持人张方：

脾脏出问题。

怀山堂第八代传人康明轩：

脾脏出问题以后加上五脏六腑的功能减退，最后形成你的肝功能减退，伤肝。伤肝一定要知道五脏与大自然的春、夏、秋、冬，风、寒、暑、湿，有密不可分的关系，与一天的十二时辰有密不可分的关系，它都是有规律的。咱们知道规律是道，道是不变的，但是我们现在往往一直在和大自然博弈，最后博弈的结果，年轻时候贪凉，不知道吃五谷，到后期气血不足，最后形成湿多了淤滞，五脏的东西淤滞到肝脏，淤滞了以后就不通透，不通透了以后气血顺不上，正气不足，所以晚上就多梦，处于游离状态，思绪特别乱。

《健康新郑州》栏目主持人张方：

等于说脑子都没有休息，没在充电，脑子还在转，一直在转。

怀山堂第八代传人康明轩：

脑子一直在转，在消耗，消耗以后醒来具体做了什么梦也不记得，所以这就是在年轻的时候，没有静下来，我们要遵循昼出，动起来；夜伏，静下来。但结果是现在往往晚上很多人静不下来，是不是这样？

所以这个失眠一个是睡的时间短，第二个是没有深度睡眠。就像有些胖子，你看他在睡，他其实是在做梦、在游离，他嗜睡，嗜睡就是慵懒睡不醒那种,他也做梦,没有真正的静,这就说明睡眠质量不行,假睡眠。

睡眠对我们健康的影响应该排第一位,大家没有认识到睡眠的重要性,所以到年龄大后思虑多、脱发等这都跟我们的睡眠有很大关系,睡眠不好了以后,晚上易醒,一个小动作一惊醒就睡不着,还有一些一出差、一离开自己的床或者换个枕头就翻来覆去睡不着。它这种敏感产生原因是心在浮,心在浮就是肝不实,所以这就形成思想一直在游离。

《健康新郑州》栏目主持人张方:

那失眠意味着什么呢?

怀山堂第八代传人康明轩:

失眠意味着五脏不和谐,睡眠就是我们说的手机充电,充不上电了,第二天是不是不耐用了,人就显得精力不足,没劲啊,气虚啊。

接着回到我们五脏的相克,它有相生,它有相克,肝为树,它是个木头,如果特别干燥了,肺会克住它的,肺本身是克木的,肺是金,这把刀很锋利,就是要砍这个木材了。但是你的木材的里面不缺水了,它就皮实了,它就砍不动,会有弹性。但是如果木头特别湿,也会一砍一大片。

《健康新郑州》栏目主持人张方:

所以现在睡眠不好,好多人就会精神紧绷,就会出现情绪的抑郁啊、暴躁啊,肝火旺就像您说的,它又影响肝火旺,甚至是眼睛红肿啊都会有,气血上这方面的。

怀山堂第八代传人康明轩:

对,它气血一补,就虚火旺盛,加上心火旺盛顶着,心是克我们的肺的,一克肺是不是肺供气就不足了?供气不足以后,气不足血就淤,形成滞,最后形成肾脏会提前消耗。

所以你要充电好了以后,因为肾为肝的妈妈,肝火一怒以后,肾脏的妈妈能爱你吗?就是你的孩子老在外面跟朋友打架了,妈妈是不是会操心?一操心是不是就动了?本身应该让妈妈静养,你动了,是不是麻烦?所以这就形成了你的五脏不安,形成五脏的不和谐,五脏不和谐以后,那你想想危害多大?

《健康新郑州》栏目主持人张方:

我发现好多产后妈妈情绪抑郁,然后就会说有什么抑郁症,她就是因为连夜去照顾孩子，睡不好，她的情绪才会这样，她休息不好才会这样。

怀山堂第八代传人康明轩：

对，是这样的。所以愈后、产后这些女性是这样的，接着随着年龄大精力减退也会这样，接着再到更年期以后更会出现这种问题。

因为她就是“急”多了、思虑多了，我们有个古话说：“三十而立、四十不惑、五十知天命、六十花甲、七十古来稀”，六十花甲要放下，让心顺了，所以这些老人他们都很智慧，一直是不想再跟你生气，我也不想动不动就跟你发脾气，但是都是在这儿压抑，压抑自己憋着，但是一旦要爆，爆出来，一点都着，就爆发了，太可怕了，所以她压抑自己不是思虑多吗？就伤脾胃，我们说茶饭不思。

《健康新郑州》栏目主持人张方：

所以说女人不能生气，一生气就完了，各种问题就来了。

怀山堂第八代传人康明轩：

气滞里面，气滞以后就麻烦了，是不能生气的。我们有句话说“气死人气死人”，不能生气，气郁以后就会滞，气滞以后就会堵，形成各种结。

《健康新郑州》栏目主持人张方：

有什么好的方法，就是说能够疏解这种失眠、多梦现象。

怀山堂第八代传人康明轩：

您讲到这个，所有老祖宗传下来的传统文化，禹帝治水怎么治？黄河怎么治？要疏导。我们治都江堰，它的后面排不下来，我们再改个口，变成两个口让你走，是不是疏散了。

所以这就是一定要疏通，疏通太重要了，但疏通就又是回归到了自然，很多作物都是能让你疏通的，如何疏通？原有六腑里面的路径，河道里边长了很多杂草，是不是要把草给它闯一闯，修一修？第二个或者让气血足，能快速推动能通过，是不是能把你的养分供给？所以通透以后，你自然就恢复了，恢复了五脏六腑的功能，减退这些不好的功能就好了。所以通透这些能入睡的，这些植物能发出指令，让你入睡，快速进入梦乡。在这种状态下，你还是要通过脾脏调理，要用山药，山药是阴谷的，它能解决，做身体定海神针的。

山药我们以前讲过，在一万多种植物药材里面，山药是四味药其中之一。你看山药、墨药、芍药、乌药。山药，山是什么？山是不是稳呀？你看看古代象形字山怎么写？是不是很稳定啊？稳如泰山。所以人一样的，你得有定力，稳如泰山。所以山药啊，一根山药通三焦，入脾入肾，让你的定海神针肾脏，不能轻易拿出示人，不能轻易拿出，把你的阳气泄掉，它要通。接着我们要用啥，酸枣仁，我们要敛汗生津，要宁心安神，先让你能静下来，心火不那么高，不那么浮躁，不那么思虑多，接着决明子，我们清肝，清肝它才能明目，最后清心才能安神；接着我们用百合，百合是养阴润肺的，它是白色入肺的。

《健康新郑州》栏目主持人张方：

我一直以为百合就是很滋润的，那种比较美颜的。

怀山堂第八代传人康明轩：

润肺的，美容的。接着我们要用覆盆子。覆盆子是益精固肾也是养肝的。往往它这个植物就是滋肾的时候也一定会养肝脏，因为肾脏为肝脏的妈妈。

接着用怀菊花，也是一种清肝的，清肝明目，接着是清热解毒，所谓的毒，是把偏性的燥代谢一下。最后用蜂蜜，和肠，润肠道，润肠道后就形成了通，食物进到脏器里面，代谢，接着进到你的一个腑器里面，解决养分，一边顾着脏器的阳气，一边打通，一边把你的腑气泄掉通掉。这些植物它综合起来以后，实际上都是通过口腔派到你体内的小特工，最后到体内以后它各归本位，各自有各自的工作，它和谐起来它就给你发出指令，让你快速入梦，所以大自然都是有方法的。

咱们都知道一方水土养一方物产，一方物产呵护一方人的健康平安。所以我们身边的很多植物，都是可以根据它的性味归经、根据君臣佐使，能分辨它能解决你的什么问题。如果你要是一解决，晚上能定、能够安静能充电，你第二天是不是生龙活虎？第二天是不是精神状态特别好？所以你一看很多人精神状态好了，你一看人家睡眠很好；你一看人家头发很好，人家睡眠一定很好；你一看他气血很足，睡眠一定都很好。所以你的气血好不好，都跟你的睡眠有很大关系的，所以你的健康是不是和睡眠有很大关系？

睡眠跟我们的脾脏都是要占到你健康的50%以上的，这个比重是很高的。所以大家一定要把自己的健康重视起来，不能因为自己年轻，我有资本，我有消耗，我有时间，我的精力旺盛，我就可以为所欲为，就可以和大自然博弈，我天天熬夜吧，我天天熬到两点熬到三点钟没事，或者我熬了，我明天白天补一觉。你白天补的觉是补不回来的，我告诉大家，你消耗掉的能补吗？很多你认为将功能补过吗？补不了，因为时间这个东西逝去是回不来的，所以你不要说用明天再来补今天的事情，补不了。

《健康新郑州》栏目主持人张方：

对，您说这个对。你想你一天晚上没有睡好，你明天所做的任何事情都可能会受到影响，受到了影响你还需要另外的时间去填补，这个时间永远是挤不出来的。

怀山堂第八代传人康明轩：

对，康家有个留余嘛，“留有余，不尽之巧以还造化”，就是告诫你不要认为自己年轻，你时间很久的，你很智慧，你很厉害，或者说你很有钱等的一系列，你就可以给大自然博弈了，你就可以贪凉了，你就可以少吃点东西。

《健康新郑州》栏目主持人张方：

对，他会觉得我身体壮壮的，没事，有一句话太多人就是这样把自己给消耗掉的。

怀山堂第八代传人康明轩：

对，我就可以不睡觉。大家一定要明白因果的关系，这是老祖宗留下来的，你种下了什么因，就一定得什么果，只是没有给你回报，只是时候未到，时候未到叠加起来一定会给你回报的。所以年轻的时候你不知道不懂得五脏六腑的和谐，或者你不知道晚上昼出夜伏与大自然规律的相行，你不能违背，有句话叫“作”是吧？“作”不是就是糟蹋吗？你要糟蹋自己的睡眠，实际是你在糟蹋自己的生命，糟蹋了你的五脏六腑的平安，所以你最后是前面不睡，让你后边早一点睡不醒。

《健康新郑州》栏目主持人张方：

是，特别是现在年轻人很多是熬夜，就在那玩手机，等等再睡，自己也都很困了，竟然还在等，我不知道他在等什么？等了之后换来的是什么？换来的是像您说的提前消耗时间了。

怀山堂第八代传人康明轩：

大自然是公平的。前面你太阳了，你不睡，后面就让你天天睡，醒不来，你想想是不是这样？

《健康新郑州》栏目主持人张方：

那个就是你真正能够享受的快乐成熟的时光已经没有了。其实呀我觉得跟康老师做节目，我就学到一个道理，人的生命都是有一个界限弧度，这个弧度你走得快、走得稳，你就能平缓的长，但是你走得急了，说一瞬而逝就那几年。

怀山堂第八代传人康明轩：

对。你的所有都是有期数的，你阳多少阴多少是平衡的，你要太阳了就跑到了沙漠，没水分了，要反过来，太阴就跑到海洋里，就没干燥的东西，都是水。所以人不能太燥也不能太湿，所以你要找到这个平衡。

《健康新郑州》栏目主持人张方：

而且说到这个睡眠，其实我讲一个道理，我觉得你看人家都说那个睡美人，作为女性，经常休息好睡得好的气色也好，面红柔润的，你就看着就好看，但是如果说出现不好的，我们来说脸色蜡黄的，这就最明显的对比是吧？

怀山堂第八代传人康明轩：

讲得太好了。睡美人这个词太好了，老祖宗留下来的很多都是经典。咱们有句话说“不听老人言，吃亏在眼前”，女人一定是睡出来的，自己一定要做好自己的睡眠，做好自己的睡眠安排，一定要年轻到中年到衰老，永远保证你的睡眠质量高，永远保证你的气血不会衰，或者衰的慢。

第九讲　为什么很多女性会深受便秘的困扰?

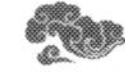
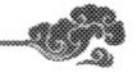

内容提要:

为什么会出现便秘?

便秘对女性的危害有多大?

《健康新郑州》栏日主持人张方:

康老师,今天我们继续我们的女性健康话题。说到健康,我觉得人的身体一旦通畅了,应该都是健康的,但是便秘的困扰,无论各个阶段都是会有的。

这个便秘是什么引起的呢?咱们自身的身体功能会紊乱吗?

怀山堂第八代传人康明轩:

刚才你讲得非常好。人是大自然的产物,大自然有它自己的气机,有它自己的春、夏、秋、冬、河、流、食物等,它有自己完整的植物的生态链等等,它才能形成通透。然后我们再来看一下,我们人为什么出现便秘?因为不通!不通,我们就要从小说起。

人在人的全生命周期过程中,历史上,是人进入更年期以后,男性进入更年期的时间,身体弱的人是56岁,身体好的人是64岁;女性进入更年期的时间,身体弱的人是49岁,身体好的人是56岁,也就是标志着男女进入了更年期状态。这种更年期代表着什么呢?代表着你的五脏六腑功能的和谐到一个点位上了,到这个点位上就是要告诫你一定要重视起来,包括你的气血不足、功能减退了;第二个是气不畅,身上的瘀堵造成五脏六腑之间的和谐、代谢不通透了,这时才会出现问题。但是我们知道,当下这些便秘,已经出现在了两三岁的小孩、四五岁小孩、一直延展到十几岁、二十几岁的人身上,为什么便秘会大量出现在年轻人身上呢?

这与我们的饮食习惯、整个社会的变化分不开,整体造就了我们人的浮躁。所谓的躁,就是虚火旺盛。什么叫虚火?我们说气为阳,水为阴,或者说是血为阴。我们把水加热后,水就变成蒸汽跑走了,蒸汽这部分就是虚的。所以人体也是分阴阳的,我们把身上的水都蒸发掉了不知道补充,气就跑了,就形成虚火旺盛的状态,虚火旺盛之后往往就会形成肝火旺、心火旺、肺火旺。肺火旺就代表着肺气虚,气无法集中,被消耗掉了。

举个例子,我们的历史上蒸汽机身的火车头,如果下面把水加热,而上面又没有密闭,气都跑了,火车就没有动力,所以我们人的大便也是一样的。我们排便靠什么呢?靠气的推动。大肠在下焦,而现代人的身体往往是中焦不通,到下焦不通的时候,气就无法快速、可持续的到达大肠,把大便排压出去。

我们再以蛇为例,蛇为什么没有腿在地上也能跑那么快?我们知道蛇是有脊椎的,脊椎是怎么动呢?也是靠肌肉中的气快速到达。

人的大便也是需要靠气推的,年轻的时候还好,年轻人气大多都比较足,但如果到了中年、到了老年怎么办?尤其是老年人,老年人的身体如果滞了,血管、三焦等不通了、有淤堵了,这时如果再用力排便,这个力会促使血液从心脏加速流出,首先到达头上,上面的环境是密闭的,这时再用力,上面的功能老化了,压力增大,就会从头上先开口,造成很危险的情况,所以便秘对老年人的危害很大。

我曾经遇到一个人,便秘很严重,连续15年都不能自主的排大便,他的排便全部靠他爱人用手指一点一点抠出来,他的肠道已经完全没有了收缩功能,他有一个特点就是脾气特别容易急躁、暴躁,身体火比较旺盛所以会这样。我们想一下,每天吃进去大量的食物,吸收那么多的五谷精微,却排不出去大便,用老话说,这不就变成了貔貅吗?身体全部的火气和热量都在憋着,大肠属于腑器,要想健康通达,就要保持腑器畅通。举个例子,就像山里面的河流,如果都被淤泥堵死了,水该往哪儿流呢?

往往便秘都是因为气不足,现在很多流传说是不能放屁?屁,可以理解为浊气。人有四个口,鼻子两个口是通气的,直接进到肺里;一个口腔是进水和食物的,下面两个口一个是排废渣、排浊气的;一个排浊水的。咱们有一个古语说“一通百通”,如果浊渣排不出去,在小肠里憋着,是不是会继续的发酵?接着如果是在大肠憋着,发酵了以后产生的浊气往哪儿去呢?如果是在胃里产生的浊气,年龄大了以后,胃酶解变弱,消化不好就会打嗝,因为它离口腔近。浊气从胃里出来到小肠里面,往下面六七米长,它的浊气往哪里去了?是不是没地方排?它的气是不是在这儿堵上了?在这儿淤着,淤着以后就不通透,所以就形成了便秘,这是属于气排不了。

第二个,气是在密闭的环境中它是能放能收的,有放的功能还能收。但是还有一部分人,身材比较胖的,气不足,不能通达以后,肺与大肠相表里,相对应。那如果不能收的时候它就容易便溏,拉出的大便是不能成形的。这是两个极端,所以这两个极端都不好,现在有的小孩子也会便秘,小孩子便秘会影响小孩子的通透,变的慵懒,不爱锻炼身体最后形成肥胖。接着小孩子慵懒,记忆力也会减退,影响他的智力,影响他的记忆力,影响他学习的通透性,记东西啊,他都记得慢了。

接着讲白领,天天工作,如果形成便秘,那是不是浪费了工作时间?那要是老年人不通,应该排掉的毒素垃圾没排出去,小肠、盲肠把这些都吸收了,从垃圾堆里捡的养分毒素是不是更多?这些毒素最后进入血管里面形成循环,最后顺着路径就会走到脸上,走到手上形成老年斑。为什么手上和脸上会出现老年斑?因为手与脸是裸露的,与阳光形成交换,太阳给热量的时候,热量散发掉了以后它就形成凝结就是斑。所以有些女同志想气血足,想脸上干净,如果有便秘,那脸上能干净吗?你没有把毒素充分的代谢出去,被盲肠吸收了,最后形成了褐斑。

《健康新郑州》栏目主持人张方:

就是说便秘对女性的危害其实体现的还挺多的。

怀山堂第八代传人康明轩:

非常多,不同时期便秘有不同时期的危害。所以要想把这个解决一定要有认知,什么叫不便秘?最好的状态就是小便排完,小便就是浊水,浊水储存在我们的膀胱,膀胱是容器,也是我们水库里面的大闸,如果气血足的话你的开关闭合是顺畅的,如果不顺畅生锈了,长期不扭的开关生锈了扭不开或者很费力。所以大闸自由的时候,你要是喝水了,有便意的时候,你跑到卫生间大闸一打开,浊水排出去,接着大闸闭合,再吸收储水。有些人会膀胱憋尿,不好,尿急也不好,到老年人年纪大了,气血不能收的时候,有时候一咳嗽、一顿就会小便失禁,这是浊水膀胱这一块儿。接着回到大肠,气血不足就会形成淤堵,久而久之,对身体很不好。

还有一种她要减肥。减肥就是忌口,或者饿肚子,或者吃些下行利水的,但是利水的时候你不吃东西,或者吃偏食了,吃素食,不吃肉。动物脂肪是润肠道的,跟植物脂肪润肠道是不一样的。所以吃偏食了以后就肠道不润,这样就不容易排出大便,有气就排不了。

《健康新郑州》栏目主持人张方:

一直以为是多吃蔬菜才会排便。

怀山堂第八代传人康明轩:

多吃蔬菜只是解决一个粗纤维的问题,但是光有粗纤维是不行的,那你看看那牛拉出的屎都是草,那草都是干的,没润是不是?这也是为什么牛的胃它要做二次反刍、二次酶解、二次消化。人没有二次反刍的功能,那你吃植物,你的胃光有粗纤维,没润,它照样不通。

《健康新郑州》栏目主持人张方:

这个一讲大家应该都明白了,所谓我们天天说吃点儿粗粮、粗纤维,这个东西是帮助你,把你肠壁上的脏东西很好的刮掉,但是真正能够往下刮的还是一些我们要吸收的这种脂肪类的油脂,是有干、有湿、有油,然后三合一才能顺利的排出。

怀山堂第八代传人康明轩:

你比喻得非常好,所以这就是不能吃太偏,要吃综合。回到《黄帝内经》我们老祖宗说:"五谷为养,五畜为益",你看五畜为什么把它排在第二位,五畜不就是动物脂肪。"五谷为养,五蔬为充",那蔬菜排第四位的,是不是没有把蔬菜排到动物前面去。如果你光说我只吃蔬菜,不行的,你的营养是不均衡的。你看看五谷,天谷,地谷,加悬谷,所有长这些植物都是不一样的,颜色也是不一样的。你非得把它归类为都是一样的,都是碳水化合物,那你怎么区分哪些是形而上,哪些是形而下?

《健康新郑州》栏目主持人张方:

对这个范畴不能说就是指单篇一项的,所以我就觉得那便秘如何健康的饮食用食疗去改善?这一块您给大家讲讲。

怀山堂第八代传人康明轩:

谈到了便秘,尤其是我们在河南在中原叫什么名字?解手。这解手从哪里来的？历史上洪东县迁民，迁民怕乱跑，最后都给你分类了，你家兄弟五个迁走四个，最后不能让你拉帮结派，把这一支往福建，这一支往西安、这一支往哪地方，后面绑住手。那你要去卫生间怎么办？喊看守，我要去卫生间，到这个过程，那就把手给解开。所以便秘也是一样得解开，你得解秘，你解了以后，就是要调理。所以要抓住核心根本，抓住脾胃，抓住肺，让你的肺能肺气足，不消耗你的先天之本肾气；第二个让五脏和谐，最重要的是五脏要和谐，还要会吃东西，该润的润，五谷、五畜、五果、五蔬，还要顺时，春、夏、长夏、秋、冬，与时间相顺序，不要吃反了，最后保证你的五脏和合，一切问题解决。第二个什么叫便秘？结硬块儿，就要多喝点水，水不能少，你看有些小孩子火气大，大便比较干，都是干的，像羊屎蛋一样一块儿一块儿的，就是因为他的气不足，不懂得喝水，不懂得润，吃偏食，所以它就形成这样。

历史上中医是望、闻、问、切。望，望什么呢？望你脸色、望你身体的形态、望你的发质、接着望你的排泄物，看你小便的颜色，看大便的形状与颜色。第二个闻，闻大便和小便的味道，这一切都能知道你问题。

《健康新郑州》栏目主持人张方：

我们去医院化验粪便，里面的饮食和病毒，甚至是有些原因体现得淋漓尽致。

怀山堂第八代传人康明轩：

所以你想这是一个自然状态，我们看非洲大草原上，来了一只小羚羊，它一看一闻大便就知道是什么动物拉的，大象拉的体积就大，一闻是老虎，狮子，是杂食动物，食肉动物的粪便很臭，这自然界它们都懂得看或者闻味道都能知道。但人是不是忘了？所以说现在人不要总是了解碎片化的信息，而是要真正的静下心读老祖宗留下来的经典。大自然造物主都给你分配好了，所以你一定要把这植物认好以后，按照君臣佐使，做好它的配伍。

你要干了，多喝点水，喝点菊花，形而下润一润，吃点白芸豆，往下排一排，白芸豆助便，我们还有巴豆，那是直接让你泻的，不能过，所以要润一润，用莲子、覆盆子、茯苓，这些还健脾胃。但一定不能去为了排而排，排的过程中你得健，你先把你的脾脏、肺脏、肾脏固住，把前面两个你要健好，让它自己产生精力，最后是自己能生气，产生气体，让气血足，最后才能把它排掉，现在很多人都急功的，为了排而排。

《健康新郑州》栏目主持人张方：

说什么清肠道，我就一泻千里，我的身体就好了。但你想过没，你这样子是把它伤了，伤了你再想治拉肚子，那又是另外一个方子了。

怀山堂第八代传人康明轩：

你不能为泻而泻，而是要把功能调动起来，堵死了要赶快泄掉，下一步知道原因是你的机体不和谐了，你要找到根源，才能真正地解决。让五脏六腑的功能和谐起来，才能吃多少排多少。最后固住脏器的阳气不能泻，保证你的六腑永远是通的，一通百通，一切的问题才能迎刃而解，这才是最高明的。

《健康新郑州》栏目主持人张方：

好，今天我们听到康老师给我们讲解到底该如何健康的、顺利地去治疗我们的便秘，甚至是用食养的方法，很温和地去调理我们的肠胃，去解决便秘。

第十讲　气对女性为什么尤为重要？

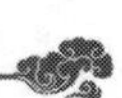

内容提要：

“气”的重要性是什么？

对女性而言，“气”的重要性是什么？

气不足该如何食养？

《健康新郑州》栏目主持人张方：

今天我们的话题是继续我们的女性健康，提到女性，她就会有很多的淤积病症，其中以气血不畅为首。女性为什么大多普遍出现气血不畅呢？

怀山堂第八代传人康明轩：

气血不畅，因为人就是活一口气，回归到大自然，不管是植物还是人，生活在地球与太阳之间,生活在地球上。我们人生活的四大因素,跟植物生活的四大因素都是一样的。阳光、空气、水加食物,第二个,咱们就说水为气之母,只有水通过加热才能产生气,第二个反过来讲,气为血之帅,气是推动血液、才能循环,所以水蒸发为汽以后就推动它。这是不是阴阳和合,这是不是周而复始,这是一个轮回圈。所以我们人是有两块儿,一个是气亏了,怎么亏?两种,一种是源头你的水少了,特别燥,长期不喝水,临渴掘井,特别渴的时候才去喝,这就是水少了,水少了才会产生气少了,因为你没水就没法蒸发了;第二个是水多了,水多了路不通,瘀滞了,淤堵了,为什么淤堵?因为里面有寒,有寒了之后,凝结了,他才淤堵。就热量不够,加路不通的话,气就不足,气不足所以推动不了血液循环,走路爬山就没有耐力,慵懒等。这就是他没有产生一种循环,通过这样以后,把这个机制要弄明白,加上不同年龄,就会思虑多。你就会感觉到压力大,因为你急着想登山你登不上,人家前面走了,你是不是着急啊,感觉到压力大,所以就形成了情绪有波折、有波动,一会喜一会悲,这一切的思绪都会最后影响你的五脏六腑和谐,思虑多伤脾,脾是源头,又是你每天要运动、要活动、要代谢、要释放能量的生化源头,你要茶不思饭不想,那思虑多了也不想吃,不光是不想吃,是吃不进去,吃进去也运化不了,运化不了它就产生不了养分,产生不了气、血,没有温度它怎么生成气?

《健康新郑州》栏目主持人张方:

对,所以说好多男生评价女生一会儿一变,他所说的变,就是情绪化的变,就像您说的气血不畅之后,她的思虑就会很混杂,她一会想想这个,一会想想那个,她的喜怒就是变化莫测,就是我们说女人太情绪化了。所以情绪化就是从内在的气血不畅所表露出来,所表现出来的一些情绪的宣泄,就很清楚了。

怀山堂第八代传人康明轩:

那你把它比做海洋的浪,聚集能量了以后,阳气足把它蒸发掉,释放了就形成了台风,狂风暴雨,但是如果没有热量的时候,它就是蔫儿的、风平浪静的。那你女人一样,你看她憋久了以后就要爆发。

没憋的时候多数是安静的,你看她就温柔。但是你周而复始这样的以后,就不能允许可持续的匀速的代谢,那你要气不足的时候,它就停滞了,再遇到寒,体质太寒凉了,尤其下焦,下焦寒凉以后,因为头为阳,脚为阴,上焦为阳,下焦为阴,所以你要寒凉了以后,它里面就会凝。女孩子年轻的时候生理期排血块儿,接着子宫里面长了小肌瘤,在这寒处它就容易生东西。现在进入三伏天了,你们可以做个实验,你要在这房前屋后,前为阳后为阴,房屋的阴面放根木炭,是不是潮湿多了以后会长木耳,但是你把它抬到太阳底下一晒、蔫了。

所以你长期下焦寒凉,她就会生各种病啊。所以你子宫里面小肌瘤,肥肠里面的肥油,接着往上焦走的时候,停留在肝脏就脂肪淤积,接着往上你就胰腺代谢会长肿块,会甲状腺结节,肺结节。长期化、形成的堆积形成结,如果它周期在这不堵了,其他东西又来了,又淤堵,它是不是越来越大。首先气血不通的时候,气血不足的时候,桌上有灰尘拿着吹风,它风吹跑了,时间凝结后吹风机也吹不跑了。我们退回来,我们往往大家先治后堵,多了就淤。淤时间久了凝结,凝结就是堵得更厉害了,接着就瘤。所以这就形成了堵在哪个地方都会让身体不通,如果堵在下焦,年龄大了气血不足了以后,会出现脉管炎,因为吃的、消化的五谷精微,老祖宗说了女人五七三十五岁,发始坠面始、焦齿槁,你不能把你吃的所有的五谷精微100%吸收了,逐渐吸收99.99%,逐渐降低,但是你吸收完了以后,你也不是100%把它代谢出去了,它或多或少会残存在你体内里面,你看我们说水气有气结,血有血瘀,水有水结。那我们煮水的水壶里是不是会有水垢,我们人排的小便是会排出来以后会有尿渍,但是还有一部分没排出来,就形成了膀胱结石、胆结石、肾结石,接着这些结石要往下走,因为它是矿物质,它比重大,会往下走。长在腿里,年龄大的时候会出现一个什么,凝结了就老寒腿,到那种年龄大了,迈不开腿,腿抬不起来。接着年轻的时候,所谓说的痛风,痛风往下焦气血不通,淤堵不通了,气血到达不了。长期周而复始,形成结在的地方,那地方寒凉,气血过不去,那个地方长期寒凉,长成骨刺,这是我们说的增生,就是骨骼变形,就会疼,疼那叫入骨疼啊。寒入骨那叫深层次了,刺骨寒凉,所以这一系列问题都是因为不通,所以我们气血不畅,是非常麻烦的。所以怎么办呢?是不是?我们一定得了解机制,首先要把机制弄明白,回归到大自然机制,长期不见太阳,地上就潮湿。如果长期太阳又特别大,一直有太阳,温度很高,没水,地上是不是会干裂?长期这样,水少,所以说那不是变成沙漠了吗?所以最重要就是我们保持匀速,不能让身体里面有淤堵，一旦有淤堵，堵在哪地方，都是很麻烦的。

随着年龄大，气血再不足，越堵越大，越堵越大。所以现在你想想为什么那么大量的人都有气血不畅？牡丹花是不是绽放的，有阳性，绽放出来的，如果一直阴雨天是不是开得很弱。把牡丹花分成三层，最高的一层是不是绽放，离太阳最近，因为它上面通过叶子通过花朵遮了第二层，第二层花开就没有第一层大，第三层再遮了，就是花骨朵，是不是这样？那我们人是不是一样的？所谓的气血充足、满面红光，是吧？你怎么把你的气留住。第一个源头就是要把五脏调和谐，生化之源，能给你造血。能让你五谷精微、能补充的喝水，进去以后有水才能生成气，才能产生气，气足了才能够得到推动运行，气为血之帅，是推动运行的，是布疏给你养分的，是吧？所以血为气之母，所谓血就是血液中的水，中医说的血液，水加气，加五谷精微，一下就说明白了，所以把循环关系找到，就会非常好。

《健康新郑州》栏目主持人张方：

说气血不畅，对身体的影响会有这么大，甚至是出现很多的淤堵，淤堵出现了，会产生什么样的反应呢？

怀山堂第八代传人康明轩：

你说到脏器与腑器，接着到你的通路血管，接着对你的血管还有微细血管，就是回到你肌肉里边的那些血管，这是所谓的三焦系统。如果举个例子，你的甲状腺，我们知道它是包着器官包着喉结的，是一个蝴蝶结，蝴蝶结它就有肌肉，它肌肉是干什么呢？它的肌肉就是解决你吞咽的，通过挤压，通过吞咽，是布输的。那我们胳膊的肌肉干什么的？是负重的，是牵引的。就跟吊车一样，它这拉着才能牵引。所以气足了，有气了它才能拉力。大脑是我们司令部，身体机能的连接部，尤其我们的脖子这里面有高密度的光纤，是传输信号的。接着是解决供气的，供食、供养分的。所以在这里它的运动量最大，我们咀嚼说话，我们是不是一直在动，动得很快，频率高，它有动，动就为阳。这地方就有热量，有热量它就要释放，如果这地方不通了，再热量释放是不是就会凝结。

你像黄浦江，你给他涨潮，涨潮以后是浑水，慢慢退潮以后下面形成淤泥。你摸着是半流体，它流动，但是太阳很大，它一蒸是不是硬化了，变成土块了？所以这地方水分拿走了，是不是结成硬块？硬块堵久了，是不是把你蝴蝶结里边,该通气的地方它就给堵死了。所以这是不是形成病化,影响你吞咽,影响你吞咽的时候吃东西,这地方是不是就难受了,越难受你就越不吞食,不吞食就会越来越难受。那随着年龄大,不吃不喝,吃不进,那不就完了?老祖宗说内伤脾胃,百病由生;到年龄大,得脾胃者生,失脾胃者亡。所以它在脾胃之上,这里出问题是不是比较麻烦,是不是这样的?

所以这最后就会影响我们情绪。我们人分喜、怒、悲、思、恐,是吧?那你要恐惧或者极度悲伤,它会产生我们的分泌物,你看极度悲伤,我们的泪液就出来了,我们极度悲伤,我们肺黏液保护的涕液,流鼻涕了。我们要从胃里面,我们的黏液反出来会有痰,是不是?这些都是上焦反的时候都有路径。但是路径你给他堵死了,它是不是就出不来了?本身痰很黏,形成固化,是不是不通?这些问题现在大量普遍。

《健康新郑州》栏目主持人张方:

很普遍,我觉得特别是女性,一说就是淋巴,一说就是结节,包括身上的很多组织的结节,但是这个结节还不能小看,你要是轻待它了,它可能恶化。后期就是我们发现的很多癌变,就更深层次地去理解了。

怀山堂第八代传人康明轩:

不光是这样,量大。第二个趋势是全部年轻化了。为什么年轻化了?我们年轻人本身的气血很足的,你就追求瘦美,没有追求自然美,少供给五谷精微、没有供给养分,它就气血不足,一定会出问题的。这为啥,附着于很多有职业病。职业病,尤其是一些教师人员,站在三尺讲台上。如果是个优秀教师,他可能就很用心,为啥?能评选优秀教师,说明他很用心讲课、耗气、呼出,呼出他就形成交换,但是他不了解,不知道生化,又把这五脏六腑调动,他就耗掉了元阴、元阳。所以他后边又补不进去。还有些也追求瘦美,那不是形成恶性循环了?说话多的人,还有些做营销的人,是吧?

《健康新郑州》栏目主持人张方:

还有我们这种人,也是长期的用嗓、消耗,也是一种气息的转化。

怀山堂第八代传人康明轩:

所以这就一定要知道,如果最后嗓音,发现嘶哑或者发现这些,都是受到挤压了,影响了声带发声,尤其是落音,就是后嗓音嘶哑,这些都是麻烦。所以你一定要知道这些危害,它会影响吞咽,这都是淤堵造成的。

《健康新郑州》栏目主持人张方：

那遇到这种淤堵，我们来说到后期我们该如何调养了，真的是要去做手术，看着也很痛苦。

怀山堂第八代传人康明轩：

做手术，也是一种方法，但是做手术你得想想，自己思考一下，这是西方的理解，你把病灶切掉了，好，好像是病症我拿掉了，但是原因不在这啊，生成的原因不在这儿。第二个这一切，实际上它里面切破以后再长，它这里面组织是不通的，这就又造成了不通，是不是？所以你这长出来的病，是吃出来的问题，是五脏与大自然，人体与大自然不和谐了。

它能长出来，它就能回归啊，你怎么长怎么舒服，是不是？你看这水库里的水，它长满了苔藓，自己调谐了。所以在这里它就消散了，大自然有很多能给消散的植物。但是现在很多人可以说为了消散而消散，你说对不对？也对。但是为了消散，你光去散了，你散了为谁？路散了，或者有些碎石机，你把这个地方碎了，举个例子：把它碎了以后靠谁排出去，不是还靠器械推动吗？是吧？最后把它清洗掉，胃里产生的酶解那些液体，最后去把它腐蚀掉，清洗掉，最后回归，回归到大自然，回到地球上。你看自然界的青藏高原为什么有卤水？卤水点豆腐，一物降一物啊，所以我们吃的盐，就是软坚散结的，它在冰冻状态下它是硬的，太阳一出来它就软了，所以为啥是青藏高原的老冻土。第二个是我们海带，叫昆布。但是它是长在海水里，也是咸的，昆布是软坚散结的。

所以你有些散、软了，还得有些布疏，所以这里面又回到我们必须得做好整个的君臣佐使、安排，按照它的性味归经，去分布，最后找到他相互之间的和谐，找到他自己的行程，哪些是行而下，哪些是行而上，最后找到形成接力赛，是不是通了？所以这个还是要从如何把它从这里打通入手。你要用一个菊花，菊花行而下，黄色的归脾，白色入肺，行而不下了，下不来了，那往下，下面你得有东西接应它，那么接着往下走，牵引它走，那就是我们首先是源头，加上山药，加上茯苓，加上我们的黄精，健你脾胃，让你脾肺气足了，接着还有我们莱菔子、桑叶，让它下行。莱菔子是消食的，接着我们用杏仁、百合、昆布、覆盆子，再加上公英，它都是行而下的，最后用蜂蜜让它润，做好这个组合以后。

《健康新郑州》栏目主持人张方:

它就都通畅了,所以通过康老师这几个食养上的方子来看,它是全部通畅、扩散式的食材。

怀山堂第八代传人康明轩:

所以你的结是凝聚的,要散结,你把它一解散,最后变成小的,最后排出体外,然后结节就解决了,是不是?所以得找到根源,不能一切了之。

《健康新郑州》栏目主持人张方:

今天非常感谢康老师给我们讲了关于这一种气血不畅发生结节的时候,我们应该如何正确去面对,希望对您有所帮助!

第十一讲　为什么年龄大会觉得乏力不适?

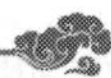

内容提要:

为什么年纪轻轻就会出现乏力?

身体的阳气为什么会耗散?

乏力会带来哪些伤害?

出现乏力该如何去调理?

《健康新郑州》栏目主持人张方:

今天我们要关注的话题,现在为什么好多人一说就是缺少精气神,神疲乏力,我用这个词不知道您看是不是合适,更全面一些是又疲惫又没劲儿,又提不起来心劲儿,他为什么人的这种整个状态是往下走的,那从健康的角度来说您怎么看待呢?

怀山堂第八代传人康明轩:

对,就从你说的“下”开始明白,这下也分两个“下”。

一个是滞了，滞为器物，所有器物也有宏观，也有微观，那就往下行。第二个下是气不足了走下坡路了，身体功能减退了，是吧？但是这种现象现在确实特别多，但是特别多最后还是要找回它的源头，那就是为什么会这样？

《健康新郑州》栏目主持人张方：

对，就说老年人吧，说是人家劳累了也算了，但是现在人年纪轻轻的，90后、00后啊，看着神疲气乏的，你又没有朝气，一个人如果没有朝气你就给人不健康、亚健康的状态。每个人我们都喜欢看到朝气蓬勃的一面，都喜欢欣欣向荣的一面。当然我们也希望我们的中国的下一代都能是激情亢奋的那种状态。

怀山堂第八代传人康明轩：

所以这就是什么？你看如果一棵大树的话，底下是不是会长小草，再有一棵树，就长不大，所以这就是啥？这就是它会把这光线给它挡了，把阳给它挡掉了。所以我们为什么会乏力呢？我们没阳气，所以说的就是没阳气了。回归到我们的脏器里边，它就是心、肺、脾、肝、肾的阳气不足，是吧？

每个器脏都有它的阴与阳，它阳气不足，那么这些阳气不足是什么原因造成的呢？我们年轻的时候把阳气泻掉了，什么叫泻阳？那你喝冰水，从冰箱你拿出来，未结晶状态叫零度，我们从零度好算一点，你那一瓶瓶水500毫升从口腔进到食管、进到胃里，胃里被小肠吸收，通过归脾，接着把它运到了心脏，通过心脏把它送到周身，最后感觉一时之爽，透心凉，这很爽。这一爽，你知道这一瓶水，需要你消耗你的脏器与腑器，耗掉你多少阳气，把它加温到36摄氏度多，是不是叫耗阳？消耗，这是第一个消耗。

第二个消耗，就是你熬夜，是吧？晚上需要滋阴，熬夜你还得亢奋，就是看手机、看电脑，电磁辐射，光都是为阳、刺激。最后你眼睛是心灵、是肝脏的窗户，是吧？所以你长期辐射的都会影响你的肝脏，它都有表里关系的，所以这些是不是又需要充电，需要静下来，需要滋阴了？你是不是又在消耗阳气了？消耗阳气五脏就无法运转。就是这两块。

第三块是功能自我减退，从小升阳，接着走下坡路了，同样离不开这个。所以你看不管玉米还是小麦，玉米发苗长成幼苗、长成茁壮苗，长到成熟青春期的时候，开花授粉，接着再长果实，果实灌满了以后。人把果实拿走以后，秸秆开始枯萎。随着气温，它的生命周期85天到90天过完了，那我们人的生命周期是可以活两个甲子的,活 120 岁的,是吧?他是不是都是一个抛物线?但是如果说你要是年轻,把这些问题种下来,寒因,形成滞、形成大胖子、形成不通,那就是年龄大了你要得不好的果,年轻时候种下的寒因,年龄大的时候一定结成疼的果,是吧?你身体里面一定是有的病痛的。这样子以后再回到我们个体五脏六腑的时候,形成了肝的寒,瘀滞,形成了心性没法高、没法燃烧起来。你的木头里面下了很多雨,水湿的。拿火点不着。所以你看这个人如果胖了,他自己感觉自己很厉害,心性很高。但是他身体里边都瘀滞了,或者肝瘀滞的,肝为木,木材燃烧以后才能产生心火。肝为心的妈妈,才能产生心火,但是你的木头长期水泡着,点不着。光冒烟,但是没有热量。所以你看这个人,很多人为啥说人家都是年轻的时候通透的时候是心想事成的,但是不通以后达不到心想事成,最后形成了心有余而力不足。

《健康新郑州》栏目主持人张方:

心有余力不足就是我想干这个事儿,但我真是没那个劲儿。

怀山堂第八代传人康明轩:

我想今天努力赚钱能赚 1000 元钱,但实际上一算账我只赚了 200 ~ 300 元。所以你的气血跟不上以后,气跟不上以后打不通,打不通以后就是你的水不能很好地流动,不能完全调动,不能收放自如,不能把水变成气,形成动力,接着不能把气凝结回归形成冷凝水,所以它就不能形成一种正循环。如果不能循环,就跟大自然一样,天天下雨,那不是涝了?但是如果天天太阳很大没水,是不是就旱了?所以人是一样的,你不能过于涝,也不能过多的燥。所以老祖宗在寻找规律,早就说了,女人五七三十五岁,发始坠齿槁面始焦。所以你这个年龄就是要知道,大自然老祖宗给你提醒了,你到这年龄五脏功能减退了,赶快吃点什么调理,把功能调动起来,让它气血足,还你满面红光,皮肤润,所以在提醒你的节点的时候,真正需要你静下来思考。

接着下一步,五八四十,40 岁以后心有余而力不足。力不足,就是你的气血不足。因为你气血不足,身体淤堵了,怎么形容呢,如果咱们从这里到机场,车流量很少的时候,我们原计划一小时,车速匀速我们一小时到达了,如果车流量特别大的时候,有可能一个半小时才能到,是不是流动慢,他不是不流动,他流动慢,所以你身体里面一样的。你气血特别通,心想事成，我让气啪走到脚上，你马上呼走到脚上了，那如果脚上创伤了，他这个气血通了，快速的凝血细胞一下凝结长住了；如果你气血不通，它都长不住。所以现在形成各种高脂肪停留在肝脏形成脂肪肝，脂肪肝高了，停留、沉淀在血管壁上了，血管变窄了，形成心脏压力大，这是血压高。心脏的功能它要把它气血给你布疏过去，要送过去，所以这就是脂肪高了，血压高了，是不是？所以形成这样血压高以后。现在很多人不了解与大自然的关系，最后是形成恐惧，呀！我怎么得了个这？是吧。我还得终身吃药，治不好。最后形成这样的天天没有再去思考，按照我自己与大自然和谐身体愉悦，没有形成愉悦，最后越来越麻烦，形成了恶性循环。所以这就对应了我们人这一辈子人为啥有七情六欲，为什么有喜、怒、悲、思、恐，你长期思虑多了以后那不是伤脾了嘛？源头又是伤了。是吧，所以最后形成对你生活不自信是吧？如果再达到极度状态的时候，你诊断出大问题了，到那时候你是不是惊恐的。

《健康新郑州》栏目主持人张方：

它这个乏力真的对健康伤害很大。

怀山堂第八代传人康明轩：

对，他不仅伤害了内因，伤害了五脏之实，最后再不通了以后，就伤了思想，你想不通。想不通是什么原因，想不通就是我们要学习呀，我们要认真学习机制，最后回归自然。你想通了以后，它有这些问题，它就有解决方案，是不是，任何问题都有解决方案。

《健康新郑州》栏目主持人张方：

我觉得康老师您刚刚提到生活习惯，他老觉得没劲儿，他认为睡一睡休息休息，吃点好的就行了。其实他没有看透、看明白是到底他这为什么内在的会没有气息，会没劲，这个没劲儿，从哪儿泻的，他没有认清楚。

怀山堂第八代传人康明轩：

所以我们的植物啊，我们的中药，它要分四气五味，哪些用这个方向清，哪些会产生气体，是不是？为什么我们的人参会补气那么好，是不是？所以你得知道转化，它长在北方，寒，滋阴，阴的就转阳，生发。我们要了解植物，这就是我们走偏科了，大家相对的对这中医了解少了。现在国家号召我们中国文化的伟大复兴，实际上我们中医也是中国伟大文化的一部分，呵护我们中华文明几千年没有断代。下一步,四年级五年级一直到大学都要读一点,多读一点我们中国的经典,我们中国的这些中医古籍。这样大家都有点中医认知的时候,我们是不是通透了?到那时自己的小孩子慢慢成长,身为父母、身为爷爷奶奶,再加上自己慢慢对社会的综合认知,这样就能回归、就能与大自然和谐了,你看现在我们国家提倡人与自然和谐,说人要与自然和谐,现在很多人没有真正从宏观去理解,而是一直在微观世界里巡游探索。

《健康新郑州》栏目主持人张方:

您说这个太好了,以自己短小的眼界去看待一切事物,反而把这个事物,自己的世界格局给闭塞掉。

怀山堂第八代传人康明轩:

他一直专注在微观,所以我们换个角度就是、换到一个犄角旮旯,钻牛角尖了,是不是这样?他没有把自己释放、打开,拥抱自然,与大自然形成和谐关系。

《健康新郑州》栏目主持人张方:

所以我们刚刚说了,神情乏力、提不起劲儿,好多人就觉得会引起我的很多并发症,也就是我们说的后期的三高啊、气血不足啊,然后身体的机能下降,所以说你要去调理的话,你说好,我降压药吃点、我降糖药吃点,你能怎么着,你只能控制它,你没有真正从机理去改善它,没做、没有出发去做。

怀山堂第八代传人康明轩:

对。所以我们还是要回归大道至简,回归至简我们一定要有阳光,我们一定要有气,有空气,我们一定要有水分,还有一个是我们还要有五谷精微,把这四个东西搞和谐了,就是你生活的四大必须因素,把这个搞和谐了以后,你就把它复杂的问题简单化了,最后我们好好晒点太阳,我们小时候父辈叫我们家要多晒晒太阳,现在大家都钻空调屋,是吧?应该照太阳,到夏天的时候割麦的时候,是正照着的时候,需要面朝黄土背朝天、多晒晒背,你勤劳干活都得再补点阳。现在大家看见太阳大的打个伞遮着,不晒太阳。实际上是你在跟大自然博弈了,实际上在抗衡了。所以这样子以后你还是要回归。回归就是要简单,就是说把这个机制顺畅了,把五脏六腑调动起来了。一定要认知,知道咱们整个中医传承讲的核心之经典。所以你有三高不要怕，是可以有东西来解决它的，可以调理的。

《健康新郑州》栏目主持人张方：

那说到这个调理，您能给大家解读一下调理的方法，让大家能够更明朗一些吗？

怀山堂第八代传人康明轩：

调理方法就是要认清植物，一定要认清植物的性味归经，第二个所谓的君臣佐使就是使用的量化，谁是牵头的？源头在哪？先解决啥问题，所以我们所有的牵头解决了啥问题，要说肝脏重要，那你吃个植物就直接能到肝脏上面去了吗？它一定要通过口腔通过食管进到胃里面，被胃、小肠吸收，归脾形成血液，顺着血液走到心脏才能回到肝脏里面，是不是？它怎么能直接回到肝脏呢，所以源头就是脾胃，老祖宗告诫我们内伤脾胃，百病由生，所有的病都是和脾胃有关系的，它是源头，所以抓住这源头，抓住牛鼻子永远没错。这是第一，要把这个解决了，那就离不开山药，离不开黄精、茯苓。因为脾胃马上给它调理成强大的，这样子以后。你看山药是象形的，往下打通三焦，入脾、肺、肾，那黄精是宽中，你不能光打通了，是吧？在泥地上你拿个铁杆一插一个洞，它就是一个洞，是不是？但是你还要宽中，在这个过程再摇一摇，让它路径宽了，它才能容易通过，要横纵交错。

《健康新郑州》栏目主持人张方：

就像咱们这么多的交通枢纽，你通畅了，到哪它都能走。

怀山堂第八代传人康明轩：

你举这个例子很好，这就叫四通八达，我们体内也得让它四通八达，所以再加上这些芡实，让它行而下。加上菊花把你虚火压一压，加上蜂蜜再给你润一润。这就是叠加，这就是最好的配伍。所以这就是分君臣佐使，根据性味归经，根据整个的配伍，找到他们各自的本能，找到合理的分工。所以你得制造、创造这种生发之能力。你再去找到动力之源。如果你找不到动力之源，那你说清肝，有的肝上郁结了，直接上肝上，那会能行？你直接说光要菊花，清肝，那菊花是漂浮的，你放到水里它是漂浮的，只能走到脾脏，下行不了。

那你的肝脏为啥要加决明子之类的？清了上焦之火以后，决明子往下行，把它带下去，就形成了清肝。所以这里面就是路径了，接力赛，要拿捏准。这样通畅以后，首先还是回归本位，就要找到它的创造动力的源头在哪，在脾胃，所以抓住这个脾胃。老祖宗说了，这些问题都是小问题，到年龄大，随着年龄增长，你的五脏功能减退，最后讲"得脾胃者生，失脾胃者亡"，所以一定记住，海吃海喝，要会吃，吃的时辰要对，吃的时间要对，顺时而行，才能进入和谐，接着你不要性味归经吃反了，吃反了不是与自然博弈了吗？人自己就是一个自然界的产物，一个动物而已。所以还是要回归与自然形成一种和谐，这样才能实现你的康健。不要悲思，不要思虑太多，思虑伤脾，不要出现问题以后，围绕着微观盯着。我痛风，盯着嘌呤啊，有用吗？你把人体整个调和起来"正气存内，邪不可干"，是不是问题就解决了？

《健康新郑州》栏目主持人张方：

这个道理好，吃进来了吃回去，就是怎么吃进来就怎么去化解。所以我觉得中医好就好在这一点，它的点能够恰到好处，能够针对一个点展开一个面，去解决我们所有的问题。

第四单元

男性健康与食养

第一讲　谁偷走了男性的健康？

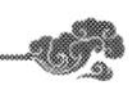

内容提要：

男性的生命健康特点有哪些？

《健康新郑州》栏目主持人张方：

我们这一期节目要关注的是我们男性的健康，男性朋友的生活压力会大一些，也很辛苦，所以我们还是应该多心疼。但是说到男性健康，不得不说这个男性的生命周期特点还是挺多的，是吧？

怀山堂第八代传人康明轩：

对，咱们的《黄帝内经》，是黄帝与老师岐伯的对话，在素问篇里面，说男人的生命周期是以八与八的倍数有关。在这个过程当中你看小孩子从出生到8岁，再到16岁，16岁的男人有喉结、有阳刚之气，更多一点就是身体填精太满了，会遗精。意思就是人开始成熟了。接着再到三八二十四岁，人的身体功能走到了巅峰，从24岁到32岁，通过32岁接着走到40岁，男人到五八四十岁以后开始脱头发、掉头发，开始衰老。接着你吃的五谷精微，所有的养分开始逐渐减退，或者原有的五脏六腑之间开始有些相对的淤堵了，一个就是运化能力减退以后，就形成了有些会停滞在会内，吃的五谷精微停滞在各个脏器里，形成淤堵，淤堵以后，到40岁，就会心有余而力不足了。所说的"心有余而力不足"就是提醒你到这个阶段应该注意了。你得保证气血能全部贯通。贯通以后，接着再往下走，身体弱一点的，56岁进入更年期，身体强一点的64岁进入更年期。接着开始步入中老年期。这就是男人的一生所走过的抛物线，这个里边分不同阶段他要注意不同的注意事项。

相对来讲男人是阳一点。年轻的时候说小伙子阳刚之气、气血十足、力量非常大、蓬勃有朝气，这时间相对单纯，他要学习，他需要在学校里面读万卷书，但是万里路还没开始行，是吧？没有去社会与大自然形成更和谐的状态，所以读万卷书以后就要行万里路，在这个过程中就能步入人生，开启了自己的事业或者各种工作。

现在，尤其是一些男人在择业的过程中有各种选择，择业也不是一劳永逸的。他在社会中，也会有随着特别是国家、国际上这些综合环境改变而改变。他的体质也会随着大自然的春、夏、长夏、秋、冬，随着季节的变化而变化，随着二十四节气的变化而变化。自己五脏六腑运行也会随着社会上大环境下的风、寒、暑、湿、燥、热而产生反应，有直接的辨证关系。春天干，长夏潮湿，接着到冬天冷了，他也要对应悲、思、恐、喜、怒。他整个也会有情绪，他有时候气有可能不顺畅。那就像我说过水无常形，人无长实，黄河九曲十八弯，他就不可能一泻千里。遇到了硬的石头他就要自动转弯，他就得变，这就是人生，不可能一辈子刚强，该柔的时候还是要柔。

康家的祖上曾经告诫我们说，“留有余，不尽之巧以还造化”，你不能说我很刚强，我很年轻，或者我很厉害，我就可以跟大自然博弈，博弈的结果一定是伤害自己。所以在这个过程中一定要注意。第二个就是“留有余，不尽之禄以还朝廷”。我们现在直白地说，就是说“以还国家”“以还社会”。社会它就有寒冷有暑热，有风就有雨。这样子以后你的人生也可能会遇到困难，你会思虑多，遇到困难，你会压力大，形成焦虑。遇到这些问题以后，我们还是要建议一定要静下来，为什么要静下来，因为没有过不去的坎儿，没有过不去的火焰山，也没有跨不过的太平洋。所以我们在这里调理，思虑多了伤脾，内伤脾胃百病由生，脾胃是我们的后天之本，是我们需要呵护的。脾主运化的，后天之本脾胃伤了，茶不思饭不想，那你就出问题了。它是我们的能量供给源头，我们还是要多一些喜乐，自己要调整、要通透。不通就是我们的万病之源。我们老祖宗说过，万病之源来自脾胃，不要违背这些。但是男性在这工作的过程中，应酬多、喝酒多，酸、甜、苦、辣、咸，而且不运动多久坐，还要熬夜。男性是家庭的顶梁柱，人到中年，那是上有老下有小，你怎么把这些顶起来，你自己有时候还哭都不敢哭，因为你要给小孩子做示范的，男子汉啊。那你要是给老人，你就是家里的顶梁柱，你不能一直去诉苦，所以男人也是很难的。

《健康新郑州》栏目主持人张方：

对，会很特别，他不像女的发脾气，他会往里收，本来就淤积、再往里收，所以我们会说他生命周期越往后，越会逐渐凸显出来。

怀山堂第八代传人康明轩：

所以有一句话，就是说我们男人不难还叫男人吗？尤其这两三年，遇到了疫情，在生活、工作中都会经历很多的不如意，但是大家还要舒心，舒心散结。你只要舒心了，都会过去的，雨天过去太阳一定出来。所以要顺下去，自己的健康很重要，留得青山在，不怕没柴烧。

《健康新郑州》栏目主持人张方：

但是对我们来说，男性的健康应从何处去保养？

怀山堂第八代传人康明轩：

健康如果相对来讲的话，因为你生活在社会，你不是一个个体，你的生活中组建了一个微观的个体就是家庭，你成立一个单位，它就是一个稍大点的家庭，回归到这一个维度上，到国家都是有 N 个小单位组合的。你在家里生活，那你就得努力把家里搞得顺畅一点，你回到事业中，接着回到微观的五脏六腑中，你看源头，你知道你的生化之源都在哪。年轻人都在喝酒熬夜这些过程中伤害了脾胃，你要知道回归去调理，不能过度的、光知道去消耗，还不知道保养！尤其男同志你看你经常奔驰、宝马啊这豪车都开着，你还知道保养呢，这 1 万公里换换机油，把它的发动机清洗清洗，磨损的给它换换，减少它的磨损。那你开个汽车还知道 1 万公里换换它的空气滤芯，你不加油它不跑，但是你说没有空气滤芯它不供氧，在你的密闭环境里燃烧，你光有密闭、有雾化、有电子点火，没有氧它是没有力量的。人的肺要去清，你认知得上去，要懂得怎么去调理它，接着我们得固好我们的肾，肾大家一定要理解，它是我们身体里的顶梁柱，是定海神针，支撑着我们的正气。正气存内，邪不可干，你要是正气不足，你没有定力，你没有魄力、没定力那将来一定会偏离的，在自然界中的风、寒、暑、湿、燥，你会正气不足，邪就可能有机会进去了。在这里面我们要把源头保护好，尤其是脾、肺、肾，一定得调理，达到刚强，我们一直在说，男人钢筋铁骨，钢筋铁骨不能光知道消化，不能光知道付出，你得需要滋养。你一定要掌握自己与自然的和谐，把你的工作习性调整好，给它打平，调整顺畅，你才能持久。

《健康新郑州》栏目主持人张方：

对，不能一直工作，还有一点我觉得现在男性不太注重健康的事，说他心大吧也不是，说他放弃吧好像他有一点，他都知道，烟酒不离家不能要、不好，可是哪个男人真正能做到把这两样东西放下呢。

怀山堂第八代传人康明轩：

这个烟呢，确实没有好处，但是酒呢，不能大意，为啥不能大意呢？因为酒这东西它特别神奇，它是水、火，那火是炉火纯青的火，我说这个可能会特别至阴。那酒是啥呢？这就要谈到我们易经，易是不是日加月？酒是由我们人蒸馏、发酵，蒸馏形成的冷凝结晶，你少饮用它就是升阳，你看酒喝完以后亢奋，又提神又亢奋激动。但是如果它太多的时候，它就让你亢奋过头了，把你的脏器麻醉，你喝一次大醉，你至少两三天就过不来劲。这就是用酒形容的易，是不是最简单了？所以尽量给他少酌一点。第二个是频率不要太高，你要是频率太高，总量用大了，也会伤身。一次饮灌太多了，确实伤身。这就是我们在生活中要把这些不良的习性尽可能改正。有时候思虑多了，易闷，想找朋友去喝个酩酊大醉，那叫举杯消愁愁更愁。你就会压力大一点，弄完以后再给你说这个说那个，再给你火上浇点油，就干出来了有些不理智的事情。所以我们要调节好自己。不要去焦虑，不要去思虑过多，思虑过多了，老祖宗就告诫我们，思虑伤脾，本身你运化就弱了，功能就开始减退了，你还要再思虑多，那就会越来越弱。

《健康新郑州》栏目主持人张方：

其实这些东西都是对我们内脏的一种损伤，这都不用说烟，就是消耗我们的肺部，我们的呼吸道，然后酒就是伤肝、伤肾、伤心脑血管、伤全身，甚至是神经的麻木，你说它这两样是不好，然后有些男人为了来解除自己的压力，用这两样去麻痹自己，消耗自己，来达到精神上的放松。还有一些年轻一点的他就不注意，熬夜加班，为了奋进，甚至在饮食上天天吃方便面，还有快餐、碳酸饮料，好像很多男生已经离不开可乐之类的碳酸饮料了。

怀山堂第八代传人康明轩：

年轻人感觉自己有活力，可以吃点冰的、吃点凉的，他感觉好像吃点这些东西没关系。

《健康新郑州》栏目主持人张方：

男生可能就会觉得本质上比女生要暖一些，我是男生我有阳刚之气，我喝点冰怎么了？我还中和了，他的想法是这样的想法。

怀山堂第八代传人康明轩：

所有这一定要理解，不能理解得太简单了。如果男人女人在一起，男人是阳女人是阴，但是人的个体都有阳有阴，人头为阳，脚为阴。如果辨证的话，头下来以后是上焦为阳，下焦为阴，人都是有阴阳两面的，最后回到人的细胞里边，微观它也有阴阳，回到人的肾脏，肾也分阴阳，人的心脏也分阴阳。心脏是两边，一边是人的心脏功能，心脏工作原理就是水泵，产生动力，因为功能才能产生动力。所以这就是说一直要辩证的去看待，咱们中国老祖宗，讲的哲学讲的辩证非常清晰。男人做好家庭事业，社会这些东西，理解融合。所以我们在这里说到这个问题，男人也容易受伤害，那就需要另一半多呵护是吧？你看他每天都在付出，他每天都在消耗啊，那是不是对五脏六腑也造成了伤害。

《健康新郑州》栏目主持人张方：

所以就像您说的中医讲究的是辨证调和，调整，不断地调整，你太阳了就需要阴了，就需要女性去呵护。女性她太阴柔了，就希望男性去帮助她，这个家庭也是，我们看一个大的家庭，它就是一个调和，男女搭配，你会感觉这个家里很融合，如果家里就剩一个女生，家里就会很阴凉，缺少阳气。如果家里就剩一个男生，自己带孩子，自己照顾老人，就会觉得力不从心，就出现了我们说的生命周期的下坡，不断地去消耗自己，再去负能量的生活，加速消耗自己，然后承担的责任，上有老下有小的自我的调节不到位，消耗到最后就是生命的逝去，所以我们不应该是这样的，我们应该去正面调整，做到最好的自己，无论男女。

怀山堂第八代传人康明轩：

对，最后这不光是个体，他也要与大自然、大的环境包容融合。小到家庭，接着小到我们社会上的小的单元、单位，再到一个地方乃至国家。要永远保证包容和谐，怎么交融，你得想通。通了以后你才能不思虑那么多，一通百通，所以一直从微观到宏观，要把平衡搞好。

《健康新郑州》栏目主持人张方：

对，心态的平衡，整体的社会大环境的平衡，我们今天虽然说的是男性健康，但是整体的男性作为一个社会的责任担当，作为一个引领者，应该对社会、国家，对生活，对周边所有的亲人形成一个正面的导向。

怀山堂第八代传人康明轩：

对，是这样，所以你看水无常形，人无常实，你不能一辈子太刚强，你在工作过程中一定是有得有失，有张有弛。要昼出夜伏，要把这些弄和谐，弄和谐了才能定下来，定下来才会行。你看有多少人加班熬夜，有些压力大跳下去了，有一些熬夜，熬了多少个通宵抑郁了，这一系列现象的出现，都是你自己的，回到微观五脏六腑，加上你自己整体一个环境，形成了偏差，形成屏障，再加上从小逐渐到衰老，都要走完自己整个经历的一生。人都是要走向终点的，你食五谷杂粮，经风、寒、暑、湿，与大自然要是格格不入，一直感觉到微观都是自己的错，都是自己在背，这东西就不行了。

《健康新郑州》栏目主持人张方：

对，今天康老师讲得就特别好，我从中也是感悟到了很多，虽然我身为女性，但是可能因为年龄见长了一些，可能看待我们的男性来说也有更多的理解吧。理解他的那种力不从心，理解他的那种无力，当然我觉得作为一个成熟的男人，任何男人都应该是积极向上的，都应该担负起责任，从小家里的男孩我们都应该教育他要有责任感，这是一个男人最应该具备的一个品质。还有你所谓的成熟，我的理解是要学会控制，就像您今天讲的，你得和大自然，你身边的整个环境，你学会控制它，你作为男人的责任感才能体现的身上，才能成熟的做男人。

第二讲　男性为什么会心有余而力不足？

内容提要：

男性过了 40 岁身体会出现哪些变化？

男性 40 岁后该怎么自我调节？

《健康新郑州》栏目主持人张方：

我们要聊的是男性朋友的一些健康问题，为什么说男人到了 40 岁就开始走下坡路了,他会有什么样的身体变化呢?

怀山堂第八代传人康明轩:

这就是整体的功能发生了减退,发生了各种变化。在《黄帝内经·素问》里面就说明,就早有相关记载。女人五七三十五岁,发始坠面始焦齿槁,男人五八四十岁发始坠面始焦。这个怎么讲呢,因为在男人他的全生命周期中,是八和八的倍数,到了五八40岁的时候,人已经走到了中年,代表他的五脏六腑用了几十年,已经到了历史节点,所以需要呵护、关注、调理。但是往往这些男人呢,在自己的事业上,在自己的工作中,在自己的家庭运行中,都无时间去顾及,没有想这个事情。你每天工作压力大,接着喝酒应酬,酸、甜、苦、辣、咸,往胃里灌,胃是你的生化之源,所以,你没有调理过,没有自动地去主动呵护它。再加上它自己本身有自我的功能减退。功能减退以后,会让你的身体,整体的运转逐渐降低,逐渐降低以后它就形成了不和谐,没有达到原有的年轻的时候那么和谐的状态,所以各方面的问题都逐渐会出现了,就会出现比如肥胖一点,或者是精神不足,或者说晚上睡眠不好,信息量不行,心有余而力不足,会出现这种各方面的问题,所以这一系列问题都是因为我们功能下降,肾气衰减造成的。

《健康新郑州》栏目主持人张方:

这是一个自然规律,就是到这个时候了,人体开始往下走了,但是我觉得我们男性朋友也应该正面地去面对自己的身体问题,你不能说逃避,你说你还青春,然后去消耗,这样就不行了。那我们来说,现在生活确实也给我们的男性朋友带来了很大的压力,所以他们在健康方面是不是也应该注重一些?

怀山堂第八代传人康明轩:

确实应该注重,因为人不能说自己是汉子,自己很厉害,自己就可以无所谓。往往是关心自己少,但是一定要关心,因为你是个人,你是一个自然界的生物,或者说是一个高级动物,逃离不了你与自然界的相生相克。你看你在面对着大自然,你知道要经历着大自然的春夏长夏秋冬,你要经历这些风、寒、暑、湿、燥,你食用的食品里边有大自然的产物,他离不开这些甘、咸、苦、酸、辛,你有七情六欲你就解决不了,这些喜、怒、悲、思、恐。水无常形,人无常势,你不可能说自己是个机器,可以一直连轴转,一直精神饱满,那是没办法实现的。这就是需要改变这些认知,通过改变认知调节自己。

该怎么自我调节呢?我想应该是调节你自己的心身健康,调节自我五脏六腑与大自然形成一种融合,一张一弛,你工作中可以忙中偷闲,你昼出夜伏,你晚上一定得静下来要休息,晚上休息,就像我们所谓说的手机充电一样,你如果晚上充不好的电,你第二天是不是不经用啊。

你的五脏也会随着一天的十二时辰变化,脏器与十二时辰有着密不可分的关系。你的脾胃当令的时候是早上 7 点到 9 点,你的胆经当令是子时 11 点到 1 点,肝经当令是 1 点到 3 点。所以你如果没有找到和谐关系,就有可能把他自己的相生打乱,第二个把它的原有的相克功能也给它弄紊乱了。那你是不与它和谐,它就会生出来各种的小毛病或者亚健康的状态。所以你要把自己调和,调和就是一定要认识自然,认识食物,知道什么应该多吃点,什么应该少吃点,一定要顺时而食,一定要把自己与大自然形成一个合拍。

月圆月缺,潮起潮落,有丰水期也有枯水期,我们的自然界还有像咱们河南这一块雨水七上八下,植物生长,有他自己的生命周期,哪个阶段行得快,长得快一点,哪个阶段行得慢一点,把这个调节好,才能合乎自己,自己的担子肩负的使命还是很清晰的,你是家里的顶梁柱,你上有老下有小都是需要你呵护的,不能一味地没个头,按照自己的任性按照自己的认知,在自己的轨道上奔驰,不能跑那么快。

《健康新郑州》栏目主持人张方:

对您说的不能跑得很快,我特别的认同,有一些男生可能太要强了,他可能觉得 40 岁我现在为了家庭为了孩子,我奔波吧。我这个时候不能停,那我就继续努力,这个时候他的压力大,心情负担也重,身体又不注意去调节的话,说垮就垮了,担子会更大,对于一家老小来说。这个可千万不要太激进了,像您说的我觉得越是到年龄成熟了,是应该把脚步放稳一点,放长远一些。

怀山堂第八代传人康明轩:

对,所以如果说工作中遇到的环境的变化,或者遇到政策的变化,或者遇到有些坎坷,或者是一些不顺畅,也不要思虑太多,你想想,思虑太多实际上是给自己是制造问题，因为你改变不了，你能改变早改变了，你改变不了什么，一定要顺其自然，思虑会内伤脾胃，内伤脾胃会百病由生。

《健康新郑州》栏目主持人张方：

所以男性朋友到了40岁，你相对成熟一点，你更应该去保护好自己的身体。但是说到保养健康的身体，你得认识到40岁该如何调理，如何调养，才能让自己身心状态达到最佳。

怀山堂第八代传人康明轩：

对。因为你生活在自然中，你一定要使用五谷，使用五谷以后，这些五谷精微它是不能一下子进去一下子就出来，你往往会出现有些停滞在体内，有些是消化吸收不好，有些代谢不出去，那就会形成几个极端，你看尤其瘦一点的朋友们，或者是胖一点的朋友，甚至有超重的，超重了你的肚子大，还有形成头发油腻，脱发了，你感觉到头发少，这些东西都会或多或少影响你的爱美之心，有可能会或多或少影响你自己的情绪，但是你一定要知道这是偏离了，你有没有想，为什么你会有油腻的头发，你的头发为什么会脱？那不就是因为你的代谢不通透了嘛！形成上焦热下焦寒。中焦不通，肚子大。所谓的不通，就是整个代谢，谷物的精华精髓它运送的没那么顺畅。形成你通过宏观到微观，一直从主动脉血管到静脉，接着就回流到静脉，接着到我们微循环系统，一直送给细胞，它不那么通透，它不通了以后不光是食物不通，最后的气都不通，所以说为啥年龄大了心有余而力不足。年轻的时候气血足的时候，心想事成，意思就是很快就能到达目标，能达到目的地。所以这是到达40岁以后，为什么你不能把自己再当二十几岁的小伙子一样对待。

《健康新郑州》栏目主持人张方：

我们说40多岁应该都是成家立业之后了，然后孩子也大了，就会发现到40岁有些男人他不是不注重自己的身形，生活压力一大反正也结了婚了，于是就是肚子大、爱放屁，然后口干、口苦、口臭，就有各种负面的形象，包括像刚刚我们说的头油都会爆发出去，再加上你再抽烟、喝酒，你这个消耗量太大了。

怀山堂第八代传人康明轩：

消耗非常大，你又不了解五谷食物的性味归经，因为每个人都活在自己的认知范畴中,你认为我反正也是这习惯了,我习惯、我喜欢吃啥就吃啥,是不是?但是你要认真地去了解一点,去把自己的饮食习惯稍微修正一下。

《健康新郑州》栏目主持人张方:

对于这种到了40岁的男性朋友,他的饮食应该如何调理呢?

怀山堂第八代传人康明轩:

饮食就是首先不能暴饮暴食,第二个是食物进到嘴里以后要通过牙齿多咀嚼,咀嚼碎了以后进到胃里方便酶解,你的酶解,你的胃到年龄了以后,机能分泌胃酶会减少,你要通过酶解,接着要让你的小肠便于吸收。变成小分子以后便于小肠分解,最后要解决到大肠,你得让它排便顺畅,你怎么能排便顺畅呢?你得呵护好你的脾,因为中医上认为脾为肺的妈妈,如果妈妈强大了,肺一定会强大,因为你的肺是主气的,所以你的气足以后,才能推动着血液形成运行。中医说是气为血之帅,就说它是做统领的,它是用气把血液中的五谷精微送到微循环系统了,所以肺强壮以后,相对应的就是你解决了后天摄入的每天的营养物质,你充分消化吸收了,才能解决每天能量的消耗,你找到了平衡点,才不会泄你的肾阳气,如果你每天的运动量你需摄入100个能量,但是你如果只供给了99.99个,差的那么一点点是要去哪里寻找呢?寻找天地父母给你的肾,你要去消耗它一点,你的元阴、元阳就被消耗了。我们的肾脏是我们的身体的定海神针,而是主宰你身体的正气的,你要把它稍微一晃动,你的肾脏不能定,接着那你身体就会或多或少出现其他问题,是不是这样?所以肾是我们之根本,是我们的先天之本,是我们生命之本。

《健康新郑州》栏目主持人张方:

所以说男人除了护脾肺,然后重点还有肾。

怀山堂第八代传人康明轩:

固肾。

《健康新郑州》栏目主持人张方:

“固”还不是“护”。

怀山堂第八代传人康明轩:

对,巩固,加固。你说的护也是对的。因为你呵护了、注意了,你不就固住了吗？你不要让它阳气泄掉。

《健康新郑州》栏目主持人张方：

等于说是先要巩固，然后再保护。

怀山堂第八代传人康明轩：

对，这样就能保护好。因为肾气才能使我们正气，正气存内邪不可干，你说后边再找到平衡，你后边年龄过了节点，后期就会好了，但是我们从中医的角度说到40岁，人走到了中年，走到中年就代表着我们人已经走到了初秋。秋天你看，春、夏、长夏、秋冬，冬天到来之前，，要做大扫除，要把浊物清理干净，这样才不至于冬天的时候会有这些病根，这样子你才能安度你自己的晚年。

《健康新郑州》栏目主持人张方：

我觉得到了40岁的男性是更应该注重自己的五脏六腑，像刚刚老师说的这些还有肝，肝不好，然后脂肪肝。你就看吧，十个男的有八个都有。它好像因为你脂肪堆积的厚，气又不顺，然后到肝，就肝上面的病还挺多的，肝不好就能看出来人的气色不好，你就会觉得中年油腻男就出来了。

怀山堂第八代传人康明轩：

对，看不到，我看不到你阳光的一面，看不到你皮肤光鲜，看不到你满面红光，这就是你的脏器的原因，谈到肝脏，实际上我们作为人，我们的生活与大自然关系失调了，现在人为制造了很多寒风，像空调就是一种阴风，历史上我们讲只有在秋冬之交的时候，我们能过到那穿堂风，那就叫阴风，现在人为制造出来了，阴风，刺骨寒。

《健康新郑州》栏目主持人张方：

可是这个年龄段的男生他好像更怕热，燥热。你说敢不让他在空调屋、那是不可能的，那虚汗冒的啊，你就看有些男的到了这个年龄，就轻轻地喝碗稀饭，敢吃一点饭，那头上冒的汗呀，你说是热吧，摸着凉凉的。额头都是凉凉的，他出的应该是湿。

怀山堂第八代传人康明轩：

对，出的是湿，出的就是水。但你说出水有一句说的话就是不恰当，但是不是骂人的，就是这脑袋进水了，你看水它应该归哪里？你看水都往低处流。水应该归膀胱位,通过小便带一下出去了,你水从头上出来,不是头脑进水了?是不是堆积?从下焦堆积到中焦上焦一直把水都堆满了,从这里一吃热饭灌不下去,没有归膀胱位。从这里出来,那不是脑袋进水。

《健康新郑州》栏目主持人张方:

你说他热,你摸他的额头凉凉的,水汗也是凉的,他不是发热发散的那种热。你看小孩子他满街跑,跑了热气腾腾的满脸红光,他应该是出的汗?

怀山堂第八代传人康明轩:

所以这就是什么呢?你这男人到这个时候如果形成这种大汗,那就说明一定很不通了,不通到一定程度,你就是要努力,想办法把它要打通,让他想一下是不是水归本位。

《健康新郑州》栏目主持人张方:

那我们来谈到食养,如何去调整它的这种虚症。

怀山堂第八代传人康明轩:

调整虚症,它就是大自然造在你身边造有很多东西,专门解决你这个问题的。所以需要我们多了解一点中医知识。第二个呢,让我们擦亮眼睛,去了解植物的性味归经,要顺时而食,根据自己的年龄,根据五脏六腑功能减退的度,根据时令春、夏、长、夏、秋、冬,这个时节,春天需要甘养了,你就吃点甘。我们这说的甘是甘蔗的甘,是甜味的甘。接着到夏天你出汗多了,一舔汗是咸的,你盐流失、代谢了,你多吃一点盐,到长夏,我们要吃一点苦,秋天我们吃一点酸,冬天吃一点生发之物的、辛性的东西,生姜、大葱,是不是这样?要顺时而食,接着你要根据自己的体质,你要知道我们应该怎么去调理,这样最后是求啥呢?求个体与环境形成一种和谐,它就好了。所以那你说我们想补肾,或者我们想清肝,我们想通三焦,你想干这个事情,不是你想干你就能干成的。所以你的通是要有顺序,根据保持君臣佐使,接着是,顺着脾是肺的妈妈,白色入肺,你吃点白色的东西,比如茯苓,它就入肺,接着是固肾,固肾的食物是黑色的,如黑米、黑芝麻、黑豆、桑葚。但是你需要把路打通,你要拿一根山药给插通,入三焦这个路才能顺利的过来。

《健康新郑州》栏目主持人张方:

对,就等于我们刚刚提到的这些植物、五谷都可以顺着往下走。这样子你说咱们油腻男也排油是不是？所以男人到了40岁，希望我们的男性朋友看我们今天的节目，能够认识自己的健康，去合理地分配我们的生活状态，调整自我，然后达到自己在40岁也能够美得像一枝花一样的这种好的生活状态。

第三讲　男性为什么会出现肥胖？

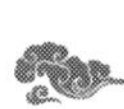
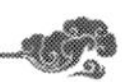

内容提要：

为什么男性肥胖先胖肚子？

男性出现了肥胖该怎么调理？

《健康新郑州》栏目主持人张方：

今天继续来聊关于男性朋友的健康，说到我们男性朋友好像年轻的时候怎么就都想追求的壮实一点，结实一点，可是稍微上一点年纪，就会发现男性朋友怎么胖先胖肚子，到底肚子的负担是谁带来的？

怀山堂第八代传人康明轩：

好。你问这个问题好。为啥先胖肚子？因为我们吃的五谷精微，吃东西是不是都是从口腔进去、进到胃里，吃着五谷精微里面都有这些矿物质、微量元素，这些元素进来以后，接着进到胃里，我们胃在中焦，胃里吸收完以后它是往下，进到小肠，小肠把养分吸收，接着剩余的垃圾要回到大肠，要往下面排掉，但是有些排不了。

第二个你到40岁以后，你五脏六腑的功能实际上是在减退的，男人是五八40岁，发始坠齿槁，就是你脾胃伴随人已经几十年，自由落体一样，自我功能逐渐减退。减退以后，原来你年轻时狼吞虎咽，吃东西很快，你的胃酶分解的好，食物到胃里有很快酶解、容易被吸收，但是到年龄大的时候，你的吸收功能弱了以后，逐渐吸收99.99%，99.98%，99.97%……一直到生命尽头，直至不吃不喝，他是一个降落的抛物线。这样功能减退以后，首先代谢没有那么多了，接着你工作还要释放那么多，工作啊，生活啊，它一弱以后，接着就影响了你的肺，肺是解决什么问题的？肺是解决我们供氧供气的，但是肺呢，按照五脏之对应关系，肺是脾的儿子，如果脾要是弱了，那肺也就弱了，母强子则强，母弱子则弱。所以你的肺弱，肺是供气的，你气不足以后推动力就弱，推动能力弱以后，他速度就慢了，速度慢下来以后，这些食物代谢就会慢，慢了就会停留在体内，停留在体内以后，往往就是你不能很好地吸收，肺一弱以后，就是大肠收敛、收水功能减弱了，就堆积在那，肚子不是一天长大的，久而久之以后肚子就大了，你看肚子大了以后，形成这边都是水，一直延展到细胞里面，都是虚的软的，气不足，所以停在这大肚子以后就形成啥了？很多的，肚子大的，肺不好就形成便溏，便溏就是大便不成形。尤其是再吃点火锅，再吃点辛的东西，一吃完就跑卫生间了。

《健康新郑州》栏目主持人张方：

对，你说到这个，我就一看，看各种信息啊，你的老公在哪里？我的老公不是在厕所，就是在去厕所的路上，我就发现现在男性大部分都是拿着手机蹲厕所的。

怀山堂第八代传人康明轩：

所以这就是告知你，传递了一种信号，一拥堵瘀滞就给你传递，肥胖了，就带来了各方面的问题，你确实需要把它调理好，否则最后形成气不足以后，或者干活没精力，头皮油腻脱发，这样各种方面的问题都出来了。睡觉睡不醒，慵懒，这就没有正气，没有 20 来岁年轻时候的血气方刚。所以这就是为啥，一这样就是说没有正气，实际上气弱了以后，就形成我们所说的心有余而力不足，力不足以后肥胖、瘀滞以后，心不能想。心想事成就是所谓的气能快速到达。所以到 40 岁以后，包括这整个个体的功能也会弱，所有代谢都会弱。这些都会影响自己的身体方面，再加上出现了血糖高，“三高”问题，在出现这些问题以后，再加上脂肪肝，最后通过一检查，自己又没有良好的习惯，没有良好的方法能解决，那就是反过来造成思想包袱越来越多。越想越多，越焦虑。

《健康新郑州》栏目主持人张方：

对，我就觉得为什么有的时候，现在很多女性朋友就开始有点嫌弃年龄稍微长一点的男生，这是我说的，是可能说她的嫌弃是在哪，不是说这个人不好，只是说这个人不太注重自己了，就看不到自己的问题，然后说到是这个心有余而力不足，就好多家里面的事情他也跟不上。这是为什么呢？他的负担重，老是和老婆吵架，吵在哪？他觉得老婆不理解他，但是他自己也没有重视起来自己的身体状况，为什么我也会发脾气？为什么我老是不顺气的？我觉得也有这个原因。

怀山堂第八代传人康明轩：

那是他提不起来，比如说汽车的轮胎，你多充两个气压，多充一个气压，它轮胎就硬，就能直起来，但是你要是少一点气，就放点气，他就不行。所以他这一胖以后他不能通达，气不足以后，他振作不起来。

《健康新郑州》栏目主持人张方：

对，这就难了，要不在家里你看多数吵架的，都是老婆嫌这个老公，“你怎么那么懒？躺那都不动，叫都叫不醒”。你要这样子想的话，今天康老师给大家一讲，你就发现他不是叫不醒，他是身体确实出现了问题。你埋怨他，“你怎么老是蹲厕所”，他确实需要上厕所，因为他一直下泄。他没办法，他控制不了自己。

怀山堂第八代传人康明轩：

所以他就是干啥事情都没耐力了，根本原因是气顶不上，你让他爬山，他就没有力量，你要是锻炼身体去跑步，他跑不动。

《健康新郑州》栏目主持人张方：

对，他不是真懒，是他身体出现的问题消耗他，无法动起来。

怀山堂第八代传人康明轩：

所有这些都是外表表象的东西，你看到的东西都是由湿产生的，这是有因果关系的。

《健康新郑州》栏目主持人张方：

刚刚谈的这个话题，为什么我们谈到中年男性发福，那肚子大，他哪来的？给他生活带来了什么影响，就刚好康老师把这个影响讲的是挺透彻的，这确实是会影响到我们的生活，甚至是影响到你的家庭，影响到你们以后，还有的因为这个吵架，闹离婚的，闹情绪的太多了，我们是不是把自己的状态调整好,认识到自己的身体问题的时候,这个时候你做出调整了,你的老婆、孩子都能看到,那爸爸也是有活力的,也能和孩子一起玩耍,多好。

怀山堂第八代传人康明轩:

对,所以这就需要调节饮食。调节饮食,原有你工作应酬也好,接待朋友也好,有些过多的伤害,就是摄入了酒,酒是个好东西,但是如果过量它就是坏东西,那酒这一个性,一个酒他阴阳两面,他能达到至阳,也能达到至阴。至阳他是有这些五谷,五谷之精微通过发酵,最后蒸馏出来,你要小饮一点,饮二两三两四两,你马上兴奋亢奋,你看朋友圈他喝二三两以后,你看他是不是状态好。现在如果让你喝个九两一斤,甚至一斤多。你接着晚上就麻醉了,麻醉的是瘫掉了,到第二天、第三天你都是蔫儿的,那就形成至阴。他回归回来以后就是冷凝水,因为酒精蒸馏以后就是至阴的水,对你伤害很大。这些大肚子的往往就是周而复始,经常性喝多,经常性饮酒大,熬夜,接着说工作压力大等的一系列原因形成负担重。我们都说负担重,是肚子的腹,腹部负担重,负担重了以后,方方面面的问题,都会应运而生。

《健康新郑州》栏目主持人张方:

在调理方面上,作为家里人去帮他调理也好,影响他的调理也好,这个需要注意些什么呢?

怀山堂第八代传人康明轩:

需要注意一些什么?改变自己的生活习性,改变你自己的生活方式,你得了解,与大自然生成和谐,适当的运动,再加上吃对食物,不能再吃垃圾食物,不能过度的饮酒,也不要顾虑,过多的去贪凉,贪凉有两个,一个是往里面灌凉水,一个是吹空调,这是改变。第二个是要吃对食物,就说吃对的五谷精微,吃对这些五谷,就是要按照植物的性味归经来,是按照顺序调理好。第三个通过物理的方法,物理的方法就是可以泡脚,多泡一泡脚,因为头阳脚阴,人老脚先衰,往往淤堵堵在下肢,形成不通以后通过泡脚、把脚暖起来。尤其是胖子,往往胖了以后,脚是凉的,但是它有热,还不能每天都不穿袜子,然后冬天他说我哪些地方冰,因为他把脚当成了天线了,散热气片,他一直想通过脚把热量通过这散发出去,但是因为他中间不通了,实际上是热量送不过去,所以能通过泡泡脚打通,在春、夏,三焦进去以后,原有是进去是寒凉,现在进去热,让它整体参加循环。

用好热的原理,就从下焦泡脚往上升升阳,通过这三种方式都是可以解决的。用食物,那食物根据它的性味归经,都是由大自然,给它赋予了使命,哪些是进你脾胃的,哪些是入肺的,哪些入肾的,最后你减肥,不能靠外人给你减肥,也不是靠手术刀,把里面的肠道的肥油给你刮下来,或者脂肪多的话怎么取出来?不是的,最后还在靠,调动你五脏六腑的功能,把你五脏六腑的阳气提升,最后让他加速运转;慢慢地,一次次代谢原有堆积在里面的东西,最后让它加速了以后代谢出去,在这个过程中,像山药、葛根、芡实这都是入脾的;接着我们要吃一点人参,它是补气的,推动气血足运行快,接着我们吃一些荷叶,荷叶是啥呢,荷叶是利水化湿的,我们吃点昆布,就是软结,你身体趁着没有结成块儿,还都是软的,散结,最后通过蜂蜜的调和,让它形而下,有力量。这样把路径打通以后,淤堵一天少一点,你怎么吃胖的,你能怎么吃回来。你不能说靠我饿肚子,那你饿能不能减肥?通过辟谷能不能减肥?能减,但是很多人都试了,你减完以后一吃马上回来了,又反弹回来了,是不是这样?

所以真正的减,实现的目的,就是把这五脏六腑调顺畅了以后,你就海吃海喝也不长肉,这是最高级的,你才能实现。

《健康新郑州》栏目主持人张方:

就从您刚刚讲的这一块,我就觉得其实我们的男生想要去改变,还是需要去认识到自己的身体,认识之后,作为家里人我们也应该支持,这是你去帮他调理,特别是女性,我们作为老婆也是应该去在饮食上帮助老公去更好地调理。我觉得有的家庭里面做饭还是应该注意一点,像您说的我们要认识到五谷,然后把五谷如何更好的在生活中的家常便饭中体现出来。

怀山堂第八代传人康明轩:

所以你得认可大自然的规律,你看我们去饭店吃饭,我们吃的是啥?你们吃口味我们也需要吃口味,但你们是看到啥好吃、点啥,我们是根据性味归经去点,所以这种方向不一样,是不是?所以最后是用植物的能力进到你体内去帮助你清理,你越清理、你越身轻如燕,把垃圾都清理干净了,身体的五脏六腑合起来他自己也高兴了。

《健康新郑州》栏目主持人张方:

所以说有的时候把饮食调整一下,我们的健康理念也会好一些。就像刚刚康老师说的吃得很简单，没有说很复杂，也没有什么很贵的东西，可能有的你都看不上眼，他们都觉得这怎么可能，或者是说我弄一个这种很清爽的口感的饭，然后我就能好吗？你得认识到有些食养，还是从你之前这个饮食，五脏六腑已经紊乱的饮食习惯，造成了这些因素，所以你要拿这些和它能够有针对性的饮食去攻破它。

怀山堂第八代传人康明轩：

对，你讲得非常好，吃东西不是吃的贵的好，大自然赋予的生物，没有说它有贵贱之分，你的食物一定要吃出它的性味归经。这是我们几千年老祖宗总结的东西，有些人说我想补，我就要有经济条件，我多吃点洋参，每天吃点洋参。

《健康新郑州》栏目主持人张方：

天天就吃点这种海参爆肚，像您说的贵的虫草，但是这种它是不是有的身体还不适合吃，他的属性还不一样，像您之前跟我讲的每个人的身体体质不一样，你不能看他胖，他冒虚汗就是大火，其实不是，他是凉火，对吧？

怀山堂第八代传人康明轩：

所以现在很多认知出问题了，就是一说胖，就说人家吸收多好、怎么样？他这种状态说得不好听，就是喝冷水、吃馒头，所谓的没有那么多养分，他都会长肉的人。有一些人天天吃山珍海味，也不长肉。

《健康新郑州》栏目主持人张方：

这其实不是吸收，而是堆积。他是把好的坏的东西都堆积进去。

怀山堂第八代传人康明轩：

对，堆积的，你说这句话对，进去以后再也不出去，停留在体内，滞留在体内，所以形成了一种胖。

《健康新郑州》栏目主持人张方：

说个不好听的形容，我们都知道皮球，它就是吹进去不出来，所以你看它的大肚子就一直那么薄，它要装东西，它东西没地方出，从哪出？只能堆积。要么就是说有些男生，哪怕身体很胖，身形也很胖，但是还经常上厕所，还拉肚子。

怀山堂第八代传人康明轩：

对，就是气不到达，气不能造成大肠收敛。

《健康新郑州》栏目主持人张方：

他自己就搞混了，我也天天上厕所拉肚子，我怎么还这么胖，我怎么还这么虚呢。

怀山堂第八代传人康明轩：

所以现在很多减肥往往就是说让你利水，让你一直用利水的方法，实际上那也不一定对。还有你一定要知道早餐怎么去升阳，升阳就用炒制的山药粉，或者是葛根粉，早晨把这些东西，一天十二时辰里面，7 到 9 点是胃经当令，解决你们每天早上升阳之时的养分，所以每天早餐要吃好。接着中餐以后，过了午后，往下打通，这要把习惯改变，就包括晚上就不要吃那么多的动物内脏，脂肪含量高，本身也胖，往往都会出现各种脂肪堆积了，你再吃那些更瘀滞。因为你晚上是要静下来，晚上你运转的时候你是需要静，没有那么多的活动量，所以就代谢不了。

《健康新郑州》栏目主持人张方：

我就觉得有些男的如果真是他工作需要应酬，或者确实是朋友，他面子过不开，我也能理解，但是说，真是喝了酒之后，你有什么好的方式能够调理这种酒精过后的男生，能让他们会舒缓一些。

怀山堂第八代传人康明轩：

那有，专门可以解酒的。山药炒制的，护胃。接着我们有些葛根接着我们用生姜，再用一点菊花，所有这些包括用的栀子，这个东西放在一起一融合，你把它喝掉，感觉辛性生发，在你酒精没有完全把它代谢到你细胞里的时候，它能升温，你不就代谢快了吗？你的酒精挥发快了以后，不至于把你的所有细胞全麻醉，就可以解决了。

《健康新郑州》栏目主持人张方：

这个方法好，今天这里大家听了康老师的建议，确实是作为男性咱们也理解，但是理解的同时你自己也得注重身体的健康。

第四讲 为什么酒桌上要做好食养？（上）

内容提要：

该如何看待“酒”？

过量饮酒对身体有哪些伤害？

《健康新郑州》栏目主持人张方：

今天我们要聊的话题跟男性和酒精有一定的关系，现在人好像无酒不成席，到了饭桌上就得喝两杯，而且有的讲礼仪的人，大家就是适量饮用。但是对于不讲礼仪的人就好像你不喝就没有感情似的，但是说到酒精对人体的伤害还是有很多人没有认识到。

怀山堂第八代传人康明轩：

对，这就是文化的认同。这是两种文化，现在的一些主流文化，加上我们整个中国传承的文化。在我们中国老祖宗传承的这种文化来讲，酒这个东西很神奇，它是一物两性，它是两个极端，一个就是它是至阳之物，同时它也是至阴之物，至阴之物怎么去理解呢？首先我们认识一下酒，都有什么酒，我认为有三种酒：一是阴谷长的，比如红薯、地瓜酿的酒；二是阳谷那样的高粱酿的酒，小米酿的酒也是阳谷酒；三是中间还有悬谷酿的酒，悬谷酿的酒有两种，一种是果酒，一种是玉米酿的酒精。这三种酒什么酒更厉害呢？

两个极端就是阴谷的与阳谷的，他们的酒精是更厉害的。阳酒是通过发酵工艺酿造蒸馏出来的酒精，度数很高，你看这液体拿火机点都能点着，所以这度数高的酒，它就会代谢蒸发快。这几种酒它度数是不一样的，度数不一样，所以人喝了以后，它起的作用也不一样。不同年龄你们可以自己感觉一下，20 多岁的时候你喝酒就代谢快，你喝完以后第二天起床以后喝酒多的问题就解决了，接着到中年就次一点，到老年的时候，喝多了就比较麻烦了。所以说酒精呢，尤其是中午吃饭喝酒以后，它随着自然的下降，它需要下行，下行的时候你喝完酒以后，你小喝一点，它就会让你亢奋，你喝多了麻醉以后，它就会伤害你的身体。因为完全把你的所有细胞微循环系统也给你麻醉了，麻醉以后，它要把酒精蒸发完，对你伤害很大。

所以你看喝一场大酒，你两三天都过不来劲儿，所以他就是跟大病一场是一样的。这些形成以后，达到两个极端，先将你达到的巅峰至阳，又把你打到深渊深谷里边，所以这就造成对你的脏器影响很大。有些人为什么经常喝会喝成胃炎，糜烂性胃炎，接着会形成脂肪肝，肾脏负担重，甚至，至阴以后，加上肥胖瘀滞会形成肾囊肿等，这一系列都损伤你的器脏，这些器脏伤害成这样以后，会有第二个麻烦。因为酒精它是穿透能力比较强，如果它一下子给你打通了，它接着执行了至阴以后，往往形成中焦不通。因为本身你的中焦随着年龄的增长，你五脏六腑的功能减退形成中焦不太通的时候，你要用酒精大量的时候，它往往就会入髓，穿过骨到髓，到骨髓里，入骨髓以后，长期会转化成寒凉，再加上你内弱了以后，风邪就进去了，风邪进去以后形成湿滞，最后形成下焦入骨赤痛。骨寒了以后，它就会疼。

你看疼是怎么写的？是病字框里面一个冬天的冬，凡是长期寒凉，像那些长期饮酒的很多的下焦股骨头都坏死了，股骨头坏死的很多都是长期喝大酒造成的。有酒精引入骨髓的，伤得很重，这样以后其他脏器也会受到伤害。酒精停留在你的肝里，它就形成了脂肪肝，它也会在你的胃里和肾里分布，最后分布在你的血管里。血管是分布在全身，有脑血管和脚血管等，它作为整个的循环。酒精一加热就过去了，到最后一收缩，它把它锁在里面了，进去容易出来难。所以这就形成了你的不通，不通以后对你的胃有影响吧。影响了你未来生活成长消化的五谷精微，本身它就有功能减退，第二层面加上你的酒精有伤害，又加重了它的代谢，影响它的代谢吸收，所以将来摄入量会越来越少，形成后天解决不了问题，那就是消耗你的元阴元阳，最后身体会越来越弱，形成了恶性循环，身体一天不如一天。

第二种就是会出现其他方面的问题，如果再喝点不好的酒了以后，就会出现口干舌燥，口干舌燥会喝更多，喝多了以后胃食管反流，会呕吐。还有很多人的习惯不好，为了应酬，灌不进去了咋办？跑到卫生间一吐，吐一次、两次之后，他回来再喝。这种行为伤胃，它不是只伤一时，吃的东西它不能进口腔再吐出来,它应该向下行。习惯性的这样以后,将来会随着年龄增大,只要喝酒,如果你躺在床上睡觉,就会胃食管反流,就口里吐酸水,它就不能下行了。它就形成习惯性,它是记忆的,只要你胃里有酸了它就下行不了,因为下焦太长了,你的肠道吸收不了往下太远了。吸收不了,所以就会反酸,就往上面形成呕吐。如果你长期这样呕吐,晚上再睡眠又没人管你,万一呕吐物呛到食管,那是不是很危险。有很多这方面的例子,经常这样的人就造成自己的胃非常弱。如果要吃一点寒性的物质,冰凉的物质就胃痛。胃痛就是胃接受不了的象征,各种的炎症形成。功能减退了以后,再吃着五谷精微,他怎么给你代谢呢?怎么分解呢?它的功能减退以后,你的身体弱了,以后活得不太健康。所以我们在生活中离不开酒,但是我们一定不能大量饮酒,频率也不能太高。所以还是要懂得,喝酒的时候,还是要懂得去调理自己的脾胃。你不能光伤害它是不是?调理脾胃太重要了。因为脾胃是我们的健康之根,老祖宗就说了,脾胃是我们的后天之本,他是管着我们一辈子进五谷的地方,把它弄坏了,这家伙不好配是不是?所以平时你得呵护它,叫它可持续给你提供粮食、五谷精微,去供给你的身体。牵一发动全身,伤了母,一定会伤了子,你的胃一弱,肺就弱,肾气也就弱了。你的肾是你的定海神针,肾是主膀胱,这是将来它调动不了你身上的水,调动不了水的话就会造成你看着特别胖,特别臃肿,身上水好像也很多,但那水不管用,因为都在细胞里滞着,它没有回归本位,没归到膀胱,所以它调动不了,它就灭不了心火。所以你感觉到我心性很高,我能干很多事情我还年轻,最后往往干的都是事倍功半。干的事情都是没有感觉到能很利索、很通透,感觉到干的是事情很干练,所以这就形成了一种恶性循环。所以我就给朋友们都建议酒是可以喝,但得有水平喝,啥水平?你能把你的胃打造成一个金刚胃了,你要打造成这样的胃以后,酒进去了就快速吸收、快速代谢、快速排除。还是要从把自己的功能正气竖起来。

《健康新郑州》栏目主持人张方:

请问康总,有些人怎么就天生就那么能喝,喝了很多酒一点事情都没有,但是有些人稍微喝一点,脸发红又是呕吐又是难受的。有说法是人体内化解酒精的酶存在差异,您怎么理解呢?

怀山堂第八代传人康明轩:

那是现在通过细胞的分析检测,就是用这种化学反应,它是酸碱平衡,有酸了用碱给你中和,你有酶了进行分解,这是现代分析的。但是你不管谁,确实有人喝很多,但是那是个别,不要去比。你看只要大量饮酒的,大家都知道因果关系,你年轻的时候不知道正气重要,年轻的时候种下什么因会得什么果,最后的果一定在这放着呢,只是来的时间快慢而已,不会不来的,那些东西一定会来。

《健康新郑州》栏目主持人张方:

所以喝酒,我们说还是会很不舒服的。

怀山堂第八代传人康明轩:

一定不舒服。不舒服的往往是最多的,很多的时候都是不舒服。但是我们说这个并不是要反对喝酒,而是反对喝大酒,反对喝过量的酒。喝点小酒怡情,不要喝那么大,身体是自己的,培养感情、来日方长。第二个就是要吃的食物,把自己的五脏六腑修整好,让它整个形成和谐,形成代谢。往往所谓说别人能喝,那就是代谢快。人家五脏六腑食物进去以后,很快代谢出去,就恢复了。但是任何人再能喝,30 岁的、50 岁的、70 岁的和到 80 ~ 90 岁还能不能这么喝?

《健康新郑州》栏目主持人张方:

不能。过 60 都不敢喝了,酒精会麻痹你的神经,会造成你身体的很多不良反应。

怀山堂第八代传人康明轩:

对,所以这就是什么都不能过量。随着时间的推移,人体的功能都会减退的,不要再七老八十的还自己装着年轻很厉害,上酒去拼。

《健康新郑州》栏目主持人张方:

年轻人就是那种无止境的喝,但是你会发现好多人,喝多时的状态真是丑态百出。那是身体的状态,就反映在你表象。比如浑身发红,然后大脑麻痹神经,喝成傻子的还少吗?

怀山堂第八代传人康明轩:

对,非常多。所以我们确实真的要注意,因为往往到中年你是家里的顶梁柱,你是单位的骨干,有很多的社会责任,最后还有身体是自己的。对酒要认知清楚,在自己的能力范围内少喝点。提高身体素质,代谢快,不把酒精更多的残留在体内,你就会舒服很多。

《健康新郑州》栏目主持人张方:

重点还是代谢,所以刚刚我们说的有些人他确实是能喝,就代表了这些人代谢确实快,他的身体功能就会好一些。有些人说不能喝,代谢慢就很快的就表现出来了。有些人喝半天人家就没事,脸不红心跳的,有些人就喝一会就不行了。那就说是酶也好,说是什么也好,我都觉得自身的体质的功能将它挥发的,酒精又是挥发性的。

怀山堂第八代传人康明轩:

对,但是往往你这一喝以后,主要不是你喝那些酒,有些人喝酒不吃饭,有些喝酒吃进去了,五谷精微本身需要养你的身体,但是你又把它吐出去了,你完全吐出来你胃是不是空了?最后吃点啥就会吐啥。

《健康新郑州》栏目主持人张方:

是的,喝酒会导致胃痉挛和胃出血。

怀山堂第八代传人康明轩:

他是承受不住了,因为吃的坚硬的食物,软的食物,胃里边一个是有酸溶解,第二个是一直蠕动,就会有减退,所以你经常要灼伤,最后你把你的胃酸和胃黏膜,这些东西都给伤害了。伤害了以后就是胃溃疡,溃疡就是你的胃浊烂了,浊烂了酒精进去以后,它度数很高,它就会伤害。一有这种溃疡,吃点寒凉的或者吃点热的进去,所谓的土话说的“蛰得胃很难受”,酒精灌进去以后,它也是会非常难受的。所以还是要保护胃。比如我身边的例子,有一个朋友,他就一直喜欢喝酒。从年轻喝多了以后,喝了15年,需要每年检查,在大医院检查了有糜烂性萎缩性胃炎。在这过程中吃药等都没用,因为吃了以后就难受。他在青岛,后来在寻找哪里有这种食物让吃进去不太难受的。

《健康新郑州》栏目主持人张方:

可能起初就是说能减缓我难受的东西。太痛苦,能缓解疼痛就行。

怀山堂第八代传人康明轩:

对。就是这样,能吃一点,尽可能让胃舒服一点,最后他就在寻找。这不好找,刚好是凑巧了看到了山药粉,尝试了山药粉,他一吃感觉稍微舒服点，后来带着两个产品罐子来找我们。我又给他系统地做了一个食疗方案，告诉他应该暂时吃什么食物，怎么用山药再加上小米，去把胃一点点的养回来。因为他还年轻，40多岁，最后通过不到一年的调养，把身体调整好了。养回来以后他说以后再也不敢多喝了，他受了罪了，知道痛苦了。这种例子我们身边其实比比皆是。观众朋友们每个人身边都应该有这方面大量的案例。我们应该引起重视，酒量再大，也不要贪杯，你胆子再大，也要少喝点。在酒场上我们尽可能不去逞英雄。

第五讲　为什么酒桌上要做好食养？（下）

内容提要：

如何科学饮酒？

《健康新郑州》栏目主持人张方：

今天我们要聊的话题还是关于男性饮酒的话题，我们在平时的饮酒过程中，是不是大家对饮酒有什么误区呢？

怀山堂第八代传人康明轩：

大家首先了解酒，酒是什么产生的。

《健康新郑州》栏目主持人张方：

粮食嘛。

怀山堂第八代传人康明轩：

对，是粮食，粮食里边要把它细分，首先有高粱，小米，还有五谷、麦芽等，最后是通过发酵酿造的酒，第二个是老白干，红薯干等酿的酒，红薯在阴谷，这也是含淀粉酿的酒，接着还有玉米酿的酒，还有水果酿的酒，像葡萄酒，苹果酿的酒等。这酒它是发酵植物，所以它也是来自自然。我们有一句话说酒是粮食精，越喝越年轻。所以一时要喝，或少喝一点或者亢奋了，就会感觉自己精神状态会好,酒精如果进去以后,它让你的血管形成扩张,流血充足,血循环快了,你感觉自己很精神,这样很好。

但是有些人现在喝酒呢,有几个误区,我觉得要根据不同的区域,实际上要喝不同的酒。你看你到新疆以后还有马奶酒,到青藏高原有青稞酒。他生活在不同的区域,一方水土,养一方植物,一方植物都有与环境的辩证关系,所以酿的酒这是不同区域。

在这种状态下,现在是信息化太发达了。南北差异相互交换。但实际上你吃一次、吃两次,感觉到好像是没啥关系,实际上都是潜移默化的,会有很多不同的影响。在这里面有误区,就说有些人喝大酒,工作应酬等等,喝完大酒以后,很多人会说去泡脚或者是洗澡、泡澡等,说蒸一蒸,蒸完以后好像酒精代谢了。感觉酒精散发掉了很舒服。还有说我喝酒了,那我要去喝茶,喝红茶、喝绿茶,这都是不一样的,因为红茶也是发酵的。绿茶它是凉性的,凉性形而下,接着它就形成了冷凝,冷凝以后麻醉会更快。这好像是喝茶来解酒。不是那样的。接着还有些是要喝酸奶,酸奶也是发酵的,进去以后在胃黏膜外面贴了一层膜,舒服一点。还有吃东西,还有人喝醋,是不是各种行为。

《健康新郑州》栏目主持人张方:

还有人说喝蜂蜜水。

怀山堂第八代传人康明轩:

对,蜂蜜水。但有很多东西都不能过,你少喝一点,去平衡一下,综合一下,那可以,但有些时候你要是喝得酩酊大醉。喝特别多的时候,第二天不管喝啥,你喝啥吐啥,大家或多或少都会有的,所以有些时候,我们要更精细化的去源头认识。源头就是要认识植物,认识它的工艺,认识大自然给它的属性,就是它的性味归经。

所以酒这个物种,上一期咱们也讲过了,它是个阴阳属性的,就跟我们说的易经的易一样,上边太阳下面是月亮,酒通过粮食蒸发,蒸馏出来以后,它的阳性特别足,所以叫烈酒。因为它是蒸馏粮食之精华、是发酵。但是他要是喝多了以后,就成反方向了。就是至寒,热性了以后就是寒,热性过了以后,你喝大了几天都过不来。我们的胃是肉长的,它伴随你几十年,酸、甜、苦、辣、咸,加上酒精会去折磨它,一次两次就算了,经常这样以后会有刺痛或者形成急性胃黏膜病变等，最后造成了胃的代谢功能减退，我们的胃是人体的后天之本，胃也是我们的养分之源，我们体重不管多少公斤，这是你的能量的入口，你的能量入口有病灶，你伤害它了，会对你未来的健康有所影响的。所以我们就要回到源头，根据植物的性味归经，把它解决掉，还是要解决好我们的五脏，与他们这些植物的平衡关系。年轻的时候，喝大一点，没关系。你年龄大了，你再喝那么多，就不行了。这是我们讲白酒，第二个我讲果酒，我觉得我们也可以喝点果酒，像红酒、葡萄酒、苹果酒等，它是偏酸性，这些果酒度数比较低，但是果酒你也要适当喝。

往往度数低了，温水煮青蛙，你会喝的量大了，低度酒，你要喝量大，他没有宣发能力，宣发比较弱。五十几度的白酒挥发快，但你果酒挥发慢。在人体内滞留时间比较长，那不是也会难受吗？有些喝葡萄酒也会难受，所以对于喝酒，我们还是要适可而止，它或多或少都会对胃形成伤害，也可能会造成一些酒后失态。它有好的方面，也有坏的方面。所以在商务礼仪接待中还是要适度的去喝。还有最重要的是随着年龄增大，你长期酗酒以后或者是喝酒量特别大的时候，你还要关注。

酒不坏，但你不能过量，过量了以后伤害自己，你还得要去大自然去寻找修复你的脏器，修复好了以后你才能更好，才能更健康，所以在这个过程中你就要寻找哪些对酒或者对你的脾胃好，所以你就要顺时而食，顺着大自然五季细化到二十四节气，细化到365天，通过平，到热、到降、到寒，经历的风寒暑湿，根据这个状态调解，再加上不同区域，来修正自己，再回到一天的十二时辰里面。早餐，我们养胃。我们可以拿点山药、葛根、大枣、小米都可以，都是入脾经的。性味稍微平和的，温和地去调理，调理以后，这样就是把它胃慢慢养起来，养起来以后就会好。尤其这些物种中的山药，山药形态你从地里刨出来，是新鲜山药，但是你通过煮熟、蒸熟。这里所谓的熟的就是从中医的角度讲，它实际上还是生的。什么叫熟的？就是通过炒制的，通过火，为啥总要讲究炮制，炮制不是三点水的那个“泡”。是火字旁炮制。是讲火候的，或者用什么做载体的，用麦皮、麸，把其加热，炒至微黄，最后把山药片放进去，把山药炒成熟化，它有分度，有五度的黄，有七度的黄，有九度的黄，接着在炒制过程中，还要分季节，夏天的你要补一点盐，用盐炒。我不知道你有没有听过用土炒，有没有听说过灶心土，灶心长期被火烤过的土，你看我们济源是不是有土馍，把土加热，炒成细末以后，把这小馒头放进去炒,通过土炒形成焦香味。

所以这些用不同的介质炒制出来,得出不同的炮制工艺,它解决的问题是不一样的,那接着用山药,我们山药加上小米,山药它属阴的,他的地下都能长到一米多长,山药加上阳物中的小米,它俩加起来就是对脾胃最好的。所以这就是要找到他的匹配,那你长期伤了这脾胃,形成胃特别寒凉,再加上外界的这些寒,这是风、寒、暑、湿,你的胃特别寒凉,你要循序渐进的温阳,像女性我们可以喝点红糖生姜,生姜多少、红糖多少,这些都是有配比的,如果酒精对你的胃伤害特别大,你直接上去用生姜,就会辛性刺激很厉害,会很难受,所以要很平和把它养起来,而且不能光养它一个,所谓牵一发动全身,还要养你的肺,那什么入肺呢？白色入肺。第二个有补气,肺是管什么呢？是管我们的气的,所以你要补气,用点人参。我们可以用些葛根芡实等,芡实入肺以后它要形而下的。接着我们再用可以入肾的,比如黑五类等。

这几个一起解决后,再去去火。再用利水消肿的枳子。因为你往往喝很多酒了以后,酒入的很深,形成中焦不通,会造成腿上会微水肿。微水肿以后就是形成了水不利。水会停留在体内。

《健康新郑州》栏目主持人张方:

就需要泄水吗?

怀山堂第八代传人康明轩:

对,就要利水,把它调动起来,不能让它停在你的细胞里,微循环细胞里不动。得把它带下去最后排出体外,这样可以达到修复脏器的目的。长期饮酒对你形成了伤害,就通过这修复好了以后,你就又可以喝了。

但是往往大家会说另外一句。好了伤疤忘了疼。后面还是会继续喝大酒。最重要的是要提醒大家还是能少喝点就不要喝那么大,喝大以后伤身,所以说我们大家要胆子再大也要少喝点,不敢说自己胆大,但还是要少喝一点,喝大伤身会影响我们自己的健康。

《健康新郑州》栏目主持人张方:

对,刚才康老师也是把一些解酒,甚至是有助于我们胃肠道挥发酒精的方法,都给大家初步的做了一个讲解,大家也都心知肚明,或者是我喝酒难受,应该如何去适当的调节。认识这些药理,而刚刚我们说的这些所谓的药,你会看到挺普通的。不是很复杂的东西,或者是名字都能够随口叫的出。

怀山堂第八代传人康明轩:

对,所以有些人喝多了。第二天喝牛奶或者酸奶感觉好像很舒服。实际上这种是一种误区,因为奶是什么奶是寒性的,它是凉性的,酒精麻醉以后或者等酒精过去以后,你身体就会弱,这等于弱上加弱。

《健康新郑州》栏目主持人张方:

所以为什么会有些人如果不吃东西,单纯的喝牛奶,就会拉肚子。会难受,你只有配一些辅食吃了,你才会发现牛奶是不拉肚子的。所以就从这一点你就知道了。说我们拉肚子是在挥发酒精,绝对不是两码事。

怀山堂第八代传人康明轩:

对。所以你看有些人喝大了,还会手气无力。影响了肺,形成大肠不收敛的,到时候不收敛以后就形成便溏。便溏以后气血推不动,就不能一次把身上的浊物排掉。有可能排几次都排不干净,就是会影响你的代谢,一旦形成代谢,不是影响一个器脏,会影响整个身体。因为你的身体器脏全部是连通的,牵一发动全身,影响一个它会影响整个系统。

所以说很多喝酒喝大了以后会出现身体弱,形成各种酒精肝。有些冷凝水进入关节骨深处,咱们知道这个人立起来的时候,头为阳,脚为阴,往往在中焦形成代谢不好,肚子就大,如果长期这样进入寒凉。会入到更深层次,形成了腿水肿,你到年龄大,水肿就影响了气血通过。脚是神经末梢,长期过不去,热量就传递不过去。那时候脚长期寒凉,再加上不懂,又不知道护住自己的脚踝,就是三焦的通路,如果寒凉进去以后,周而复始,气血过不去,形成了长期寒凉,就形成痛风,所以很多的痛风,都是因为长期酗酒。所以痛风会影响你的微循环部分的骨骼变形,会影响将来你自己的生活,有可能会不能自理。

《健康新郑州》栏目主持人张方:

到最后喝成瘫痪,甚至是老年抽筋的那种,那种痛风太可怕。

怀山堂第八代传人康明轩:

对,严重的你就走不成路,坐上轮椅了。

《健康新郑州》栏目主持人张方：

麻痹神经的那种，直接就瘫了。

怀山堂第八代传人康明轩：

很多很多，再加上你喝酒，完全麻醉的时候。举个例子，经常性这样的体质就会减退。如果遇到了秋天，遇到寒风，就形成了水肿，有些就形成了面部瘫痪，半身不遂。半身不遂就是他半个身子气血不通了。气血在路上就给堵死了，气血也过不去，这地方永远寒凉，就没法恢复。

形成这些体质以后，影响了家庭，家里你是顶梁柱，你有老人还有小孩，你的夫妻之间，是不是就会经常吵嘴？

《健康新郑州》栏目主持人张方：

所谓的应酬是为了家庭，反而到最后成了家庭累赘负担。给大家普及了一下酒精对我们人体的伤害，也希望对一些男士或者是饮酒过度的人能够有所帮助。

第六讲　男性为什么会出现脱发或白发？

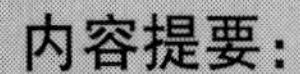

1. 脱发的本质是什么？
2. 白发的本质是什么？
3. 男性脱发或白发该如何食养？

《健康新郑州》栏目主持人张方：

今天我们要聊的是有关现代男性的脱发以及白发的这么一个问题，现在我们来说找对象弄什么的，咱先看是不是脱发？这好像也成了一个标准，为什么会拿这个界定？就是因为现在年轻人的脱发已经趋于低龄化了，十几岁也有掉发的20出头的就几乎谢顶的，太多了。

怀山堂第八代传人康明轩：

对，谈到头发，我们得了解头发。你看这发好像就是头顶长头发，我们天天见是吧，所以我们认真的了解头发了吗？发是啥呢？按中医来讲的，发为血之余，是不是？这头发呢，就是我们的大树的树叶，是不是？大树的树叶为什么会脱？所以我们人的头发为什么会脱？是吧？所以这些脱，我们就得去仔细思考，哪些原因造成了脱？接着按照我们老祖宗，黄帝和他老师岐伯对话的《黄帝内经》里边说，男人五八40岁，发始坠齿槁，40岁才开始脱发。但是现在你看看，我们年轻有20多岁都脱了，30多岁有些头发都秃顶了是吧。但是为什么会这么年轻会脱呢？真正脱发的机制，实际上就是因为我们的五脏六腑的功能减退，不能把这五谷精微有效地吸收，就是你供给养分的不足，形成了脱发。但是形成的白发跟脱发不一样，白发属于不能滋阴，干燥了，干燥以后，养分送不上去以后，就形成发是空心的，就营养不良。

《健康新郑州》栏目主持人张方：

这属于营养没有达到发梢末根。

怀山堂第八代传人康明轩：

对。脱发是脂溢性，皮肤或头顶这些油腻太多了，形成脱发。这个白发是养分不足，形成脱发，所以这是两种人，两回事。所以这些脱发实际上就是都得过40岁以后才能形成脱发，或者四十岁以后养分功能减退、又供不了，才能脱发。现在所有年轻脱发的，你就要注意了，很多说哎呀我头发是遗传的是吧？

那你们自己思考一下，你有白发的人你们自己思考，不管是你在20岁脱发或者20岁白发，你想想有些是母亲，20多岁，怀孕生下你，生下你以后20岁的时候父母有没有白发呢？父母有没有脱发呢？那时候正年轻呢，有没有？是不是？所以你离开母体以后跟母亲还有哪些关系？你想有关系，是感情的关系，但是感情的东西是没有连线、连接的，它有基因关系，但是如果你要是小时候，举个例子，如果是一个月或者被别人、亲戚家，有些是过继啊、抱走的，是不是没有关系了？如果长大没人跟你说，是不是就没有关系。所以这是一块脱发。但是你要长期生活在一起，你有什么就是基因驱动性加生活方式的趋同性，形成你的脱发，形成你这样，因为你在家里的生活习惯，摄油、摄盐、摄入食物是吧？生活的驱动性，就是生活的方式，同质化形成这样的结果。但是你年龄大,到了40多岁脱发,到后面随着年龄增长头发越脱越多或者越来越白,这是两个方向。但是为什么你年轻脱呢?我们现在这四十年的工业进程造成我们的寒凉湿滞形成的多了,形成你的脂肪类的东西,在体内过多的残存,或者所谓的动物脂肪,吃多了你身上的油腻就多,但你不吃呢,还不行。你要吃得少,那你养分就跟不上。

找好平衡,因为老祖宗早都说清楚了,五谷为养,五畜为益,五果为助,五蔬为充,所以在这里你怎么去找到一个平衡。找到平衡以后,如果脱了赶快修复,知道脱了赶快修复。专门就有很多植物就是防止你脱发的。你头发白了以后,因为中医里边还有说望、闻、问、切,就是窥一斑见全貌,他也可以看到你的发质,就知道你这个人的性格,他一看到你的头发是硬的或是软的,他就知道了。接着他一看你白,白是多少,你是两鬓白,方位不一样,这头顶的方位不一样,它也代表着你的五脏地方是不一样的。所以这就是他能看到你,但是更多的现在,你像有些人他三四十岁就形成了白发,白发就是刚才我举的例子,像我们大树上的树叶,但是树叶在什么状态下,才会脱。

一种就像室内的话,你把这个树种在了室内,没有那么多阳光,你还天天给它浇水,形成水湿就泡着根,根开始有些腐烂,结果就是,里边没有形成正常代谢,上面的叶子就脱了,所以那就形成你的水湿在体内压着肝脏,肝为形容树的时候,就为木,你的脾为土,种树的目的,就是为了克水土流失,所以我们五脏的相生,它有相克,相克就是肝脏克脾脏的。所以你要是水多了以后,就克制土,土里边水多了,等于反克了,反克以后你的树就会脱落。

另一种是另外一个极端,你的肝,那树跟前没浇水,你看看我们到新疆,到了戈壁上你看到胡杨木,你看树很坚硬干燥,下面因为没有水,他说的树叶就稀稀拉拉的,因为它不能形成正循环,因为太阳给到光照,光和热的时候,他要给太阳交水分,因为他没那么多水分,所以它就不敢长那么多叶,要不然它就不行,你说植物聪明不聪明?所以我们的五脏也是,只要你头发是干燥的,头发是早一点白的,或者硬一点的你年轻的时候没喝水,你没给他滋养、缺水了,缺水以后他才形成干燥,你自己有没有思考思考,回忆你是40岁白发,你想想你20多岁是不是不喝水?咱们老祖宗早都把它说清楚了,你平时不喝水,你在春天在夏天太阳这么大,你是在太阳下的一个产物,你自己都没有补充水分,你是不是身上水分会缺?你怎么跟太阳交水分呢?所以长期形成缺的时候,你就亏了。回来以后,它就形成虚火上亢。口腔是不是会有上火,上有溃疡?形成头发是干燥的。这样一干燥以后,就形成你心性高傲,还经常爱发脾气是吧?心性傲以后造成脾火,脾里面水压不够,因为你没经常喝水,你胃里水少,脾水要少,就形成肺的虚火旺盛,最后相对应的就是肾。

膀胱主水,肾不好的话,你看看你自己排小便,小便都是黄色的,经常是黄色的。往往大家都是晚上睡觉,睡一觉,早上起床的时候小便形成黄色,但是你是平时白天你也是黄色,是吧?混浊嘛。因为你喝水少是不是?所以这些最后形成的膀胱不主水的时候,那你的心性都灭不了。就一点都着了,你的"木头"一点就着,是吧?干木头点着了以后,肝火点着心火,那你脾气就大了,所以就火旺,心燥。这火旺了以后,你想去灭火没水,你身体也没水,因为肾脏,你的"水利部部长",它调动不了水,你的水库里面没水,它怎么去调度去灭心火呢?所以这就形成了一种恶性循环,循环以后往下走走,那就是出现啥问题,就形成了往往你的四五十岁,50 岁以后,逐渐身体功能减退、就是你的气不足,没有水就气不足,气不足就血液不下膝盖,行不过膝盖的时候,你的小腿往往是痒。皮肤会干燥,是不是?但是你要是特别胖,湿滞脱头发,年龄大了以后形成中焦不通,但是热量又行不到腿上,腿上循环不好了以后,你往往会出现腿相对粗一点,就是唯有服从,最后长期再加上职业病,形成寒凉,像有些人年轻的时候去地田间、地头插秧,长期在水里浸泡冷水,春天水很寒凉,形成静脉曲张。所以你到湖南看看,农村里面插秧的女性,可多都是这些静脉曲张,所以它有不同区域。她一直在水里泡,所以她就形成一种循环。所以在这个过程中,你说是不是把脱发与白发说明白了,说明白了以后,你这个白发是要养分足,你是不是供养要足?你要解决我什么时间该供水?什么时间该供养分是不是?最后形成了五脏六腑必须得和谐,才能好。所以这个应该就是给你的生活习惯,给你的压力大了,思虑伤脾,伤脾以后就形成你摄入养分不够。加上熬夜,你肝脏不能休息,不能代谢,所谓不能休息,肝脏就是我们的污水处理厂,你每天吃进的五谷精微进去以后形成代谢,完了以后形成细胞养分,吃了以后它就含有代谢物了,代谢物来到这污水处理厂,处理完以后,通过一些过滤,好的进入下一道过滤,差的回炉,回到大肠排掉。所以就是你一胖就形成脂肪肝,形成脂肪肝，湿滞在里面，但是有些你的白发也形成了肝脏不好是吧？肝脏也有一部分停留在脂肪肝等，这都是我们生活习性造成的，你得呵护好你的五脏六腑脏，让它们和谐。

《健康新郑州》栏目主持人张方：

那要是出现了这些症状，我们现在想要去食养的话，该如何调理？

怀山堂第八代传人康明轩：

如何调理，这还是说自然界长的物种，大自然赋予的使命是清晰的，它们都是各归本位的。各归本位就一定要通过植物的性味归经，分君臣佐使，做好配伍，食用进去以后，如果是白发就是要健脾胃，入肺、入肾，看住我们的定海神针。所以我们这样子滋阴了以后，发为血之余，这就是只要把阴看好，头发把养分逐渐吸收进去，他就能还你一头乌发，那就是我们这些入脾山药、小米、茯苓，入肺茯苓、山药、葛根、黄精。接着入肾，我们需要黑米、黑豆、黑芝麻，所形成这些黑的，形而下就需要我们用一些荷叶，把这些加上蜂蜜一调和，那你的头发慢慢的就能回归。这是我们对白发的解读。

所以这些发呢，所有看着头部的一个结果，都是由内产生的，所以只有把五脏调好，由内而生，产生内生动力，你只有机制和谐了，才有可能长出这种黑发，所以你看，慢慢长出来以后，就发根长出来是黑的，逐渐把白色替代掉是黑头发，所以在这里我们也有很多的朋友，我们都给他建议了这种方法，有些都60多岁已经是满头白发了，最后通过一个阶段就改变了他，告知他生理习性，融合、让他上下打通，接着让他通过食物一调理，这就是你一定得静下来思考的时候，一方水土养一方物产，一方物产呵护一方人的健康平安。所以这些植物它们分君臣佐使、叠加起来，它们会出来很神奇的作用。但是现在很多人不理解的时候，哎呀，那我外边染吧，我外边通过膏剂怎么去把它染好，它只是解决了一个表象，解决你追求一个心理思想上，好像我是黑发染红、染白了好看，让别人去这样子，但你知道我们大脑里是啥？是我们所有思想精华的储存器是吧？我们所有的智慧都在里面，你这些化学的药剂进去里边，它是一定会造成或多或少这些伤害的。第二还有一部分说，弄点那些生发的葱、姜、蒜我们再捣一捣，我抹一抹它能长出来，但是你想的那是表面。白发是一定需要滋阴的，要滋肾阴，滋阴后它才有水，它才产生气，它得有气去推它养分才能上去。那是因为你缺水了才形成，所以你就滋阴。接着你的脱发呢？那也没关系，你湿滞了，身上的油腻湿滞了，不通透了，往往到年龄大的时候，思虑多、想法多了，思虑伤脾，形成停滞在体内生成上中下三焦不通，不通以后造成这些头发脱了，脱了以后就代表刚才举了一个例子，就是给我们外界的大树等等，这是异曲同工，它是没有办法实现与大自然的和谐，形成正循环。

所以你就是真正思考的时候，每天，尤其是现在夏天，我们作为一个成年人，男人，每天需要喝多少水，才能补充蒸发掉的水分？

因为你要与外边的光照，它给你能量是交换的，太阳给你光和热的时候，你一定要给它水分，是不是这样子？你得有吃的食物，它就有代谢，那你靠这的时候就需要你的五脏六腑的和谐布疏，要送给通过这一个源头布疏给分散、分发，要分发给你的所有细胞，但是接着要收集你的细胞里形成这些代谢形成的垃圾，回来你还得收集，再把它归到大肠然后排掉是不是？

这才是掌握了一种平衡，把这机制掌握住了，一个原理，只有内部五脏六腑和谐了才能内生，生头发。

《健康新郑州》栏目主持人张方：

是这个道理，听您这么一讲解好像也明白了，特别是男性和女性的体质不一样。它是旺火，旺火的这种脱发、掉发就明显和女性我们之前讲过的女性的脱发调理方面是完全不一样的。

怀山堂第八代传人康明轩：

对。这就是为啥说要男女辩证，男人先天是阳气足，55 的阳，45 的阴，女性是先天 55 的阴，45 的阳。但现在很多都反了，女人都变成女汉子、女强人？男人，要知道你有阳刚之气，你蒸发多，所以更需要补水。你不补水，你肾脏不是更缺水吗？女属阴，女人喝水就可以少一点？男人、女人整个的代谢功能还是不一样的。

《健康新郑州》栏目主持人张方：

所以今天我们在栏目中也是提到了很多关于男性的生发养发，甚至是还有白发转黑的这么一个过程，是希望大家能够了解认识到自己的身体发肤的一个表象和你的健康是息息相关的。

第七讲　男性为什么会出现便秘？

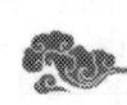
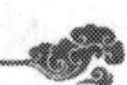

内容提要：

便秘的因素有哪些？

便秘造成的危害有哪些？

出现便秘该怎样食养调理？

《健康新郑州》栏目主持人张方：

今天我们来聊的是现代人的健康问题，比较普遍常见的就是便秘问题，特别是我们的男性朋友，反而在年长了之后趋于便秘，好像比较普遍了。

怀山堂第八代传人康明轩：

对，谈起来便秘，首先这是我们人体随着年龄的增长，整个气机减退才出现的问题。但是现在的普遍性呢，不光是这些年长的，还有很多儿童，我们知道的一些一岁多、三岁、五岁，中小学生现在出现很多便秘，这些现象非常多，但这种现象大家有时候感觉在生活中好像是正常的。实际上大家没有提高意识，没有认真去思考这个问题。实际上这个问题确实危害很大的。现在这些问题会出现年轻化，这就是我们要知道去剖析，为什么会出现几种便秘。有吃你得有排。那你人的几个口，你能进去食物，进去气进去水，那你排出来也得排水，排浊气、排浊物。所以这就是你吃多少排多少，说明每天通了，你要把五脏六腑调整和谐以后，吃的五谷精微有用的消化吸收了，剩余的垃圾代谢掉了，是不是这样？应该形成这样，这才是顺畅的。

但是我们为啥没有形成顺畅呢？尤其是这几十年为啥这些问题又年轻化，还数量越来越多，这就不得不引起我们真正深层次思考，是在思考的时候，那我们就要回归我们中医整个的历史传承上，怎么认识到这些问题？这就是我们说的我们的五脏六腑的对应关系。心与小肠相表里，脾与胃相表里，肺与大肠相表里，肝与胆相表里，肾与膀胱相表里，我们的三焦与心脏包衣相表里，这是一一对应的关系。说到这儿，大家有可能说，有你说的这么复杂吗？这不是复杂，这就是我们整个脏器与腑器，我们老祖宗通过几千年总结得出来的这些对应关系，所以如果产生便秘，那就一定是气虚。

你看看动物界的蛇。它都没腿。它为啥能跑速度那么快？有可能还有些蛇跑得更快的时候说草上飞是吧？所以说为啥能跑那么快，因为它就是气，不停的高频次的蠕动、通过，所以它才能有速度。所以我们的大肠，因为有高频的蠕动，挤压，大便才能排出去。所以你要不能挤压，说明你肺与大肠之间的和谐关系、对应关系紊乱，出问题了，就是肺气不足，但是现在为啥我们的年轻小孩就有肺气不足了。你看看有几块儿，一个是年轻人，小孩，他自己不自觉的，他不了解这些信息，他不会主动地去喝水，他只有特别渴的时候，才知道去喝水，但是我们有很多青少年，甚至到未成年之前或者刚成年之后，也不知道。很多人都在过40岁以后，你才知道主动去喝水。我们人的四大生活因素，阳光、水、食物、空气，每一样都必不可少的，水也是一个很重要的因素。但是你知道自己作为一个成年人，你在夏天的时候，你应该喝多少水吗？你知道在秋天的时候干燥，你应该喝多少水，这些大家都不了解，那你看看这地球自然界，你到了秋天，你看秋风虽然气温降低，过去三伏天降雨量潮湿，但是你看这风一刮，实际上水分蒸发土地干裂，土块就硬了。那不是风把水分带走了吗？你看冬天气温低，我们洗的衣服在外边，在外边我们要被风吹了，衣服也能干燥。所以我们便秘的问题是我们生活的过程中，更多的人体没有补充水，形成我们身体燥、形成的便秘，这是一个原因。

第二个就是肺气虚，第三个就是五脏的功能减退。曾经这些减退是在女人进入更年期之后，男同志也是进入更年期后，男人进入更年期身体弱一点的是在56岁，好一点是64岁进入更年期。进入更年期以后才逐渐的出现了便秘，是吧？在前面几个周期，男人五八40岁。发始坠齿槁。就是告诫你的功能到这节点开始减退了，到后边更年期减得更厉害了，就又下了一个台阶，都往下走，越往下走一个台阶，你应该注意的。

所以，你要是通过口腔食物进到胃里，胃到小肠吸收，吸收以后，把养分归脾，去参与血液循环了，但是你的小肠里面，大肠里面垃圾是不是应该排掉了？如果不排，你的盲肠也会吸收，吸收以后它会从这垃圾堆里捡养分,是不是毒素会更多?

《健康新郑州》栏目主持人张方:

对。毒素多了以后会残留你体内的,就会停留在你体内是吧?所谓的毒素实际上就是它应该自我代谢,甚至我们上的肥料或者土壤中的矿物质,微量精微。食物中的一些我们所谓的纤维化,剩余的残渣是不是?

怀山堂第八代传人康明轩:

这些东西都是用来排,如果都停留在体内,就会比较满,这个问题该怎么解决?要想健康,中医老祖宗早几千年都说清楚了,我们的脏器是心、肺、脾、肝、肾,是为阴,器物嘛。但它阴相对是实心的。要想健康它需要藏而不泄,但是我们的腑器是我们的胃、小肠、大肠,膀胱、胆、三焦?

这腑器就像我们身体的河流,将自然界的河流,不管是长江、黄河,还有你的支流,所有的都是上游汇集到它这儿。到下游是把它分散,他们才能不形成拥堵?所以你要排空,如果你这个肠道你排不空,垃圾排不空,那会出问题。所以这就是我们的腑器要排空,这就是说第三个。气滞性的减退,气推不动造成的。

第四个,那就是吃的食物。吃的食物现在大家都吃偏食了,没有吃全食,你看看啥叫全食,因为不管我们的小麦玉米,还是我们各种瓜果蔬菜,都是自然界的产物,但是我们现在大家都吃了很多的精良,或者吃一个橘子,你说不吃完整橘子,它里面有那么多维生素,你非得说我吃了胃酸,我吃什么东西,非得从里面抽出一点,所以他就没有形成全食。最后形成相对的偏食,就是没有把脾胃养好。

《健康新郑州》栏目主持人张方:

就体系不太完整,就是太单一性了,要么针对这个,要么针对那个,他都不相互融合。

怀山堂第八代传人康明轩:

对。它不和谐,没有形成匹配,再加上你还食用其他饮食,其他的生活习惯,喝酒等,这些都会或多或少影响,再加上有些男人,你看大家是到现在年龄增长都是家里顶梁柱,你每天工作辛苦操劳?思虑过多,这些东西潜移默化地影响了你,影响你体质,所以你在操心多了以后,你得去休息好,得养好神,最后得顾好肾。所以把你的脏器都打造和谐,最后把肺气弄足,肺气弄足以后，你排畅通了，什么是最好的通，最好的通就是从小便排结束大便的排结束，能达到同步。

所以你要调理以后达到这种状态，就是一个标准。就什么东西都有一个度，都是个抛物线。你看生下的小孩子年轻、幼稚的小孩子，他一天排几次，接着小孩子后来一天排一次，到年龄大排一次，也都在排。那你一弄便秘，一天不排，两天不排三天不排，那不是麻烦了，只吃不排是不是都在体内堆积了垃圾，所以要把这个排掉，这便秘影响你不通透，不通透以后，会影响你的所有其他的代谢，影响你的形态、容貌、思虑，方方面面。接着如果到年龄大，如果你再用力，那就有可能出现各种危险，因为啥？你要用力呢，它气可不是直接到它这，它上来以后直接进到心脏，头部啊，周而复始你头部这些残留垃圾，心血管相对应的也会老化，如果哪一天即使有一点薄弱，压力大是不是出血了？就麻烦了，所以还是要平时就得把我们的身体调理好，接着就是要吃对食物，现在大家吃偏食，不吃肉，有些人不吃动物脂肪，有的好像不吃的更多？我自己就吃素食，植物脂肪跟动物脂肪还是不一样的。

因为老祖宗早说清楚了，五谷为养，五谷，包括有天谷，地谷，有风谷，有悬谷，有水谷这些是要吃好了你才能实现脾胃好，形成肺好气足。但是现在所谓的偏食就说我吃植物，我不吃动物，你不吃动物，没有动物脂肪，你的肠道就不润，不润它就不能光滑，所以这就是一定得吃点这些，不能光说植物里面有粗纤维，粗纤维是干啥的，你说好像是刮肠的是吧，肠壁刮干净，但是那你能刮干净还得有点润。

汽车发动机里边，为啥要用润滑油？该润的地方还是要润的，如果长期干燥以后，不能产生滋润的东西，会影响代谢系统，没有动物脂肪就容易形成骨骼关节枢纽部位磨损，它就容易干裂出问题。要是润了，就保证它有弹性，所以这就是我们要吃对食物，不要偏食。

《健康新郑州》栏目主持人张方：

但是我们来说用食物、食养去改善我们男性的便秘，它好像也没有那么简单？还是挺细化的？

怀山堂第八代传人康明轩：

简单，简单地抓住这一块的时候，一定是为了解秘而解秘，为了解便而解便，是不是？还是你把五脏六腑调整好了以后都让它自己润，周而复始它可以排便,以后一直让它顺畅。

《健康新郑州》栏目主持人张方:

对一个是暂时性的,一个是一劳永逸。

怀山堂第八代传人康明轩:

你是治标还是治本?看你是先解决治标的问题,再接着深化把本质的调理好,是不是达到一劳永逸,那要治标。现在就说我用开塞露,我吃点巴豆。我吃点的更多的这些性味的,让它解决一次,但是这东西都是表,你要本那怎么办呢?还是要从调脾胃开始,因为万物都是吃出来的。你所有的食物都得经过第一道牙齿口腔,通过食管进入胃里,胃里通过酶解,酶解以后通过小肠吸收,解决你的部输之养分的,所以在这里就是一定得用怀山药健脾胃入肺,让肺气减少你的肾气消耗,接着用的白芸豆,白芸豆是啥?它是温中下气,宣肺气,让你肺有力量,润肠道,接着我们要用覆盆子,益精固肾,养肝。接着我们要用莲子、茯苓,你像茯苓它就是利水的,利水消肿,让它能行而下的。

是不是再加上这些润肠道的蜂蜜,说喝点蜂蜜水,它是润,最后加上这些。因为往往形成便秘的就是虚火旺中焦不通了,形成虚火旺盛,那你虚火旺盛了。用点怀菊花,把它虚火压一压,这样最后让它这配方、各个物种放在一起,又让它形成一种协和关系,把这五个脏器全部协调好,它最后形成一种和谐,顺畅,就是让你慢慢就排掉,排掉以后,功能调理好以后,肺气足,那你坐在马桶上排便就顺畅了。所以这些一定得把便秘这个问题的当成重要的事情,如果不能当重要的事情,往往形成上中下三焦不通的时候,那你排便很困难,接着你要用力,用力往往你就形成了痔疮,就是肛门炎。形成痔疮的人再挤压形成不管是外痔也好,脱肛也好。

《健康新郑州》栏目主持人张方:

肠道都会坏掉。

怀山堂第八代传人康明轩:

对,这些就是不通的表现,形成这些地方寒凉形成虚火旺是吧?所以这就都是会影响你。有健康的影响,影响你系统性健康。

《健康新郑州》栏目主持人张方:

而且你看如果说是真到后期的话,他犯了痔疮,我们说十男九痔,然后其实他觉得只是上火，根本不光是单纯上火这一码事，但他是连着你肠道是整体的，咱是得顺着这一块来算对不对？你光看一个点那是不对的。

怀山堂第八代传人康明轩：

对，所以，一个人他是个混合体，他自身有一个小宇宙。它里面所有的脏器，它是牵一发动全身，它是有它的运行规律的，你要把它割裂，便秘跟你的脾胃有啥关系？便秘在小肠里面，在下焦那一阶段，和肺有啥关系，是不是？这就是，老祖宗传下来的智慧？说让你排，马上就排了，很快。条条大路通罗马。

《健康新郑州》栏目主持人张方：

所以我们很多观众朋友们认为，那我今天就给解决了，我今天舒服了，我明天、后天怎么办？这个淤堵它不仅会体现在你便秘上，它还伤了你的五脏六腑，还会引起其他的毛病，对不对？

怀山堂第八代传人康明轩：

对，所以便秘这个问题必须要解决，你解决以后形成通透，如果不通透你就变成啥了？人家说的形成貔貅，你只吃不排，是不是？那不行？它淤堵在身体，久而久之就形成了更麻烦的事情。

《健康新郑州》栏目主持人张方：

对，你看特别是男性，我们说下盘，还有前列腺，然后你不说女性，光单说咱们男性一些，你会痛苦的在可能肾脏那边的毒气你没有散发出去，它都会做成一个毒素的淤堵，女生是可能长斑体现在脸上，长雀斑、长痘，男生可能会更多，身上的疥疮、毒疮都会有。

怀山堂第八代传人康明轩：

对，在年轻的小孩里边，如果他要是便秘，脸上出痘，在身上就出疥疮。到年龄大了，那就便秘毒素不排，上中下三焦不通，那腿就会发痒，水下行行不了，皮肤就会干燥。

《健康新郑州》栏目主持人张方：

对，我就发现好多男士还会身上肿大包。

怀山堂第八代传人康明轩：

那是水湿引起的。

《健康新郑州》栏目主持人张方：

那等于还是不通，然后淤堵又返到水湿上面？

怀山堂第八代传人康明轩：

对，所以这就是整个都没起到循环。他应该是有自己的规律，自己路径要通。一通百通才能形成和谐。

《健康新郑州》栏目主持人张方：

所以今天我们这个话题讲得就特别好，针对便秘，特别是男性朋友，有的男性朋友是腹泻的厉害，但是有的是他的腹泻和便秘，还有一点相通之处。

怀山堂第八代传人康明轩：

它不是，它是有两个方向，两个方面。便秘是有收，不能放。泻呢，是不收，收不了才能泻。因为它是肠道里边，形成便溏，稀的，不能把里面的水分收走，收走的时候形成的大便与水、浑合稀的。应该严格地说这浊水的是从肠收了以后它会归膀胱，水从小便那排出去的，所以它这种没收，所以这就是两个方向。

《健康新郑州》栏目主持人张方：

对，所以肠道的健康真的是至关重要。所以我们今天的这期节目就非常好的能够给大家做一个详细的讲解，希望大家能够认识到自己的便秘行为，或者是去听从我们康老师的建议进行轻微的改善，来调和一下。

第五单元

其他常见健康问题与食养

第一讲　现代人吃的早餐怎么样？

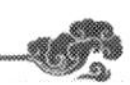

内容提要：

为什么说吃好早餐非常重要？

现代人吃早餐存在哪些误区？

早餐应该怎么吃才好？

《健康新郑州》栏目主持人张方：

今天继续来聊我们的健康话题。说到健康，人这一生中追寻都是平和的，我们都希望自己包括全家人都是健健康康的。但是说到健康，和我们的饮食又是息息相关的。在人的一生中，你说一天三顿饭这是必不可少的，但是怎样吃，也是很多人一生的追寻。好多人认为是中午吃饱，然后晚上吃少，大多数人把早餐忽略掉了。就觉得早餐我是不是要减省一些，于是乎早餐就很多不吃，甚至是乱吃。

怀山堂第八代传人康明轩：

对。吃早餐是非常重要的。你要从高维度来认知。首先，人活在自然界，活在天地之中，我们人生活，他是要顺时而食的。怎么才是顺时而食？我们首先要弄清楚我们的生活、我们的养分、我们需要的外因有哪些。第一个我们是要阳光，万物都需要阳光，树木等所有植物都需要阳光；第二个我们需要空气；第三个我们需要水；第四个我们需要食物。所以食物的重要性是非常重要的，重要的就是我们要顺时。

一个是顺着春、夏、长夏、秋、冬，一直细化到二十四节气，细化到365天，这是宏观的，要我们顺时而食才能行。因为你是大自然的产物，要与大自然形成一种和谐，你不能去博弈，不能吃反了。

第二个是我们的五脏，回到一天的十二时辰里边，早餐是7到9点，是我们胃经当令的时候,早餐的时候就像我们一年的春天,所以早晨需要我们甘养,就是回甘。我们一天早上八九点钟,需要我们像升起的太阳一样需要阳,需要阳气以后,它是我们一天元气补充之源头,所以我们要补充一天的元气。但是早餐吃不好以后,你怎么去释放呢?

但是现在的一些行为,早餐喝一杯牛奶,早餐不吃五谷,尤其是这些白领,年轻时候我们还有自己的工作,还有自己的事业,还有我们自己的时间,作息时间的要求,再加上孩子要上学,孩子又赖床、睡觉,匆匆起来,一洗把脸时间到了,给孩子拿一杯奶很方便,让孩子吃一杯。但是这些东西有没有错误呢?我们在这里做个思考。从两个方面,现在我们所谓说的“一杯牛奶强壮一个民族”,早餐喝点牛奶就对了,或者我吃点五谷精微去把它叠加在一起,这个我们可以思考一下自然。你吃个橘子,你非得说我从橘子里抽一点点维生素 B_{12};我吃个红薯,从红薯里面采取一点点什么素;我吃一点番茄我从里面取点番茄素。这个植物,本身就是综合的,在这个点上,你说我加点钙、加点维生素 C、加点铁等,你想想这种东西我们先不提其他,我们要在这画个问号。

第二个,咱们整个中国传承,就是让我们要吃这一点原生态的东西。还要吃一点五谷,就是要叠加在一起的,不要吃太精。所以大自然分配给我们五谷。五谷是什么?那回甘的话,阳谷里边有小米,有高粱;阴谷里面有山药,有葛根;风谷中,有各种的草籽;悬谷中有玉米;水谷中有水稻。要把这些要形成一种综合,把它吃了,这是我们讲的五谷。所以,早餐你喝一杯牛奶,在你需要生阳的过程中牛奶是寒性的,它是寒凉的,你需要生阳,你喝了就会寒凉,一次没关系,两次呢?多次呢?时间久了以后,是不是会对脏器、对脾胃都有影响?养成寒凉后,时间久了就很麻烦。怎么麻烦呢?胃寒凉了以后,它就没有热量,它缺乏热量以后你们吃的五谷精微,吃的所有东西就不容易消化,它自己分泌的胃酶少了,胃动力弱了,它就不能充分酶解,不能充分酶解的时候,你的五脏还能不能吸收?

《健康新郑州》栏目主持人张方:

所以,这个理念,好多人都已经陷入错误了。牛奶确实是需要补充,它里面也有钙等很多微量元素,但是它的饮食大家好像没有关注过,它不是单独使用的,它是搭配型的辅食。搭配型辅食,你不能把它当作一个主食来看。它和我们婴幼儿喝的奶粉又不一样,所以很多包括大人肠胃是不耐受的,你喝牛奶是完全不行的。甚至像您刚刚说的牛奶只是单一的一个营养素,我们还需要更全面的。有些人觉得牛奶省事儿,给当水喝了,其他也不吃了。或者把大把的维生素都一把抓给吞了,这早上全解决了。这样理解,从开头就已经是错误的。我们要吃的是健康的饮食,而不是说把所谓的精华硬塞给你,让你不能够消化吸收。

怀山堂第八代传人康明轩:

对,你提的这个问题我从两个角度说。第一个角度你刚才谈了婴儿,婴儿的脏器,他在母亲肚子里的时候是靠母亲代谢,通过脐带传给他的。为什么生下来的婴儿就无骨虫?五个月以后六个月以后,一定要让小孩子提前生化自己的后天之本,锻炼后天之本脾胃的运化能力,或者酶解的能力。如果长期这么吃奶,这奶是什么状态呢?在哺乳过程中才能分泌奶,但是你的小孩子吃奶是靠植物、动物这些代谢产生的,怎么能生化呢?随着年龄的增长,你就得靠自己去自然界摄入食物,从中汲取养分,这是一个角度。

《健康新郑州》栏目主持人张方:

是要吃辅食的,也是搭配吃的,不可能光喝奶。

怀山堂第八代传人康明轩:

对。第二个角度,你得感受到脏器的喜好。脾胃在早上的时候就需要吃甘,因为你就跟春天种庄稼一样,就是要回甘才有生发之力。那早餐你就得让脾胃吃点回甘的东西。如果早晨不吃,到中午了,你咸的辣的辛全都灌进去了,关键是早餐落下了,落下以后你就会或多或少受到影响,或者你到中午 11 点多你感觉饿了,饿了以后再去吃,那就给我们说的你特别渴了再去喝水,那叫临渴掘井,都会对你或多或少产生影响。所以,你得顺时而食,什么时间该吃什么,什么时间怎么吃的营养,我们认为一定要综合才能营养。像吃小麦,不要去吃那么多非常精的,不要只吃那些五零面、六零面,尽可能吃一些全磨进去的,吃的比较全一些,可以把小麦跟小米、高粱等这些杂食融合在一起,吃点这些对早餐会好。任何植物都有它的阴阳两面,这表皮上有粗纤维,但它进去以后能帮你刮脂肪等,它就可以解决这些问题。

《健康新郑州》栏目主持人张方:

好多人就会觉得既然这么复杂,要不我不吃早餐了,觉得喝点水就可以,中午多吃点。

怀山堂第八代传人康明轩：

不行。你长期养成什么习惯会对健康产生影响的。你种下什么因，他会得什么果。早晨升阳的时候，你老是让它缺失，就造成你脾胃不好，时间久了他一定会回报给你的。我们康家经常说"留有余，不尽之巧以还造化"。不能说我自己年轻，反正有能力、有火力，这样一定会消耗你元阴元阳，你消耗完以后，未来会很麻烦。

《健康新郑州》栏目主持人张方：

对，它是一个更大的伤害，我们说如何健康的吃早餐，它也是很重要的，您有什么好的建议？

怀山堂第八代传人康明轩：

早餐确实重要，最为重要的就是我们一定要顺时而食。顺时而食是几个顺。第一个顺就是大自然春、夏、长夏、秋、冬，在不同的时间你得了解。第二个你要了解五方，你是河南人还是广东人，还是上海人，还是说在青藏高原的人，你要跟当地的环境相匹配。要在当地寻找这些食材，你不要老是吃反的。两个反：一个反是季节性反，夏天你要吃冬天的东西，或者夏天你要吃秋天的东西；第二个反是南方要吃北方的，北方要吃南方的。因为现在的信息化，现在的高速公路，现在物流发达，导致现在很多人往往吃反。一方水土养一方物产，一方物产呵护一方人的健康平安。植物都是不同的，有甘的、咸的、苦的、酸的，所以这就是一定要吃对。我们早餐就吃点啥呢？我们吃点小米，比如小米粥，小米粥可以煮点山药，如果煮山药不方便，你可以加点炒制的山药粉，现在社会上都卖得很多，接着你可以煮上一些高粱，或者薏苡仁。接着你可以再吃点阴谷里面的东西，阴谷里面的红薯。接着在悬谷中呢，我们的南瓜，这东西我们可以吃的，这就是早餐要把这些要吃好，因为这吃好以后，他在升阳的过程中，提升你的阳气。

《健康新郑州》栏目主持人张方：

等于说，我们早上的这些碳水是绝对不能缺失的。

怀山堂第八代传人康明轩：

所谓说的碳水，太宏观了。还是要聚焦到我们这些五谷上，分天谷地谷风谷、悬谷、水谷，把这个要弄明白。

《健康新郑州》栏目主持人张方：

对，所以早上喝点粥，像您刚刚介绍的我觉得对。早上的时候就让胃暖暖的，然后小米山药粥你给煮上吃上，然后搭配点菜清爽一点的小菜，然后这个时候你再配着喝一袋牛奶就没问题。

怀山堂第八代传人康明轩：

咱们谈到了早餐，那你还有中餐还有晚餐呢？你中餐、晚餐、酸、甜、苦、辣、咸，你还得让它综合。你要用辛性辣的，你用咸的，都弄完了以后你再让他回甘，你说三餐都吃咸的，能行吗？或者一日三餐都吃酸的，能行吗？再或者让他三餐吃苦的，能行吗？你必须得要混合搭配，所以这就是顺时。

《健康新郑州》栏目主持人张方：

其实早上是最应该吃好的，而不是应该简化的就算了。

怀山堂第八代传人康明轩：

吃好是两个方面，一个要吃饱，一个要吃的性味归经。早上要吃饱了，一天上午的能量释放了，气足了，是不是很精神？所以要顺道而为。今天一天的开头就好了。一年之计在于春，一天之计在于晨，在你升阳之时还是要吃好一点。

《健康新郑州》栏目主持人张方：

如果早上吃不好的话，就特别的明显，到中午了提不起来劲，很气馁。然后要么就是你早上不吃饭，你积压到中午的话，中午吃的多了你又难受。所以这一天都会消化不太好。

所以今天这个题目就特别好，来说早餐，为什么我们没有说中午的餐，也没有说晚上的餐，而直接强调的是一个往往被人忽视的早餐，就是因为好多人不把它当作重中之重。你有没有想过如果说你早上吃得很舒服，很好的话，你这一天就很轻松。

怀山堂第八代传人康明轩：

如果这个你吃不好，你看看现在的结果，一些现象，是吧？

就说你种下什么因得什么果。为什么现在社会普遍出现，十人九寒，十人九湿，那不就是寒湿吗？寒湿也有关于早餐。因为你每天早晨没有形成升阳，到这个时候你早餐都没吃好，从小你没吃好，到年龄大了，你更吃亏。

你每个人都跟汽车一样，上去磨合的时候，你让生手上去了，一会开快一会开慢，你没有精准的磨合好，那不是比较麻烦吗？小时候你的胃也是靠养的，需要呵护的。

《健康新郑州》栏目主持人张方：

您说得很有道理。所以今天我们聊的就是餐饮饮食，如何健康地去餐饮饮食，如何健康的去看待我们的早餐，然后今天我们也是请到康老师来到我们的演播室，帮我们把早餐这一块的健康问题细化的给大家做了一个讲解，希望对您有所帮助。

另外我是想听一下，就是说康老师，您说到一天的饮食规律，我想知道它早餐的消化，还有我们的身体状态，和咱们的五谷结合也是关系大吗？

怀山堂第八代传人康明轩：

大得很。我们晚上睡完觉了，休息好了，吃早餐是唤醒的过程，所以把你的脏器也要唤醒。

脾胃是第一位的，所以内伤脾胃是百病由生，尤其你机能减退以后，没有强大的胃，到年龄大了，你本身功能减退，不能有效地把吃的食物五谷精微100%吸收，逐渐吸收99%、98%、97%、96%……逐渐到以后越来越麻烦。所以老祖宗早都归纳总结了，内伤脾胃，百病由生。随着年龄的增长，功能的减退，告诫我们说，得脾胃者生，失脾胃者亡。所以你的脏器，从脾胃生化之源从胃开始，脾为肺之母，肺为肾之母，肾为肝之母，肝为心之母，它们之间是相生的。你要是脾不好，脾虚胃寒，那将来肺一定是寒的，一定是供气不足的，接着你肺气不足，一定会消耗你的肾脏的元阴元阳的，就把你的定海神针给你动了，他就耗掉了，耗掉以后就形成两个，一个要么是水多，代谢不了，一个是缺水代谢不了，最后形成你的肝不行，要么就肝火旺，要么就是肝瘀滞。

《健康新郑州》栏目主持人张方：

早上不吃饭就容易形成肝火旺，你这一天都很烦躁，就找着人跟人吵架。

怀山堂第八代传人康明轩：

一种是你心性高。第二个是你往往人都不服输，你就感觉自己能量很大。你如果瘀了以后，你心性很高，感觉心有余而力不足，就会出现蔫、乏力。

第二讲　您还认识五谷吗?

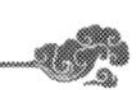

内容提要:

更高维度的五谷是什么?

五谷的本质是什么?

《健康新郑州》栏目主持人张方:

今天我们要聊的话题,还是关于健康。健康是一个大的话题,看大家是怎么认知的。那么说到健康,我们不得不说自己平时的饮食,今天我们要聊的是五谷。提到五谷,我觉得大家应该第一反应不就是家里吃的大米、小米、玉米等各种谷物类的。

怀山堂第八代传人康明轩:

对,你说的没错。我们现在刚好遇到了好的机会,国家要号召我们全民要学中医,让小学生从四五年级就要开始学中医,这是我们提出来的要实现中国文化的伟大复兴。

高维度的五谷是这样的。第一个是天谷,我们往往说中国的传承就是辩证的,就是说天为阳,为乾、为大,为左,宏观的,所以天谷又称为阳谷。接着我们有地谷,地谷我们又称之为阴谷,地又称为坤,也可以称为坤谷,小,等等这一系列。中间自然界还有风,刮的风,有风谷。然后还有悬谷,长在枝上的悬谷。最后还有水谷。天谷、地谷、风谷、悬谷加水谷,这个是五谷,您知道吗?

《健康新郑州》栏目主持人张方:

它是自然界中的各种谷,可不是单指的就是咱们平常吃的五谷杂粮。

怀山堂第八代传人康明轩:

对。这是高维度的五谷。老祖宗早把这分清楚了。有五谷,接着有五畜,然后有五果,接着有五蔬,这是往下解构,接着我们有五方,五方是哪里?东西南北中,接着对应着还有五个颜色,植物是不是都有五个颜色?植物是不是都有它的性?甘、咸、苦、酸、辛。

《健康新郑州》栏目主持人张方:

就各种味道吧,是咱们可以辨识到的各种味道。

怀山堂第八代传人康明轩:

对。接着它对应着我们的五行,金木水火土。接着对应的是我们的五脏,接着对应我们的六腑。在这个过程中所有的植物与人都会经历春、夏、长夏、秋、冬等五季,都会对应着风、寒、暑、湿、燥,都会有情绪。人有情绪动物有情绪,植物也有情绪,情绪有喜怒悲思恐。像树木,你拿刀砍他的时候,他也是有惊恐的,大风吹它的时候,冰雹砸它的时候,它就在恐,这就是植物。这十个维度,在环境中就做到辨识了。接着我们展开去讲。

什么叫阳谷?阳谷就是我们所谓的长在旱地上的、地面上的,果实在头顶的称之为阳谷,你想想有哪些?高粱。

《健康新郑州》栏目主持人张方:

对,玉米不是也在上面吗?

怀山堂第八代传人康明轩:

玉米不在上面,玉米穗在中间。

《健康新郑州》栏目主持人张方:

果实在头顶的还有小麦,小麦的穗儿和高粱是一样的。

怀山堂第八代传人康明轩:

对,谷子、藜麦、薏苡仁等这都属于。所以它不是指五个数量,它最重要还是要讲平衡,这是我们阳谷。

顾名思义,在地平线以下长的果实,叫阴谷。你想想地平线以下有什么,红薯、土豆、山药、人参、葛根、茯苓、萝卜、花生等。

《健康新郑州》栏目主持人张方:

在地底下,就是你在表面是看不到的,表面只是你的茎叶,但是他在土地里包裹的都是阴谷,像花生什么的,都是这样。

怀山堂第八代传人康明轩：

接着什么是悬谷？悬谷，顾名思义长在枝上的，你看我们大树的果实，不管苹果、梨、核桃、坚果等一系列，是不是都长在枝上的？接着小番茄，低矮的长在枝上的番茄，还有豆角、茄子、小葫芦都是长在枝上的，还有长在藤上的，有葡萄。不搭架子在藤上的，有冬瓜、南瓜、西瓜、甜瓜等各种瓜果，长在藤上的。悬谷里面有玉米，玉米是长在半中间的，上面开花，结的玉米是不是在中间悬的？

《健康新郑州》栏目主持人张方：

上面是玉米的须，下面是杆，中间是玉米。我们都知道狗熊掰玉米从中间掰。

怀山堂第八代传人康明轩：

对，这是悬谷。

接着什么叫风谷？风谷就是草本的，低矮的，你看跑到草原，包括我们庄稼地里长的小草，荒山野岭里面地下的小草，小草果实在头顶，是随风传播的叫风谷。

长在水里的叫水谷。你看有哪些？有水稻、莲藕、菱角、海带、水芹菜等等，都是长在水里的。

所以这样一看的时候，是不是五谷就明白了？弄明白以后，接着对应五个颜色，它不同的生命周期所对应的时间，你看有的是冬作物，有的是夏作物，有的是秋作物，它的生长周期不一样。

接着对应五方，你广东的五谷长在北回归线，365 天无霜。东北无霜期 100 天六七十天，到青藏高原，五六十天无霜期。无霜期就是生命发芽到枯萎，其他时间就冰天雪地。这些跟我们中原是不一样的。如果你分不清楚的时候，现在把这一堆都叫碳水化合物。

《健康新郑州》栏目主持人张方：

要这样子说碳水太多了，我们单一认为的米面是属于碳水，它有点太片面了，不具有可比性。

怀山堂第八代传人康明轩：

你看看中国的文化，从象形文化，所有东西是形而上。为啥小麦能长着刺，大麦能长刺，水稻为什么不长刺？高粱为什么不长刺？为什么那些南方的植物，木棉树为啥上面长刺？那花椒为什么长刺？你细想，大自然造物主是不是给它们都有不同的使命？

中国还有个说法叫“吃啥补啥”。核桃为什么长得跟我们大脑一样？根茎的山药，为什么一个山药能在地下长那么深，辩证地讲那离地表近的为阳，深处为阴，所以最后是把它分解的时候是特别清晰的。不是现在把它归类都叫碳水化合物。那橘子它的碳水化合物跟小麦的碳水化合物是不一样的。小麦性甘，甘的碳水化合物，橘子性酸，它是对应的，小麦是夏天，没有进入三伏天，没有潮湿，是燥的时候产生的小麦。橘子是秋天产的，橘子又分南北，橘生淮南与淮北，它的区别在哪？淮北为枳，淮南为橘。淮南为橘代表的是南北分界线淮河，代表南方是回甘，是甜的。橘子好吃，但是放在北方变成铁离子，就变得柠檬了，是酸的，那酸的和甘的是不是对应相反的？春天回甘，春节要甘养，秋天要酸养，春天跟秋天是不是对应的？差的距离远不远？甘是生发的，酸是收敛的，你看这盐酸硫酸你把铁放进去就化了，酸是收敛的，两个作用不一样。所以你不能从现在的一个微观里边去分解，说橘子淮河南边跟北边，淮河有的距离窄的也就是一公里，你说一公里或者几百米，这边栽一个橘子树，跟那边栽一棵树，距离这么短，光照、积温、土壤中矿物质微量元素差不多，你说它俩这里面是一样的吗？最后你微量元素一检测差不多，都是小数点或百分之多少，没有说它方向错，最后你是真正去思考是不一样的。

长在地下的这些庄稼，这个土中矿物质、微量元素从哪里来的？不是通过上面的叶子通过光合作用形成的吗？植物在地表是不是也是通过上面的光合作用，用自己的根茎，就形成这些谷物里边的矿物质、微量元素？接着说高粱，我们在贵州的高粱能跟河南的高粱或者东北的高粱一样吗？肯定不一样，因为土壤中的矿物质、微量元素不一样，有些有金矿有些有钙矿，它的光照、积温、生长周期还不一样，还有它的环境也不一样。所以经常说“一方水土养一方物产，一方物产呵护一方人的健康平安”。没有把这些东西真正弄明白，刚才你答的五谷就是大米、高粱这些不怪你，因为你学的知识里面没有了。

《健康新郑州》栏目主持人张方：

对。是我们普通人眼界当中的生活的谷类。但是刚刚从康老师讲的，我们从中医的角度来认知、界定，真正的五谷那太全面了，就所谓的碳水化合物太片面了。你要是说我要戒碳水，那好，你可以不吃饭了，你可以不用再进食了，对不对？这个认知范畴和比例是完全不一样的。

怀山堂第八代传人康明轩：

所以中医认知，是认知宏观，认知自然界，所有植物之间跟大环境的关系，光照、积温、降雨量等，都与他自己需要的空气，需要的热量，土壤中的养分，都与大自然是一种和谐的关系。所以这就是从两个方面来说，今天咱们只是剖析，没有说谁对与错，大家引出一种思考吧。

《健康新郑州》栏目主持人张方：

是，而且是一种认知的普及，您让大家看到真正的五谷、我们能够眼前看到的五谷，和从中医角度来衡量各种性质和谷物类的本质来说，碳水的范围面太广了。

所以这么多的东西，我们单个来说都各有各的功能，各有各的好处，肯定对我们人体都是一种接纳包容的，问题是如何更好地合理搭配，让他们的能量或者是性质加倍。还有就是说他们的各种搭配能够非常适合我们日常生活饮食，这个也很重要。

怀山堂第八代传人康明轩：

谈到这个我们再谈一点。你看冬小麦，它是经历冬天的冰冻，接着是春天生发，到夏天初夏的时候5月底6月初的时候，就采收了。你看玉米，6月份种植，9月份收，他就没有经历过这种寒霜。你说玉米和冬小麦的性质一样不一样？而且它长的位置还不一样。所以在这种状态下，我们真正把这些作物，每个植物的生长周期还是不一样，它长的时辰时令也不一样，对应着我们这些季节。老祖宗为什么告诫我们要顺时而食呢？顺着春、夏、长夏、秋、冬五季，顺着一天的十二时辰去吃，最后吃对这些性味归经，该吃甘的就吃甘的，该吃咸的你就吃咸的，该吃酸的就吃酸的，该吃苦的吃苦的，该吃辛性生发的就吃辛性生发的，冬天我们要冬藏了，人也是要进入冬藏的，冬藏你该吃生发的抵御外寒，内外实现平衡，才能顺利越冬。所以它是不一样的。

《健康新郑州》栏目主持人张方：

完全不一样了，所以您看结合四季我们平时的日常饮食有什么好的建议吗？

怀山堂第八代传人康明轩：

那还是回到一天十二时辰，对应着我们自己五脏的喜好，我们早餐就吃一点回甘的，回甘我们可以吃点小米，或者吃点粗粮的高粱，阴谷当中我们吃点山药、红薯，悬谷的可以吃点南瓜。

《健康新郑州》栏目主持人张方：

这些都是好的，早上又好消化了。

怀山堂第八代传人康明轩：

对。午饭后形而下的，根据不同区位，我们要吃点大米，因为水谷他要形而下，所以吃点大米。等晚上可以吃点大米粥，又补水还补阴，这样吃才是对的。

蔬菜，是悬谷的，再根据五个颜色，中午至阳，至阳之时对应是红色，中午我们吃点番茄，吃点红色的东西。

《健康新郑州》栏目主持人张方：

你看我们一年分四季，一年四季肯定早上吃的和中午吃的不一样。你看，到夏季，像现在是伏暑天，那就没有什么胃口，大家就想吃点清爽的，甚至有的人就厌食不想吃了，我就有一点，这个时候越是这样子，身体越是疲乏，然后再厌食，不想吃饭的话，身体功能跟不上，就会出现我们之前聊的神情乏力，而且肠胃炎，越是这样不吃肠胃炎越犯，我这两天肠胃炎就很不舒服。造成整个人的气息很不平和。如果说在暑伏天我们能够知道怎么吃，找到适合自己身体的吃法，包括男生、女生，还有老人、孩子，我们分年龄阶段去了解自己该如何健康的饮食和搭配谷物，是可以很好地调节我们现在自身的一些不健康的状态。

怀山堂第八代传人康明轩：

对。就现在我给你出个小方子，给大家一个建议，以你为例。早餐弄点山药与小米放在一起，山药粉升阳是最好的，小米就可以跟山药粉冲调一吃。到中午吃点苦瓜，凉拌苦瓜，多放点盐，中午要加点盐，也可以放点西红柿,把这些一吃,就升阳了,吃点苦瓜再去压一压。到晚上呢,可以吃一些黑豆,形成一种代谢。

《健康新郑州》栏目主持人张方:

就从刚刚的您给我的饮食搭配上,我就可以明显看出也挺利口的。像莲藕、苦瓜也挺清爽的,西红柿之类的,早上也很简单,也不用太复杂的去搞一大堆,反而就能够很简单、很适宜,又很适合自己口味,女生不喜欢太油腻的,适合自己口味的就把这个问题给解决了,挺好。其实这就是中医的文化,也是我们对健康的一些误解,觉得很复杂,其实没有,就很简单,只是你不了解,也希望我们今天的这种简单的科普能够对你有所帮助。

第三讲　中医怎么看待咖啡?

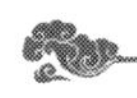
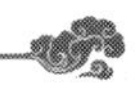

内容提要:

在中医眼里,咖啡有什么特性?

什么时候喝咖啡是对健康不利的?

怎样健康地喝咖啡?

《健康新郑州》栏目主持人张方:

今天我们要聊的话题简单一些,也有点洋气。现在生活中有些年轻人,饭可以不吃,但是有一样东西它不能少,那就是咖啡。说到咖啡,这种饮食习惯好像是从国外引进过来的,它的作用应该是让大家能够亢奋,有精神,所以有的时候工作压力大了,大家就会喝些咖啡,但是具体对于咖啡的了解,很多人还不是很了解。到底什么是咖啡呢?

怀山堂第八代传人康明轩:

好。我们就聊聊咖啡。聊到咖啡,我们首先从社会现象来说,刚才主持人也讲了,好像是从国外来的,从你这个信息里面你认为是这样。第二个大家都经常喝咖啡，现在咖啡多火爆。

《健康新郑州》栏目主持人张方：

到处都是咖啡店，甚至是自己每天工作的第一件事情，坐在那里就是给自己冲一杯咖啡。

怀山堂第八代传人康明轩：

对。应用场景多，尤其在大城市里面，很多人群都在喝咖啡，不光是人群使用广泛，还是热点词。现在很多大的企业、公司等都在切入咖啡这个赛道，这说明什么呢？这说明现在大家使用咖啡非常广泛，非常普遍。

《健康新郑州》栏目主持人张方：

原来都觉得这个东西我不喝，我不喜欢，但是你会发现现在人手一杯咖啡就很正常，老的少的都会有。

怀山堂第八代传人康明轩：

对，生活中已经密不可分，离不开了。咱们今天谈这个话题。首先咱们分析一下为什么要喝咖啡。

《健康新郑州》栏目主持人张方：

有的人是因为口感，口感苦苦的、涩涩的，我可能喝的回甘。也有的人觉得咖啡就是提神，喝的时候就是怕瞌睡。还有人可以不喝水，就是喝咖啡，把它当一种饮料。

怀山堂第八代传人康明轩：

对。喝咖啡，在我们中国，不说很久了，是在这四五十年出现了快速、井喷式的增长了。为什么我们人要喝咖啡？哪些人喝咖啡？哪些人在喝更多的咖啡？是不是首先都是我们工作的年轻人，晚上加班熬夜的人，刚才你说想到的需求点，就说提神，要亢奋等。但是，咱们中国人该怎么去看待这个问题？或者咱们从中医里边该怎么去看待？

首先要认识咖啡植物，咖啡是长在哪里的植物。

《健康新郑州》栏目主持人张方：

咖啡豆都长在树上了。

怀山堂第八代传人康明轩：

长在树上对的，第二个说咖啡豆，长在树上的，它是不是我们中国老祖宗传下来的五谷里面,它属于悬谷?

《健康新郑州》栏目主持人张方:

对,它是树上结的果实。一般是引进国外的,咱们现在国内其实也有种植,只是一直是没有被很好地开发。然后我去云南旅游的时候我就看很多本土的咖啡种植户,他们种的咖啡豆非常的好,不比国外的差,而且品质也相当的高,所以我们现在国内的一些咖啡产业也是一直在蓬勃的发展。

怀山堂第八代传人康明轩:

好。这就刚才你讲去云南,云南包括海南岛,我们的咖啡,是不是这咖啡长在了热带?

《健康新郑州》栏目主持人张方:

还真是。不管我们在巴西还是在哪里,都在很热的地方。

怀山堂第八代传人康明轩:

都在热带,刚才我们讲了是悬谷,接到现在长到了热带。第三个咖啡豆是什么颜色?

《健康新郑州》栏目主持人张方:

咖啡豆就是灰褐色。

怀山堂第八代传人康明轩:

那是你看的加工过的。你看到的咖啡是什么颜色? 红色。

《健康新郑州》栏目主持人张方:

原有还没有被烘培的,是红色。

怀山堂第八代传人康明轩:

对,跟枸杞子一样,红果代表什么呢? 入心。又长在了热带,热带是不是温度高? 它又是悬谷,离太阳很近,长在枝上的,红色又入心,所以这样的关系就来了。它通过吃进去以后,你感觉很亢奋,就让你感觉大脑的供氧足。就是通过心脏以后走到大脑上,这个流速快了,心脏蹦的速度快了,流速多了,流量大了,造成大脑里边氧更新快,就感觉头脑清醒。

我们说过,中医讲的血液是水加气加五谷精微。所有心脏跳的次数都是一定的。如果你从小,从一岁小孩一直到活到 100 岁的老人,比如说从小身体通透,他身体血液血压多少,到中年人多少,到老年人血压多少次,最后你是不是找到一个平均值,全过程平均 84 或者 75 次,是不是可以找到这个值?你要想活到 100 岁,举个例子,好算账,100 岁乘以 365 天,接着乘以 24 小时,接着乘以 60 分钟,接着 60 分钟跳多少次,是不是可以算出一共跳多少次?如果泵的快了,是不是尽早泵完就结束了?

另外,你为什么要亢奋,要提神?因为你晚上熬夜不滋阴,就形成虚火旺,你需要更新氧气。所谓的更新,我在这里举个例子,如果你晚上睡觉,在一个自己的小房间,这屋里是密闭的,因为你每天吐纳,呼出、吸收,呼出、吸收,周而复始,你是不是感觉室内空气都是浊气?可能不太明显,但是有对比才有反差。只有去室外,你感觉到早上闻到外面的空气很清新,感觉到比房间的环境好。房间是不是都是吐纳的浊气?所以你这是体内的血液一直在循环,晚上长期疲劳熬夜,你感觉头晕脑涨。为什么头晕脑涨,就是你的大脑里面新鲜的氧没有更新,但是你通过咖啡,就让它可持续供血多一点,刺激他,这样就感觉是清醒的。这些会造成你的心脏负担变重,或者跳的速度会快的。

为什么有些人喝咖啡以后感觉心脏跳得会过速,感觉亢奋。这些作物都是会影响你的,如果你少吃一点,肯定是有好处的,但任何东西只要吃过量都不行。

《健康新郑州》栏目主持人张方:

这就引到了一个话题,咖啡到底对咱的心脏好还是不好?

怀山堂第八代传人康明轩:

那是小饮,它是好的,你要是长期过分了,多了以后就不好了。因为五脏六腑,它根据昼出夜伏的生活习惯,需要出来工作、消耗的时候,它就需要消耗,需要你静下来深度睡眠,需要你静养的时候,就要静养。但是,如果需要静养,你自己违背这种大自然的规律,你一直让它跳,一直让它释放,那是会用枯竭的,你补充不进去,你会用枯竭的。那用过度了,一定是会有危害的,这就是我们要认识咖啡。认识咖啡以后,又知道了好坏,所以我们不加以评价。我们给大家一种建议,你自己得认识,吃什么东西,吃什么饭,你也不能天天一直吃牛肉,不能天天吃单一食物,天天吃羊肉,要顺时而食,根据五脏六腑的需求去饮食。

《健康新郑州》栏目主持人张方：

所以刚刚我们说到了，喝咖啡成为一种常态，我把它当水喝，水不喝了我就喝这个东西。然后还有一些人到哪里招待干什么，也是不喝水了，我们就招待个咖啡，而且各种咖啡的种类不同，它的浓度也是不同。有的人就特别喜欢那种美式的干苦状的，它的浓度相对会高的，包括意式的，但是有些人口味偏甜，还会加一些奶，它调配性是很多的。但是怎样调配或者是说怎样引用咖啡会让你觉得更健康呢？

怀山堂第八代传人康明轩：

怎么健康，还是要顺时而食。

这一年五季里面，春甘养，夏咸养，长夏苦养，只有在潮湿这种高湿过程中，你才能去吃一点苦。秋降了要酸养，冬天要辛养。你要是每天这不分时间，你一直吃苦吃多了以后，你还有快乐吗？这是第一个。

如果回到一天的十二时辰里面，那也是不能早上升阳的时候喝咖啡的，你不能这样吃的，你午间或者下午加班了偶尔喝一次，也不能把它当成主要的饮料去喝，啥过了都不行。

接着第三块，我们要想喝还能解决这个问题，还要解决我们加班熬夜的问题，怎么办呢？那就一定要按照我们老祖宗传下来的这些，你的需求加上你的科学配比，就是你要尽可能减少伤害，减少五脏六腑的不和谐。找到这个以后，这个逻辑得弄明白，弄明白以后，大自然造物主赋予每一种植物使命都很清晰的，这样你把它叠加组合就行了。

山药，这个物种它是阴谷的，那是悬谷的，阴谷把它拿来炒制以后炮制，这个物种它又入脾经入肺经入肾经，咖啡是红色入心经，所以这四个叠加，原有的五个脏器，你现在解决四个脏器的和谐，是不是把你的压力分解了？还能起到作用，就化解了，这是疏导。中医讲过，心脏为脾脏的妈妈，脾脏为肺的妈妈，肺为肾的妈妈，但是如果妈妈在前面费力了，儿子一定会消耗，儿子会看不上会去补充的。你脾脏的消耗，接着你脾气上去，后来那肺也消耗了，接着肾开始扶持。如果我们心脏费力了，那我把儿子给它调理强大，接着我把心脏的孙子——肺调理强大，他调理强大了以后，当奶奶的或者当爷爷就不操孙子的心，不操他心的时候，对应的你的肺强大了以后，供气足了，气足了推给你的五脏，养分送给周身了，就无须消耗你的肾脏了，不需消耗你肾脏的元阴元阳，这样子也是一种和谐健康。这样又解决了我们亢奋，又能把我们五脏呵护好，让它平衡好，找到它和谐相处，不过度透支，是不是问题就解决了。

《健康新郑州》栏目主持人张方：

是。所以这个东西就像您刚刚讲的，我们之前有搭配。直接喝这种涩苦的黑咖啡，还有加冰喝的，有些年轻人就特别的喜欢。为什么它能瞬间提升你的精神头？你就可以想象，刚刚康老师给大家讲解的，为什么会瞬间的提升，浓度在那里放着，又是加冰加寒的，然后它对你的心脏和大脑的刺激会达到双倍，所以你才会达到那种很亢奋的精神。但是你亢奋激动过后，你下来的时候就完全散架了。因为人的时间和精力，都是一样的，然后把这个阶段的亢奋给争取掉了，别的时间那就萎缩了，这个是这样的道理吧？

怀山堂第八代传人康明轩：

对。过度释放，那你将来就会缺。所以这就叫平稳，要一张一弛，你有吸收，有储备，你才拿出来应用。手中有粮，心中不慌，是吧？

《健康新郑州》栏目主持人张方：

这是中医的理念。我们今天说比较时尚的一个话题——咖啡，因为它是新生物质，也是传到我们国内之后，现在普及性是比较大的。所以如何健康地去饮用它，首先你得了解它。我们今天是用中医的角度，给大家做了这么一个讲解。刚才康老师也给大家说了，像是这种既具有一定功效型的饮品，又能对身体没有任何负担，那我们可以用山药，结合我们的咖啡，做一个完美的搭配。这样子，我们又能提神，又能辅助我们其他的器官，这样就能够舒缓的释放这种激发性，是吗？

怀山堂第八代传人康明轩：

对。所以这就是，一定不能简单盲目的抄袭或者跟风，人家吃啥我们吃啥，所以我们引进来，还是要与当地融合，你就像在不同区域做的饭一样，饭菜要改良，你来到中原了，你就不能按照成都那种辣，你得适合中原。你要把重庆的火锅弄到上海了，上海的环境就需要加一点糖，你就不能用那种，这就得找到适合自己的。

《健康新郑州》栏目主持人张方：

找到适合自己的，很重要。我们有的时候工作确实压力大，需要饮用咖啡的时候，我们可以选用其他的谷类，包括我们通过吃饭去调理，用饮食去中和一下它的这种刺激感，可能你的胃也不会那么不舒服，也不会出现心脏的这种加速的爆转，而且你想要的那种提神的状态也会出现。

怀山堂第八代传人康明轩：

对。所以给大家一个建议，就是大家饮用咖啡，可以饮用，不是说不能喝，但是你有需求，但尽可能减少一点伤害，少喝一点冰咖啡，少一点熬夜。你的五脏六腑要工作，也要休息，休息就是要充电，你不能太过了，不要认为自己年轻，就可以有精力去消耗。过度的消耗，换一个字就是“作”。古语说一句话的叫“留有余，不尽之巧以还造化”。你和大自然是不能博弈的。大自然的力量是让你昼出夜伏，那是有安排的，那就像潮汐潮落，月圆月缺，这些都是有规律的，植物生长都是有规律的，你说是不是？

你看冬小麦，它经历了冬到热，收获了。接着玉米，它到时就收获了。这个咖啡，一定是在热带，它是什么时间开花，什么时间结果，大自然都有安排的，这就是因果关系。

你认为年轻的时候，我可以这样子，我可以吃点冰的，我再加点咖啡，长期这样亢奋。那不好意思，你种下来这个因，未来它一定会还给你的，会对你健康有影响的。

《健康新郑州》栏目主持人张方：

今天康老师给大家做的讲解，大家应该能够听进心里。特别是夏季，还是三伏天，你这样经常大量喝咖啡，然后你再加上冰，搁到身体里面，它是一个冲击性的，外面又造热，你体内又冰寒，你这样子到了冬天你是受不了的，所以很多人说我胃寒，是自己造成的，你喝进去的就要还出来，是这个意思吧？

怀山堂第八代传人康明轩：

对。冰进来以后，一冷，就会出现凝滞。一凝滞，进去以后的寒，是不好出去的。

《健康新郑州》栏目主持人张方：

我觉得暑伏天，得强调一下，你吃东西要特别注意。我们会热，谁都会热，体表感觉到热，但体内是靠你自身的肉体去给它衡量的。

外面热，里面是恒温的，你需要身体的热量去让它恒温。你实现身体的恒温已经很吃力了,你这个时候再吃一些冰的,可能会口感会好一些,但是到身体里的这种冰凉之气,是需要你自己去消耗的。所以,这个时候,越是到暑伏天,越不应该吃冰的。

怀山堂第八代传人康明轩:

对,所以,你看到夏天三伏天,上蒸下煮,闷热潮湿。你体内潮湿,潮湿再遇到寒,就会凝滞,湿停滞在体内的时候,老祖宗有句话说过,千寒易去,一湿难除。湿如果代谢不出来,久而久之形成滞,就不容易出去了。所以,种因的时候非常简单,但它代谢不出去。代谢不出去以后,随着年龄的增长,随着五脏六腑功能的减退,这将来会很麻烦。

《健康新郑州》栏目主持人张方:

你在特别热的环境下,我哗哗哗喝一大桶的冰水,然后这个时候你就觉得好舒畅,可是我可能作为用嗓子的工作者,我就明显发现我过凉的东西一过去,我嗓子再说话反而是哑的。我的血液,爆热的血液,在这里冰冻着,我反而嗓子哑,我没有得到真正的解渴状态和清凉感觉。

怀山堂第八代传人康明轩:

对,是这样。

《健康新郑州》栏目主持人张方:

这就是一个小的例子,大家可以试一试,如果说你搭配着我们的咖啡,或者是说一些像康老师建议的山药,或者是中性一些的东西,你再饮用,你就会发现,喝完咖啡,你的肠胃就不会那么的不适。大家可以试一下。

第四讲　痛风是怎么形成的？

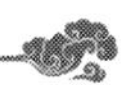

内容提要：

痛风的含义是什么？

为什么患痛风的人这么多且呈现年轻化趋势？

该如何预防痛风？

《健康新郑州》栏目主持人张方：

今天我们要聊的话题是有关于痛风的，什么是痛风呢？

怀山堂第八代传人康明轩：

这个问题好，因为这是普遍现象。历史上都很少有这个名词的。

《健康新郑州》栏目主持人张方：

对，原来就没听说过，也就好像近几年，而且很普遍。我家老爷子都有，我也是从家里老爷子有这个问题了之后，才知道痛风会那么痛苦。

怀山堂第八代传人康明轩：

对。首先第一个，从字面上你翻译一下。什么是痛，什么是风？

《健康新郑州》栏目主持人张方：

痛风就是很痛，痛到极致了，因为我看老爷子真是痛的在家里面嗷嗷叫。然后“风”，是不是有风气的那种？

怀山堂第八代传人康明轩：

首先，“痛”是里边路不通了，说明你三焦系统淤堵了，淤堵了以后不太通透了，你又遇到了这风邪。

往往说的风邪，有寒风、有湿风、有燥风，这些形成风寒，但是它往前追溯，它前面一定是有疼。“疼”字，病字画里边有一个冬天的冬。首先它里边是有寒。痛风历史上为啥很少有,但是现在为什么很多呢？尤其这几十年多了。现在很多20多岁、30多岁的人就会出现。

《健康新郑州》栏目主持人张方：

老人也有。

怀山堂第八代传人康明轩：

老人,因为它是伴随着工业文明这几十年的发展。因为这是人为的,我们吹着空调,吃着冰冷的东西,包括我们这几十年,为啥说这几年我喝冰啤酒、冰水,大家开始熬夜,晚上大家聚在一起要喝冰啤酒,比拼着喝等,形成这样的习惯。这就得往前追溯到我们的人的个体与环境的辩证关系。

我们人,是大自然产物中的一个动物而已。你一定要根据大自然春、夏、长夏、秋、冬顺时而食。该需要你张开要释放的时候,要把这些寒湿气释放掉。但是现在很多人刚好弄反了,这一反你就形成痛风。首先是你的脾胃已经形成寒凉了,寒进入体内太多了,你吃冰水、寒凉,喝碳酸饮料,形成这些痛风的人,多数都是稍微胖一点。稍微胖一点,形成身体有寒以后就会滞,滞久了就会淤,淤了它就堵了。所谓的堵,就是通透的程度不一样,形成代谢弱了。如果你长期隐性的寒凉,因为脾主布疏、运化,我们的胃是靠吸收的,但是你从口腔吃进的寒凉之物,从口腔进到食管进到胃里,通过小肠吸收,回归到心脏,你感觉透心凉,但这一时之爽,不知道它要耗掉多少能量。

如果把冰水、冰啤酒,在未结晶状态,看成零度,咱们便于计算,你合计这一瓶的冰水你需要消耗掉身上多少的热量才能加温到36摄氏度,跟你体温一样？你想想,通过这样的数据是不是能算出来。偶然一次,两次,无数次呢？这是不是就种下了寒阴？寒阴以后,胃就会弱,胃弱以后,就会影响你消化吸收。它没有温度是不是不发酵？不发酵是不是胃解酶少了,你吃的食物溶解速度慢了,时间久了就感觉到胃寒凉,没有热量。

我们人生活的四大因素：热量,就是说的阳光；接着就是我们的空气；我们的水；我们五谷精微。五谷精微的源头是靠脾跟胃,如果你脾布疏能力弱了,消化代谢就慢了,久而久之,会形成胃不好。他吃完东西循环完了以后,因为寒是往下走的。稍微胖一点,只要一寒凉,脾胃一弱,肺就弱；肺弱了以后,小肠就弱,然后大肠就弱；大肠弱了以后就形成便溏。

你看看只要是痛风的，年轻的时候就开始便溏，大便不成形，没热量，没办法收敛。所以去卫生间的次数多。接着循环，往后它会造成我们肾脏也弱，肾脏弱了接着下焦运转也弱，往往这寒往下走的时候，我们头为阳脚为阴，为啥痛风的人往往刚开始不是痛风，而是感觉腿会酸。接着往下走，下到了膝盖以后，走到了你的微循环系统，手上，脚上。为啥在脚上？为啥在手上？因为手与脚是离心脏最远的，是神经末梢。从主动脉出去以后，送到了微循环系统，布疏的养分，布疏的气，不能快速到达，暖不起来。所以这些痛风的人就是手脚冰凉。

你看小孩的时候，我们要是身体有滞了，有湿滞了以后，为什么老祖宗几千年前就告诉我们要扎针，从手上放血？放血挤出来的血，都是冷凝水，再挤都是紫色的、深色的。所以痛风轻微的时候，通过器械能调过来，能循环好了。久而久之，身体有的地方长期寒凉，从骨骼就寒凉了，骨寒了以后会增生，然后会出骨刺，会骨关节变形。

正常人，你把手放在冰箱里冷冻的窗口，你把手放进去以后，是从微循环开始可以冻，慢慢的越来越冷，最后冻得手是麻木的，最后如果你的热量不能快速通过的时候，这地方就废了。所以这一切的源头，都在我们脾胃寒凉，贪凉贪的，最后往下走了。现在所谓说的"嘌呤""嘌呤物"等，这是现在的解释。真正的解释的是寒凉。

你寒凉多了以后，这大自然它的物种都有分配的，至阳之物是阳谷，阴谷有海鲜。所谓的海鲜，深海的海鲜，那就是寒凉之物，它是阴性，阴性本身就是寒凉，你再喝啤酒，再吃这个寒凉的，那不是更麻烦？

《健康新郑州》栏目主持人张方：

是，而且你就很明显的能看到，痛风的女性很少，几乎全部都是男性。为什么？这就非常的明显，像您刚刚的解说，为什么女性反而身体很寒凉，女性是柔弱的凉性体质，阴性体质反而女性在痛风上面很少，但是男性，是阳之气的男性反而痛风的现象特别的普遍。

怀山堂第八代传人康明轩：

女性要稍微会注意点，因为你们要达到痛风的时候，你会宫寒，出现凝血，它会自己代谢，你就知道了。所以说只是女性提前知道了。

《健康新郑州》栏目主持人张方：

来例假的时候，有没有血块，你自己就能看出来，其实也是一个淤堵。

只不过痛风的人,你扎他的手指头,你知道是淤堵,是一样的道理。

怀山堂第八代传人康明轩:

男同志他潜移默化,他认为我年轻我阳刚,我喝点这算啥。但是这些东西过了,时间久了,它会沉淀里边,将来会给你种下因。所有痛风都是你的生活习惯、生活习性的毛病种下的寒阴。寒阴太多了,寒入骨,就是麻烦。

《健康新郑州》栏目主持人张方:

这就是预防,就刚刚我们剖析了本质就是寒凉,我们在预防方面,也只能说还是在这方面。

怀山堂第八代传人康明轩:

预防方面,我们建议大家就是要一定的保护住。第一个是护住,要护住你的三阴焦,脚不要踩冰水,不要让脚受凉,包括在夏天,你不要认为穿个凉鞋、拖鞋,你要穿个运动鞋,穿个高筒袜,把三阴焦护住,这是第一个。

第二个,经常泡脚。因为你痛风了,你不能跑路,你走路走不远,就会难受,泡泡脚会让脚暖起来,暖起来以后打通,打通以后,自我的修复能力会提高。人的修复能力很强的,你看一棵树,你如果给他砍了一刀,他自己还能修复,但是你给他砍太多,就不行。是吧?人也会自我修复,虽然修复了,但一定要知道源头,不能再去贪凉,要让脾胃暖起来,最后让你的五脏和谐起来,它运行起来有热量,最后把气血给你恢复起来,有蒸汽有热量了,他就把你的冰都化解了。

《健康新郑州》栏目主持人张方:

是。首先从外在来说,就是我们要保护好自己的脚,因为痛风都在腿脚关节处。其实我觉得现在暑伏天,如果说对于痛风的患者,是不是更建议他们去泡脚?

怀山堂第八代传人康明轩:

那就是冬病夏治,这是最好的,是吧?所以你把你的寒凉,常年堆积的寒,这个时候一定在三伏天去调理是最好的。泡泡脚,泡脚里边可以用点辛性的东西,比如大葱、生姜,传统的花椒,把这些安排进去泡泡脚。

《健康新郑州》栏目主持人张方:

就是让它发热,很发热。

怀山堂第八代传人康明轩：

它的热性实际上是辛性，有穿透力。这就是一个方法。但是只是“发”，比如说如果他有了（痛风）他一“发”就好了，“发”，只是一个动作而已，更重要的是，你不要在通了以后你又种进去了寒。你还是要注意饮食，注意要顺时而食，早餐要吃好，早晨要吃点生阳的。

《健康新郑州》栏目主持人张方：

这就是说到了痛风的患者，这个时候该怎么吃了，

怀山堂第八代传人康明轩：

早餐那你一定要吃升阳。一定要避免吃那些不好消化的，尤其早餐、中餐，你不要吃那些寒性的水果。所谓寒性的水果，寒凉性的，像苦瓜、杏仁，像我们的黄瓜，像我们莲藕，像这些甜瓜，这一类的，你不要去吃，要忌口。所以你要多吃一点辛性的，发热的平性的牛肉，羊肉，多一些升发，多吃点这样的。

《健康新郑州》栏目主持人张方：

羊汤之类的可以喝的。

怀山堂第八代传人康明轩：

对。为什么你一喝酒就痛了。这白酒是两性，要么至阳，你喝完了以后它刺激到痛了，等酒精宣发完以后，回来是冷凝水，喝完后边就通了。

因为酒精是两性的，是极阳及极阴，因为它是五谷蒸发蒸馏，在阳谷上蒸发出来的东西，是酒精是发酵，有几十度。接着代谢完之后，它是冷凝水，至阴之水，所以就寒凉，所以要通过代谢。在这里我们也有很多案例。身边有一个孩子，家是济南的，今年32岁，已经得了十三四年的痛风，他已经需要拄拐了，那个已经很严重。你看都结婚了，痛风严重得走不了，你看还需要代步工具，有时候坐个轮椅。你这么年轻你以后咋办呢？后来通过我们给他讲完道理，让他认知明白以后，我用食物并告知一些建议，他坚持以后，十几年痛风好了。后来他妈妈专门给我送的锦旗。我说你寄过来算了，她说我一定要亲自送去，因为他是独生子女，孩子还这么年轻。

《健康新郑州》栏目主持人张方：

还是比较娇气的，然后吃喝上饮食上作为家长又不顾忌，只要孩子喜欢

就上，然后就给孩子。其实这种溺爱是拖累了孩子。

怀山堂第八代传人康明轩：

不光是溺爱，现在是信息碎片化时代，大家没有读懂自然，没有读懂这些老祖宗传下来的中医方法。大自然是和谐的，在自己的认知过程中，在自己认知的范畴内，是个抛物线，是自己在按照自我的认知在运行。

就某种意义上说，你不治住他，他不会去找老先生、去找老中医去翻老祖宗留下的这些东西，去看怎么调理。所以从这个角度来说，未来我们认为方向很好，国家现在要大家都要去学点中医，多学点人与自然之间的关系，要更多地去了解大自然这些综合环境，风、寒、暑、湿、燥。根据植物的性味甘、咸、苦、酸、辛，根据你生活在不同的区域，你生活在沿海，你生活都是有区域的。你看这痛风主要出现在哪里？尤其是在福建，沿海到上海，到青岛到威海，沿着北方，这一代人多，你看他们的生活习性。年轻的时候喜欢吃冰凉的，感觉很好，或者用冰箱，能使食材保鲜，长期这样下去，就容易造成身体寒凉。这些地方有农田，要插秧要种水稻等，这些造成的身体的寒凉，造成五脏六腑的功能减退，周而复始以后，所以在那些地方的人痛风是高发的。

《健康新郑州》栏目主持人张方：

对，而且不光痛风，你看南方，如果经常是在海边，渔民或者是说种水稻的，他们的腿到老了，几乎都是罗圈腿的。阴生阴，出来的东西就会寒。所以他在这样的环境下很寒。人，从阴处来到阳间走一圈，一定要是从阳处多找一点。

要尽可能少去那么眷恋你的寒，你年轻的时候，你种下的这寒因，最后结的果一定是寒果了，寒久了滞住了。里面有寒了，那就会觉得疼。

很疼了，里面就会凝滞，凝滞久了就会堵住就不通了。路径不通，三焦不通以后，它就会形成痛。所谓的疼痛，一定是挨着的，是不是一定在挨着。所以这些东西，都是你年轻的时候没了解，但是真正的有了这方面的问题，是有方法调理的，你找到正确方法，调理正确，怎么吃出来的，怎么能吃回去。你吃进的寒，吃进的因，虽然它是进去了不好出去，但是有机会，大自然会给你纠错的机会。你看冬天寒冷，春天就生发，过了惊蛰生发。春天到5月份开始特别燥，你看前几天的温度，今天的温度你看是一直到40多摄氏度?

到三伏天以后,给你的机会就是让你去纠冬天的寒。但是你一定要利用好机会,但是大家往往把机会都荒废掉了,没有认知,夏天热,我不通透,我烦闷,我喝点冰啤酒,我再吃个雪糕,那就不行了。

第五讲　为什么会出现耳鸣、耳聋?

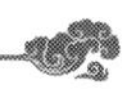

内容提要:

为什么会出现"耳鸣"?

出现耳鸣该如何食养?

《健康新郑州》栏目主持人张方:

今天我们要聊的是耳鸣、耳聋的问题。耳朵的健康问题被好多人忽视了,特别是在暑伏天,就好多人耳鸣,他不自知。为什么呢?

怀山堂第八代传人康明轩:

老祖宗早都说清楚了,肾开窍于耳。

《健康新郑州》栏目主持人张方:

哦,肾是对着耳朵的。

怀山堂第八代传人康明轩:

对,所以在黄帝内经里面记载是"耳郁,不能听声"。我们整个的耳鸣代表着我们衰老,阴不足,形成虚火释放,把我们的五脏六腑之阳气泄掉了,所以形成正气不足,才形成耳鸣、听力减退。这种现象非常普遍,有两个趋势:一个趋势是你五脏六腑,自我功能的自我减退,在不同区域情况也不同;第二个是,你自己不了解,或者食用的过程中,在自己的生命过程与大自然形成一种偏离,形成偏了以后,造成功能加速度减退。这两种趋势综合形成的。形成了以后,还要从几个维度来讲。

第一个维度,首先从不同区域分。大的环境分成东、西、南、北、中。南方高温潮湿,它就润。但你到北方到内蒙古、东北,包括我们的河北,这些地方容易燥,降雨量又少,在这个过程中,再加上一个人年轻的时候不太了解,或者不太懂得喝水,就形成身上会缺水。因为你是不管体重多重,都要与大自然形成一种和谐,太阳给你光和热的时候,你要及时补充水分。空气给你氧的时候,你要释放其他浊气的,它有个生态链。尤其在北方,干燥,你再不懂得喝水,只是在特别渴的时候,拿着自然的水或者凉水咕咕咚咚一喝,这典型的叫啥呢?叫做临渴掘井。久而久之就造成身上缺水,或者缺水后造成不那么敏感,不能敏感以后它就会影响你的脏器。你想想我们的人是生存在自然界的,光照、温度、水、食物、空气,这些都是他需要的。你要是缺水了,那就像大自然,如果树木缺水了,树根缺水了,是不是会干旱,干旱了以后它的叶子是不是会掉?

那南方它就不会掉,因为它不缺水。你要是看极度的,就比如到新疆。看那个黄杨木,是不是很干,沙漠地带,极度缺水,你看它树干长的坚硬,但是它树叶就很少,不能枝繁叶茂,它就不润。你看回到中原,树木在春天的时候生发,到冬天时候树叶落光了,它在长夏的时候就长得郁郁葱葱,这是不是我们的树与大自然的春、夏、长夏、秋、冬里边,是不是都有这种辩证的关系?

人在这里边是一样的。你缺水了就会出现问题,缺水会出现啥问题呢?出现了你这个头发就是无光泽、粗糙、干枯,年轻的时候就开始少白头,接着年龄大白头发,白头发就代表你的肝脏这块木头缺水了。你缺水以后,它是会克住你的脾脏的,因为它与脾脏相生相克。这个肝脏一缺水,木头一缺水,木头是不是空心的就干燥了,那一干燥就容易点着,容易上火,一上火易燃烧,以后是不是心火旺?本身你年轻你就心性高,如果再遇到肝脏没水,那不是干柴遇烈火,就暴脾气,那你一暴脾气以后,你头上的发质就干燥了,干燥以后,你又火气大了,你脾脏就虚,就脾气大,接着你的肺虚,没有阴,就虚火,就耗掉了,耗掉了谁呢?它会把他儿子肾脏的阴耗掉了,之后就形成虚火,就没耐力,不能静。肾脏是我们身体健康的根本,是需要固的,你不能把它轻易示人,你不能轻易把它阳气给泄掉。泄掉以后,肾又主你的水,它看着你的水源呢,负责调度呢。你心性高了,它是调度着水去把你的心性给灭火。但是你的火,举个例子,这么大一桶火,如果你拿了一小瓶水去灭火了，那不是火上浇油吗？如果形成这样负运行的关系，你是不是身体会越来越糟，那怎么办呢？

头为阳，脚为阴，热量都从上面要释放、散发，散发掉了以后，往往就形成脑膜炎、视网膜炎、视力会减退、耳朵会蝉鸣，耳朵迟早是干的，你挖出的耳屎都是干燥的。接着往下行就鼻炎，再到口腔里边就是牙龈炎或者扁桃体炎，口腔里边就不生津。因为你没水了，是不是就不生津？你口腔不生津，说明你的胃、脾脏就不能生津。那你肺里面不能生津的时候，就会经常上火，鼻子火气大，鼻腔是干燥的，这些现象都是我们身体缺水的表现。老祖宗总结说"肾开窍于耳"。所以只要你一耳鸣，就去找吧，一定找肾脏，去找水。所以你看看为啥形成这些区域病？河北、山西往内蒙，包括我们河南的北部，也可以说是我们淮河以北，这地方的往往会容易耳鸣。当出现耳鸣后，往往会出现烦躁。

《健康新郑州》栏目主持人张方：

肝火旺了。然后就像我们说的，要么就是湿气太重的不好，但是你严重缺水的也是不好的。

怀山堂第八代传人康明轩：

对，走到了极端了嘛，走到了我们所谓的沙漠。你看沙漠里面就水少，它就燥。所以你要长期这样子，实际上对我们身体的影响还是很大的。影响各方面，有对五脏的影响，接着生活中不便。你想想，你要人家跟你交流，说话你听不清楚，你最后有可能表达的词不达意。所以就转化成心情上就会不舒服。再加上身体长期不能很好循环，一直是处于一个燥的状态。那一燥以后，你白天工作燥，你晚上翻来覆去睡不着也是燥，一燥以后你就睡不好觉，睡不好觉就是我们说的你就充电不足，你不能滋阴。睡眠是最好的平衡，最好的滋阴，大自然有白天，就是释放阳，晚上有阴，就是让你恢复修复的。你晚上不能深度睡眠，不能修复，是不是烦躁？久而久之，是不是会造成我们的脏器不和谐，就会出现更多更麻烦的事情。

《健康新郑州》栏目主持人张方：

所以他对身体的影响是相当大的。

怀山堂第八代传人康明轩：

相当大，你不光是情绪上影响家庭，你动不动就发怒，家庭怎么能和谐呢？人往往都不会自责，都不会找自己的问题的，都认为是别人的错，不认为自己的错，最后弄的家庭不和谐，单位不和谐，人家谁会接受你发脾气？环境都是需要大家共同打造的，所以不能烦躁。这就是不能走极端，要讲好平衡，所谓的阴阳平衡。咱们老祖宗那是最有智慧的，为啥易讲周而复始？就是要做好平衡，从宏观到微观，你自己把五脏调整平衡，你就没那么多问题了，都顺畅了，一顺百顺。

《健康新郑州》栏目主持人张方：

说到这个改变，就觉得耳鸣还能带来头疼、头晕，但这些想要去改善是不是还有大量的药物要吃，或者是很痛苦？有没有一种中和性的东西，就是我们在日常生活中就可以慢慢调理的。

怀山堂第八代传人康明轩：

对。这些问题都是我们生活习性或者生活方式、吃出来的问题，但是你又非得要靠外物，这个药物过度地去抑制，去镇静。我睡不好吃安眠药，原有吃一片就能睡着，后来吃一片半、两片、三片，最后吃五片你都制不住。你是以制而治，你没有用大禹治水用疏的方法，你应该疏导你的五脏六腑。你所有的那些思想，那都是结果，那都是有内因的。大自然给你产的东西都在这，你吃对就可以慢慢纠偏回来，回来就行了。那源头还是要让脾气不要那么大，让脾不要那么干。你多喝点水，多点滋，多喝点阴性的东西。比如有些陈化的东西，像陈皮，我们的山药五年陈，或者六年陈，吃点这些东西。这些东西还不能盲目的吃，要循序渐进，先吃健脾的，温平的，那你火大了，上去就直接喝菊花、吃生地黄，直接吃去灭火厉害的，那不是两个极端吗？这就形成虚不受补。

《健康新郑州》栏目主持人张方：

一热一凉，就两头冲，是不是这个意思？

怀山堂第八代传人康明轩：

对。所以你得慢慢来，先吃点平和的，功能调动起来以后，才能吃偏性的，才能下行才能去平衡中合，所以你就要吃点温平的东西，我们的陈化山药，五年陈的，六年陈的，接着我们葛根也可以吃点陈化的，我们黄精也可以吃点陈化的，这些吃了以后就会微平衡。从源头脾胃入手，因为你吃的东西所有的源都在胃。脾主运化，所以万事都得走到源头。咱们老祖宗归纳说万病之源来自脾胃，内伤脾胃百病由生，所以你得从源头抓起，以后，你看似不那么快，但是你方向只要对了，你每天都做着工，最终是要达到目的的。

接着润你的肺。润肺的有哪些？百合，到这个过程中你就不能再吃调理的黄芪了，你就不能再让它生发，到这个过程中，吃点莲藕吃点百合，吃些润的，润完以后，接着开始下行，吃点山药往下行，行到下面的时候我们可以吃点滋的东西，我们的荷叶，接着我们再往下行，那我们再吃点黑色的，桑葚呀，生地黄、熟地黄合在一起，黑豆呀，这样下来以后是不是都引到肾了？引到肾以后，把我们的肾阴滋了，滋了以后，它就能归水了，把水引到下焦以后定在下焦。举个例子，我们为啥要看着我们的淡水？有水才有生命，有水以后，肾脏就操作灵活了，它是水利部部长，它不能说我要调度水了没水。我这水库里只要有水，它就能应用自如，应用自如就不会把你肾脏的阳气随便的蒸发，代谢掉。

这样子以后，它一调度，你根上的树干，遇到了干枯，太炎热，到夏季天气炎热的时候，树根没水了，肾脏就分配了，我们湖里取点水，给树根一浇，你有水了，你的树木吸收起来，底下有水了，你的上面就枝繁叶茂。

你得慢慢地滋养，你的头发就好了。你的头发好了，如果形成这样一个正循环，你是不是就和畅了？你的五脏六腑和畅了以后，你的小肠、大肠也不会那么干燥，就不会形成它便秘了。你的水也能布疏了，也能微循环，走到脚上了。你那小腿也不痒了，你的皮肤也不会出现那些出现银屑病，皮肤癣了。

《健康新郑州》栏目主持人张方：

你就明显看到一个人的气色，它是很柔和的，然后有些人很缺水的，这人的皮肤看的是一清二楚。

怀山堂第八代传人康明轩：

对。你有水你才润，所以这样形成以后，就是回归。我们说“气血行，人则活”。

你原有体内是那些胖的、湿的，那是黏腻的，里面有浊物的，有寒的，它综合凝在一起的，你需要把那些东西驱逐出体外。那你现在燥了，要补充好水，进来以后冲刷，把原有的粉尘干燥的东西带走，形成循环，不就润了？所以你过润、过湿都不行，它会滞，会淤，为啥年龄大的女同志或者年龄大的男同志生闷气,生闷气不就是淤吗?气出不来不顺畅?你一旦遇到一个点,哪个薄弱点爆发出来,那家伙厉害得不得了。第二个方面,你就不能太燥,这就是形容两个极端,一个是跑到海洋了,一个跑到沙漠了,你太燥是沙漠,太润那就是海洋。

《健康新郑州》栏目主持人张方:

两个水分是完全不同的,一个是内置的淤积水,然后另外一个是我们干净外饮的饮用纯净水。其实也是一种给你内在的一个冲刷,我理解对吗?

怀山堂第八代传人康明轩:

对。所以最后回归大道至简,我们解构的时候那么复杂,回归的时候,老祖宗早都向我们告诫清楚了。人的四大生活因素,阳光就给我们温度,空气给我们氧分、氧气,水给我们润,食物、五谷精微给我们能量。四者缺一不可。这四者如果偏离,形不成正循环。就是我刚才举的例子,你光吃干粉能咽下吗?你光喝水不吃食物能行吗?所以这一系列问题最后是和谐。

所以我们一切的耳鸣的状态,我们找到与大自然之间的偏离,我们偏离了哪个方向,我们回来通过食物纠偏就可以减轻或者减少,甚至消失。

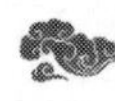

第六讲 为什么会睡不好?

内容提要:

睡眠重要吗?

为什么会睡不好?

睡眠不好该如何食养?

《健康新郑州》栏目主持人张方:

今天我们要聊的话题和健康有关。说到健康,睡眠不足是一件大事了,很多人是想睡睡不着,很多人是由于过度的劳累没有时间睡觉。睡眠这个事情,中医是怎么理解的呢?

怀山堂第八代传人康明轩:

个人健康,睡眠占一半。它就是我们的阴阳两面,我们白天是动是工作,这算阳。晚上属于阴,需要我们静,如果你要一半都没处理好,你没有形成滋阴,就一定会形成虚阳,会把你的阴蒸发掉,所以睡眠是非常重要的一个事情。但这个重要性呢,在人的全生命周期过程中,它都有不同的表现。小孩子在母亲肚里孕育的时候,他一直在睡。生下来以后,吃饱就睡,吃饱就睡,足见小孩子睡眠多,接着逐渐开始减退,到最后人即将走的时候,就焦虑,睡不好觉,一直不睡,走到了一个极端。

《健康新郑州》栏目主持人张方:

对,到老的时候,说实话想睡都睡不成。

怀山堂第八代传人康明轩:

到后边呢,接着马上进入睡眠,再也叫不醒。所以说这个过程就是通过睡眠多,逐渐减少再多,所以它是周而复始。所以你看看大自然,也有月圆、月缺,还有白天、晚上。这就是一动一静。你所有一切都离不开这个规律,如果你的睡眠减少了,你一定要把它当成大事情,你就找到这个原因,什么原因造成我的睡眠减少。

有很多种现象。年轻的时候虚火旺盛,或者阳刚之气,认为我有时间我有精力,我作一点没关系。你有工作应酬,工作状态。再往后成家立业,上有老下有小,不管男性女性,在家里还要兼顾工作。这样就说会思虑多,思虑多就会影响你的睡眠。好像你感觉到晚上我也睡了好几个小时,但是你晚上经常在做梦,做梦也是游离状态。游离状态就是没有深度睡眠,睡眠质量不高。

在这个过程中它有两个方面,一个是特别瘦的,一个特别胖的。这两个又随着时间维度而有所不同。35 岁之前相对的少一点,女性 35 岁,发始堕,面始焦,男性五八 40 岁,40 岁以后是心有余而力不足。所以说过去这个阶段,再到更年期那个阶段,女性身体弱一点的 49 岁进入更年期,好一点的可以 56 岁进入更年期。男性身体弱一点 56 岁进入更年期,好一点的可 64 岁进入更年期。所以在这个阶段,很多女性都形成思虑多,睡不好,晚上睡眠或者辗转反侧睡不着。睡不着以后那就像我们使用手机，如果你手机使用的电池，你的电池一直用，周而复始，充电，放电，有时候晚上电池不行了，你充电充不足，你第二天是不是不经用，你不经用的话又没电了，所以你要晚上睡眠不好，第二天人就没有精神，你就有可能感觉稍微困一点。这一切都会影响我们。所以这可不是小事情。要想做好这些，一定做好滋阴工作，还有正气弱了，要扶正气。

《健康新郑州》栏目主持人张方：

是，今天解读的就是这个睡眠的问题。它还是内在的一些因素，它不是表象的说我是不是够累，或者是说我是不是太清闲了，或者是没有意识。它只是一小部分，也许你可能是玩手机，也可能是喝了酒亢奋，但是内在的原因还是因为你身体的失调了。

怀山堂第八代传人康明轩：

对，这就是两个，一个是内因，一个是外因。

《健康新郑州》栏目主持人张方：

我们怎样来评价，就是说这个睡觉也好，大部分时间都在他睡好睡不好，那怎么界定的呢？

怀山堂第八代传人康明轩：

你最好就是一倒头就睡，第二个睡眠以后不起夜，深度睡，不做梦，这就是睡好的表现。第二个你说我晚上一直游离状态，到处乱跑。

《健康新郑州》栏目主持人张方：

对。也有早上说，梦里我在天上飞了一夜，或者我真的就打人打了一夜，你看他累的这一夜，然后有武打、飞天的，还有那种正睡着突然一惊。很多人都有，可能是下意识自己不知道，然后忽然就惊醒了。

怀山堂第八代传人康明轩：

它对应的就是我们的风、寒、暑、湿、燥，对应的是我们思虑、悲、恐、惊。它对的就是这样。它这就是身体出现了偏离，相对偏离的比较极端，或者在周期性低谷的时候偏离的比较极端，才出现这种空，有些是说了天上飘了，有些是猛地出现往下坠、出现失重，掉下去了。还有一种就是一直有这些野兽追赶等这些状态。这都是形成两个极端，一种是飞天，一种是往下坠,这个就是告诫你身体开始出问题了,正气不足了。

《健康新郑州》栏目主持人张方:

其实还是我觉得他会不会有出现这种现象,也可能说多梦什么的,是可能身体的各个器官内脏,你像我猛的一下去,是不是我心脏不舒服,就可能还会有一些这种体现。

怀山堂第八代传人康明轩:

对,它是有对应关系的。所以它对应的都是你的五脏,是五脏的不和谐。我们说,肺藏魄,脾藏魂。你的魄,必须要有魄力,啥是魄力?就是胸宽,开阔正气足。就不要去思虑过多,不要因有很多的小事情去考虑太多了,不要考虑太多的这些细节。思虑多、大脑就一直无休,你这个思虑多了,梦是虚的,看不见摸不着的,但是都是五脏发声的。五脏在白天是有一种景象,在晚上的时候是另外一种景象。比如说,晚上经常梦到大水,那就说明你身体的水湿太严重了,或者说是极度干渴、缺水。所以它是两个极端。

《健康新郑州》栏目主持人张方:

就像我做梦找厕所,肯定是上厕所。说到做梦上厕所,我都觉得还有很多中年的男性夜晚起夜的频繁。

怀山堂第八代传人康明轩:

这就是正气不足,膀胱不储水。膀胱就是我们的水库大闸。我们水库的水,通过河流下雨,在降雨量多的梅雨季节,你就要把大闸打开,大闸就是我们的膀胱的开关。所以你要有主控意识,正气足了以后,肾气是水利部部长,如果他调动能力弱了,那你的大闸就失灵了。

我调度把水排掉。它是有点生锈了。原来你的膀胱能容纳400毫升的废水量,你有可能需要3秒排完,但是你逐渐增加到5秒、7秒。年轻的时候你看速度很快,气血足排得很快,还能控制得住,雷厉风行,说截止就截止了,但是你到年龄大的时候,尿的排的速度慢了,用的时间长了,有些没有力量了,最后有可能滴到鞋上了,滴到脚上了,这就是我们的功能减退正气不足。所以有些女同志是不是有年龄大了或者生完孩子以后,一咳嗽就会有点漏尿,小便失禁,所以这都是正气不足。这些正气不足都给我们晚上休息有很大的关系。

阴阳得找到平衡，如果99%的阳那就不行了，99%的阴也不行。还是要找到平衡，做到平衡是一定要找我们的内脏，做到这些和谐一定让我们的后天之本脾胃强大，脾胃每天给你供给能量养分，它能解决你每天的消耗。他就不去消耗你原有脏器的元阴元阳。要是脾脏不好，有老祖宗早就说过了，内伤脾胃，百病由生。脾胃减退了以后，你的肺气一定弱。它是辩证的，气为血之帅，水为气之母。水有温度，才能变成气，才能推动着血液循环，把养分送到你的所有微循环系统，送到你的细胞，形成养分。如果你气不足以后，我们知道脾是肺的妈妈，如果儿子的气不足以后，妈妈一定会心疼，推车如果上坡推不动的时候，他一定要把儿子拿出来推，他要是把肾脏拿出来。因为肾为肺的妈妈。肾拿出来以后，那就消耗了你的先天之本，先天之本可不能随便动的。

我们要滋阴，要固肾。肾脏就是我们所形容的东海龙宫里面的金箍棒，对这个东西不能动的，你不能让猴子给拿跑，或者拿出来玩去了，或者你来回动了，这样龙宫就有风了。所以人的肾脏要定，正气存内，他才会成经得起风浪。你虽然经历这些风、寒、暑、湿，对你的影响会小很多。如果你的身体弱，那就麻烦了。经历这些极端的天气，那你就会感觉到自己力不从心。如果遇到暑、湿了，你就会形成内外不表不通，里面内热，形成烦燥。

你要是里边形成稍微干燥一点，你又不懂得喝水，你处于缺水的状态，就会解决不了供养，就没能量。它就是相辅相成的。这表现在哪里？表现出来就是你失眠多梦、易醒。这都是给我们传递的信号。

《健康新郑州》栏目主持人张方：

说到这个睡不好，我们在食养的时候需要注意些什么呢？

怀山堂第八代传人康明轩：

还是要回归到人与自然的和谐。大自然赋予人很多智慧或者思路。大自然也一样赋予万物生灵自己的使命，都是有智慧的。所以你是不是要去真正去思考去读懂自然，一个是要读懂人与大自然这种和谐的关系，第二个你要读懂植物的性味归经，找到与人体健康的对应关系，与五脏六腑的对应关系，你找到对应，也能找到平衡。你看看这些扶我们正气的，后天之本呢？山药、小米、茯苓、葛根，这些都是对我们的脾脏是非常好的。白色又入肺，这几位又同样入肺。山药还入肾，它是固先天之本肾，滋养后天之本脾胃,它两个兼顾,上下把这三个给它贯穿连通。

接着我们还要做什么,还要护着我们其他的脏器,更好的循环,怎么到形而下,更好地去滋我们的阴,哪些东西能滋我们的阴?莲子、酸枣仁,让你晚上能静,能宁心安神,敛汗生津;决明子、菊花,上面有虚火的把虚火压下去,我们就形成滋阴。虚火,如果不遇到凉,就不能形成冷凝水,不能形成冷凝水,它就不能转化回来,他要么就飘走了。你看着我们家里蒸馒头,你煮水做饭盖锅盖,锅盖你要是水沸腾以后拿开锅盖上面是不是有冷凝水?这些气是不是水加热变成气,气变成冷凝水又回来了。但是,你如果不盖锅盖,你的热量是不是都散了,是不是水汽都跑了,所以你得让它循环,所以你上焦要用寒性的菊花,它遇到了一点寒,它就变成了冷凝水。这样子以后,想想用一些荷叶。你看荷叶是不是很像我们的锅盖,你看荷叶上面的露水珠就很滑溜,滑进去又滑到了池塘里,它又转化成水了,是不是?你跟大自然做个深度链接,你好好去观察,去思考。看到老祖宗介绍这些《黄帝内经》《神农本草经》,这些药典,你好好去悟,你的全部做个机体连接,问题全部都可以解决了。接着我们可以再用一些调和的,植物的有甘草,内分泌的就我们有蜂蜜。蜜蜂有工匠精神,把花蕊里面的花粉,通过代谢形成蜂蜜,来给你做调和,这些调和以后形成滋润。还能润肠道又能调和。

这样子以后它形成一个按照植物的性味归经、根据量大量小,根据你从哪个角度入手的问题,从哪个的脏器入手,分君臣佐使。根据它不同的量,不同的身体偏离程度,最后用植物的性味归经、让你的五脏六腑和谐。为啥说年轻人睡眠会好。因为年轻人血气方刚,气血足,也就是正气存内、邪不可干。所以你要是把这脏器调理好,你的五脏顺畅了。脾脏把你吃的五谷精微,完全给你吸收了,能解决你供给的问题,是不是减轻了消耗?这样形成一个正循环,你正气逐渐恢复起来以后,你晚上做梦就越来越少了,你能倒头就睡。不思虑那么多,你的电池更新了,你的电池能储存上电了,第二天你看你走哪里也不怕了,随时有电用,同样的道理,人要是充好电,第二天就不会蔫了,永远是中气十足。

《健康新郑州》栏目主持人张方:

所以有时候我要是特别累的话,我就觉得倒头睡一天一夜才能缓过来。应该很多人都这样,能够证明充分的休息,有多么的重要,但是有的人像我们之前说的,他可能内在的机体有一些毛病,就算有时间去休息,也不能够达到很高品质的休息状态，那也是浪费时间。

怀山堂第八代传人康明轩：

对，我们所有传统从小到大就说我们能进入梦乡吗？所谓的梦，他不是为了做梦，主要是你倒头能睡。只有你五脏才能给你发出信号，才能给你发出这个命令，让你去快速入睡。

《健康新郑州》栏目主持人张方：

对，所以我们说做美梦、做好梦，其实就是心灵，就大家身体表象的一种反应，就是睡眠很舒适，都能达到这种状态。

第七讲　为什么会出现乏力不舒服？

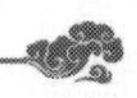

内容提要：

乏力的表现是什么？

哪些因素会导致乏力？

乏力有哪些危害？

出现乏力该怎样食养？

《健康新郑州》栏目主持人张方：

今天我们继续我们的健康话题，说到健康话题，现在大多数人好多都看似很健康，身体也无病无忧的，但是说到精气神就差了很多，自己一说就是神情疲乏不舒服，没劲儿，没有精神头，是不是在健康中也是体现出了别的问题了？

怀山堂第八代传人康明轩：

你说的实际上就是乏力。这确实是一个问题，并且是一个现在非常普遍的问题。那么为什么会出现乏力呢？首先我们一定得先从高维度把它弄明白。我们人，是生活在大自然中，生长在天地之中的。我们要经历天地的四大因素——阳光、空气、水、食物。所说的食物,我们吃的五谷精微,是五谷杂粮,谁能不出问题?但是出问题它是有规律的。它的规律是啥呢?因为你人从母亲肚子里生出来,接着从稚阳之体,到成长、成熟,到巅峰,接着开始走下坡路,它全部是有规律的。为什么我说三十而立、四十不惑、五十知天命、六十放下、七十古来稀。他这种说法实际上也深层次反映你的五脏功能,是一个减退的过程。

为什么说女人五七三十五岁"发始坠,面始焦,齿槁",男人五八四十岁"发始坠,面始焦,齿槁"为什么又说我们人往往到 40 岁,心有余而力不足,进入更年期以后感觉乏力,多梦盗汗等?还有一种是二三十岁年轻的时候,特别胖。这一系列问题,为啥形成胖,形成这些问题。这就是我们说的,一个是五脏伤了,伤了脾胃,伤了脾胃以后就形成各种功能减退,形成了不和谐。第二个就是,胖就形成了湿滞,形成压迫,没有形成很好的代谢,没有做好我们的五脏、心、肺、脾、肝、肾,就没有把它的阳气给好好固下来。

第二个我们造成我们的腑器胃、小肠、大肠、膀胱、胆、三焦没有形成通。这些腑器要想健康,是要永远保持泄而不藏的。但是往往有这种乏力不舒服的,你看它是没有饥饿感的,不能激发它的饥饿感。但是你看每天之中白天要出来工作、要活动,就是要放电,要释放能量,但是你每天都没有饥饿感,每天没有吃东西,没有很好地补充,或者是你看着吃了不少,但是最后他没有受纳,没有转化,是不是没用?

所以这就是造成了养分不足,形成了亏欠,你亏欠了脾胃。胃负责酶解,小肠负责吸收,最后归脾,通过血液把它送给周身。说到血液,我们中医讲它是什么呢?是气加水加五谷精微,它包含着送水、送养分还有送气。但是你要是送不达,那就是有些乏力的胖,肺气不足。上山、爬山、运动,就会出现乏力,会木纳,不能那么通透,不能通透以后你气就不足,那你供给微循环的一直到达细胞里的供气不足,那是不是整个人就像蔫了一样?

一个是供养分,一个是供气,最后他供的时候也有需求。我们的五脏六腑它本身的功能,也需要这些营养物质,也需要水加气加五谷精微,但是他自己本身对养分就吸收不了,就更没有力量了。所以这些都是给我们传达一个信号,我们的功能减退了,提醒你需要注意了,注意以后你一定得抓住三高,抓住信号。但是往往很多人没把它理清楚,想着我这个是高血压、高血糖或者高血脂影响的。不是因为它们影响的,首先你要认清楚这是症,或者他淤堵了那就是“灶”,是病灶。但是它的原因在脾脏在五脏。你不能说他是一个小的结果,他不是原因了。它的源头在哪?还在前面,如果通过前面把这些清理了以后,把它代谢出去以后,你这些相应的问题,都会减下来了。

《健康新郑州》栏目主持人张方:

对。所谓的功能减退,才会出现这种各种劲提不起来,还头晕晕的,就是看这个人没有精神。但是我们来说乏力,它的危害还是很多的是吧?

怀山堂第八代传人康明轩:

那是,它的肯定危害大。举个生活中的例子。像上到的高速公路上,你要去到达一个目的地,原计划一小时到达了,但是你今天的车流量特别大,淤堵了等,是不是就比你设想的时间久了?更不要说如果再发一个意外,堵住了,那你是不是时间就不可控了?所以你身体一样的,如果淤堵在哪个地方,气不能快速到达,就会形成心有余而力不足。所谓的“气”,你想让它到达,但是它已经到达不了。这些实际上危害是很多的。多在哪里呢?这些五谷精微,如果没有气去推动,他就到达不了。中医说“气为血之帅”,气是统血的。啥叫“统血”,就是管部输,是有力量推动它,让它快速送达的。

反过来讲,如果你身体没水,从年轻你就不懂得喝水,形成毛发燥,干燥,早一点白发。这都是你年轻的时候不懂得喝水。你的脏器需要水,你又不给他水,那不是要出麻烦了吗?缺水、缺食物、缺气,缺什么都不行。你缺了哪一项?哪一项就会给你接过来,这是有因果的。你缺了这个“因”,就会反应到那个“果”。所以在这种状态下,你得赶快补水,但是你后期补呢,也没养成习惯,凭着是惯性,你后边有时候补就补不进去,因为它受纳不了,因为它养成那种习惯,它已经开始不需要,就是他变成直肠,他进来以后他直接走了。你说现在也喝了,喝了比不喝好,但是他都直接出去了。

你要是胖了,形成了“滞”,“滞”了以后形成淤堵在肝脏,淤堵在血管,淤堵在微循环系统,淤堵在肌肉里边的通路、即三焦系统,淤堵在部输系统,淤堵在哪都非常麻烦。

年龄大了就会气血推不动。头为阳,脚为阴。脚怎么暖起来?那是靠气把血推到这儿,血管推动把他部输到脚上。如果到达不了脚上,脚是不是会冰凉？长期冰凉到小腿上，小腿里面我们长期吃的五谷精微会慢慢沉淀。你看那黄浦江，黄浦江一涨潮是不是全是浑水？它慢慢退潮的时候，下边留下来的是不是淤泥？你说这淤泥是不是流动的？它是流动的，但流速没那么快，没水那么快。这是稠的，但是如果你用手抓，它是软的，但是太阳如果很大，水分一蒸发，它是不是板结了？变成土了。

我们身体里是有很多这些淤积的。就像在家里做饭，你看洗锅用海绵或丝瓜，空间的里边是不是会堵实？我们的身体，有很大一部分，女人过了35岁，男人过了40岁，很多吃进的食物里边它没有百分之百消化吸收的，还有残存。中医说气有气节，血有血瘀，水有水节，你看我们煮水的壶里有水垢，人排小便它也有垢。这些垢在我们身体里面残存了，矿物质微量元素残存了，堵在哪地方就会有各种结石。如果还有一部分沉淀在腿里，它的比重大，一直往下沉，沉到腿里，到年龄大，你的腿气不通，就会抬不起腿，他就爬山没耐力，最后长期腿寒凉，寒凉了以后，阴生万物，最后腿里面就会形成静脉曲张。因为你需要血液，送去也要有压力，他下面也需要。下面的那些细胞都饥渴地在等养分送过去，但这边送不过去，压力大，所以他就血管伸长了，伸长就是鼓出来了，就像我们轮胎，如果哪个地方薄弱以后，气压一大是不是会鼓个泡？这就会鼓起来。如果残存在女同志身体里，下面腿里堆满了，接着堆到下焦，进入到子宫里、肠道里。男同志会出现在前列腺。所谓的炎症，就是气不能快速到达，形成虚火。这就是一点一点堆积，堆积到上面的肝脏。女同志堆积到乳房的胰腺部位、腋下，接着到肺、甲状腺。

这些危害，都是积少成多，最后把热量拿走，这些都是一种所谓现在说的并发症，实际就是形成不通透以后，积劳成疾，积多以后，由小变大、淤堵。原有是九分通，逐渐变成八分通，接着变成两分、一分通，最后堵实了，那就不行了。所以他就循序渐进的堆积。所以三高、亚健康、乏力，可不敢小觑，你看有多少人乏力，年轻，经常熬夜消耗，持续性透支，白天放电，晚上不做充电，这样以后是不是有很多人很年轻都走了？

《健康新郑州》栏目主持人张方：

有的还会是猝死，在新闻中看到过很多年轻人，不太重视自己的这些所谓小的表现，一说我看着没有劲，这只是小表现，但是真正一下子到大表现的时候，都是忽然间的，都是从小石头垒成大山的。

怀山堂第八代传人康明轩：

所以你的所有的病都非一日之功，它都是堆积了很久，形成这些东西。

《健康新郑州》栏目主持人张方：

你能看到的时候，说明其实已经是很严重了，不能看到的话，其实我们的身体也是挺强悍的，他自己是能够看好。

怀山堂第八代传人康明轩：

对，所以这就是只有自己才能知道，你自己身体的得表达，但是往往现在你自己很多情况它表达不了。主持人您知道什么是疼、什么是痛吗？

《健康新郑州》栏目主持人张方：

知道，但是说实话咱们在这想，就像今天咱们聊的有一个话题，我痛我疼了或者我没劲了，我已经感到自己很不适了，需要休息了，可是有的人他为了自己的生活压力目标，那我再忍忍，我还有应酬，我还有工作，我不能停，我停了之后可能会有健康，但是我没有了家庭也没有工作，所以他把健康和生活的比重没端好，没端平。有些人说我也吃点药吧，我也去保养保养吧，可是就像我们说的保养没有到位，可能就一天两天能保养的。保养或者是养生，甚至是我们这个调理是一辈子的事。

怀山堂第八代传人康明轩：

对，所以你自己就需要多了解一下，什么是痛，什么是疼？疼就是病字旁里面有冬，说明里面有寒，寒它又分度，一分的寒还是十分的寒。所以为什么入骨以后入了深层刺骨后，那就股骨头坏死等等那就入深了。那痛是因为有了寒形成了滞，滞形成了，三焦整个过程该通的地方不通了，就形成了痛。所以你看病字旁里面是个甬，你淤堵了路不通，这就是形成痛。所以现在很多分不清楚，分不清楚后怎么给别人表达他自己的亲自感受，他都表达不清楚，医生怎么能捕捉你的信息呢？

《健康新郑州》栏目主持人张方：

所以我觉得这个感觉到不适，认识到不适的时候，我们去健康的去调理，甚至这个调理它应该是长期性的，不能说是眼看着就是一时半刻地去调理。而且像我们说的为什么中医和西医这个也是两面性，西医就是除病灶，是直观性的，我看到了我就直接去，可能一天两天我今天打这个消炎针，我可能三天就能把炎症消下去，可是根本性的东西还在那里，我们中医讲究的就是长期久远。

怀山堂第八代传人康明轩：

对，都是因为你对自然吃的食物认知偏离了，你没有做到他的顺时而食，你吃偏离的时候要用食物把它纠偏回来，你不要等积劳成疾以后再治这个病症。

《健康新郑州》栏目主持人张方：

我说请您来讲食养，我觉得是最长远、最轻松的，我觉得比天天熬中药好多了，就是食养。所以我就日常生活中吃一吃东西吃一吃饭的事儿，然后把吃饭的事儿就一天三顿饭就能把身体调养好的理念看明白了。

怀山堂第八代传人康明轩：

对，吃对了就可以把这问题都解决了。

《健康新郑州》栏目主持人张方：

所以接下来我们就想说例如乏力，我们该怎么吃能够有所改善？

怀山堂第八代传人康明轩：

那怎么吃？首先你要把这个机制弄明白，五脏、脾胃是我们的后天之本，需要呵护，我们的肾脏需要我们固好。万病之源都是吃出来的，所以第一个从源头要固好我们的脾胃，每天酸、甜、苦、辣、咸、酒精都在折磨它，你得调理他。你开个汽车你还知道呵护它、护理它，这是你的动力之源，它是有原创性能生发的，所以这个生发机构不知道呵护，就说我想补一点肾吧，我想在肝上怎么补，那它能直接到肝上、直接到肾上吗？源头在这儿，他原创的能量在这里创的，所以你必须把他调理强大，接着调理这五脏机能，就是把五脏调顺，抓住核心之根本，就没错。

第二个你就用大自然赋予万物生灵都有一个使命，使命很清晰的。我们用小米，小米健脾胃，在阳谷里边它属于排在最高位的，为五谷之首；阴谷里面的山药，如果山药加上了小米，那你调理对了，他就是呵护你的，再一个是山药它又形而上，不管从象形来说，一根山药通三焦，入脾、肺、肾，从上到下一根扎到底也把你扎通了，可以这样形容，这样子以后他能固你的肾。接着我们还需要滋一点阴，刚才我们介绍了不能太阳，也不能太阴，太阳的话是虚阳,就要蒸发掉,所以要滋阴,滋阴我们就要晚上睡好觉,接着用食物就要滋阴,那滋阴我们要用哪些?在脾胃方面,不光要形而下,我们还要做到宽中,黄精、茯苓是吧?我们要往下行,我们就用芡实,这些东西它是做形而下,在去点虚火,用点怀菊花,用点蜂蜜,这些加起来是固我们的后天之本,滋我们的后天之本还能对应着解决我们肺气的问题,还能固我们肾。把肾气一固,我们就可以健康,形成正气足,最后让它各奔本位,脾胃强大,把你来这的食物快速进去以后,把优秀的部分吸收掉,不好的排掉,接着使肺气强大,把进去的我们吸进的空气快速的,有效的分离,让有效的氧进去,其他浊气排出去了,我们所有脏器都起来了,你的就阳气足了,阳气足了以后,就有推动力量了。有阳气的,它就是水的蒸发变成气机,有气了就能快速推动,推动了以后,一蒸发它返回来就形成了流水。所以你的四大因素食物、气、加水加阳光全有了,那是不是就正气十足了?是不是就修正了,修正它后能力强大了你本来胖就回归瘦了,原有在里面都淤堵着的"三高"很自然就代谢出去,他也自然就下降了,就形成了对你的呵护。所以我们一定不能根据一个点,要整个系统的调理,一定要为了自己的舒服而活着。

参考文献

[1]康明轩. 怀山堂文化传承与怀药非遗技艺创新[M]. 北京;知识产权出版社,2022.

[2]何银堂. 怀药志[M]. 郑州:河南科学技术出版社,2022.